自殺企図

その病理と予防・管理

編集

国立精神・神経センター国府台病院 院長
樋口輝彦

Suicidal Attempt

永井書店

■執筆者一覧

● 編集

樋口　輝彦（国立精神・神経センター国府台病院 院長）

● 執筆者（執筆順）

影山　隆之（大分県立看護科学大学専門看護学講座精神看護学 助教授）
笠原　麻里（国立成育医療センターこころの診療部育児心理科 医長）
影山　任佐（東京工業大学大学院人間環境システム専攻・保健管理センター 教授）
張　　賢徳（帝京大学医学部附属溝口病院精神神経科 講師）
笠原　洋勇（東京慈恵会医科大学附属柏病院精神神経科 教授）
飛鳥井　望（㈶東京都医学研究機構・東京都精神医学総合研究所 参事研究員）
和久津里行（東京慈恵会医科大学精神医学講座）
牛島　定信（東京慈恵会医科大学精神医学講座 教授）
保坂　　隆（東海大学医学部精神科 教授）
舟橋　龍秀（国立療養所東尾張病院 院長）
渋谷　節子（日鋼記念病院臨床心理科 心理療法士）
明智　龍男（国立がんセンター研究所支所精神腫瘍学研究部 室長）
中野　智仁（国立がんセンター中央病院精神科）
内富　庸介（国立がんセンター研究所支所精神腫瘍学研究部 部長）
松本　桂樹（ジャパンEAPシステムズ EAP相談室 室長）
米沢　　宏（慈友クリニック 院長）（東京都新宿区）
西村　勝治（東京女子医科大学精神医学教室）
堀川　直史（東京女子医科大学精神医学教室 教授）
鈴木　博子（日本医科大学精神医学教室 講師）
天笠　　崇（メンタルクリニックみさと 所長、京都大学医学部大学院社会健康医学博士課程）
上畑鉄之丞（聖徳大学人文学部生活文化学科 教授）
黒木　宣夫（東邦大学医学部附属佐倉病院精神科 助教授）
高橋　祥友（防衛医科大学校防衛医学研究センター行動科学研究部門 教授）
榎本　博明（大阪大学大学院人間科学研究科教育科学臨床教育学講座教育人格心理学 助教授）
大野　　裕（慶應義塾大学保健管理センター 教授）
平岩　幸一（福島県立医科大学医学部法医学講座 教授）
阿部すみ子（福島県立医科大学医学部法医学講座）
菅原真優美（新潟青陵大学看護福祉心理学部）
小野　久江（神戸大学大学院医学系研究科展開医科学領域環境応答医学講座精神神経科学分野）

白川　　治（神戸大学大学院医学系研究科展開医科学領域環境応答医学講座精神神経科学分野 助教授）

前田　　潔（神戸大学大学院医学系研究科展開医科学領域環境応答医学講座精神神経科学分野 教授）

濱松　晶彦（東京都監察医務院 監察医）

斎藤友紀雄（㈳日本いのちの電話連盟 常務理事）

川人　　博（弁護士、過労死弁護団全国連絡会議 幹事長）

只野　　祐（厚生労働省労働基準局労災補償部補償課 課長補佐）

髙橋　正雄（筑波大学心身障害学系 教授）

序文　急増する自殺・うつ病

　新聞を開くとなんらかの自殺関連の記事が毎日のように掲載されており、また通勤途上に駅のホームの電光掲示板に○○線人身事故のため不通というアナウンスが流れる頻度が確かに増えている。実感として自殺の増加を感じるのはこのような場面である。

　自殺は時代を超え、国を超えた人類共通の問題である。と同時に自殺者数はまた、その時代時代の社会状況、経済状況などに大きく影響されることもよく知られる。自殺者総数についてみると1950年代後半と1980年代半ばに2つのピークがみられたが、いずれも2万4,000～5,000人であった。しかし、ここ4年間は3万人の大台が続き、過去最高のピークを形成しようとしている。この数は年間の交通事故で亡くなる方の数の3倍に相当する。自殺率もほぼ絶対数に平行しており、1950年代後半と1980年代半ばにピークがある。世代別にみると1950年代、60年代には20歳台に1つピークがあり、30～50歳台で一旦低下した後、年齢とともに増加し、高齢者の自殺率が最も高い。しかし、1970年以降は20歳台のピークがほとんどみえなくなり、年齢とともに増加の一途をたどるようになった。1950年代、60年代に20歳台の自殺率にピークがみられたのは、敗戦、戦後の急激な価値観の変化、経済状況などと関連するものと理解されている。1980年代半ばのピーク以後、減少に転じていた自殺者の数がここ数年3万人を超えるに至った背景にはここ数年の経済不況、大規模リストラ、再就職難などがあることは間違いない。それでは自殺率の推移は経済状況や社会状況だけで説明できるかというと、さほど単純ではない。WHOが世界各国の自殺率を調査しているが、必ずしもその国の経済状況あるいは社会状況と自殺率はパラレルではない。

　一方、自殺の背景として重要な要因に精神疾患があることはよく知られている。広く精神障害を定義すると（統合失調症、躁うつ病などいわゆる内因性精神病に限らない）、9割方の自殺者が精神障害をもっていたことになる。精神障害の中でも自殺の頻度が最も高いのはうつ病である。したがって、自殺のリスクファクターの研究や自殺の予防研究においてはうつ病研究が大きなウエイトを占めることになる。表1は高橋祥友氏の著書から引用したものである。自殺の危険因子が整理されているが、同じ精神障害を有する人であっても、これらの因子を多くもつかどうかが自殺の危険を予測することにつながることになる。その因子は心理的、社会的、生物学的な幅広いものであることを強調しなければならない。

表 1. 自殺の危険因子

1.	自殺未遂歴	自殺未遂の状況、方法、意図、周囲からの反応などを検討する
2.	精神疾患	躁うつ病、統合失調症、人格障害、アルコール症、薬物依存など
3.	援助組織の欠如	未婚者、離婚者、配偶者との離別、近親者の死亡を最近経験
4.	性別	自殺既遂者：男＞女　自殺未遂者：女＞男
5.	年齢	年齢が高くなるとともに、自殺率も上昇する
6.	喪失体験	経済的損失、地位の失墜、病気や外傷、近親者の死亡、訴訟など
7.	事故傾性	事故を防ぐのに必要な措置を不注意にも取らない。慢性疾患に対する予防あるいは医学的な助言を無視する
8.	性格傾向	未熟・依存的、衝動的、完全主義的、孤立・抑うつ的、反社会的
9.	その他	児童虐待、他者の死から受ける影響

（高橋祥友：自殺の心理学．講談社現代新書，東京，1997より引用）

本書を構成するにあたって、以上のような自殺についての基本的な見方を整理したが、これを踏まえて次のような構成を考えた。最初にわが国の自殺の現状を正確に把握するために疫学的分析を行い、出発点とした。次に世代間で自殺の頻度、引き金になる因子、背景をなす精神障害などは当然異なるので、予防を考えるうえでも世代の特徴を抽出しておく必要があると考え、児童・思春期、青年期、壮年期、高齢者に分けて執筆して頂くことにした。先に述べたように自殺者の9割がなんらかの精神障害を有することから、自殺の背景をなす精神障害さらには人格障害についてまとめることにした。この中にはアルコール依存症も含まれる。加えて、精神障害が合併している可能性もあるが、特に身体疾患が動機となる自殺(がん患者の自殺を含めて)を別項目で取りあげた。次に「自殺が起こる場」の観点から、一般病棟での自殺、精神科病院での自殺、ターミナルケアにおける自殺、救命救急センターにおける自殺企図者の実態、職場での自殺(過労自殺)を取りあげた。さて、本書の終極の目的は自殺の問題を読者と共有し、その予防のための方策を理解し、それを現場で実践することにある。その意味からも本書の後半は自殺の予測と予防にウエイトをおいた。特に、予防の実践には力点をおいたつもりである。自殺の研究は心理、社会的観点のものが主流であるが、最近では生物学的観点からの研究も行われはじめている。特にうつ病との関係からの研究が促進されつつある。そこで、まだ研究途上の段階ではあるが生物学的研究の現状についても執筆頂くことにした。

　不幸にして自殺既遂になった場合の労災補償の問題を最後に取りあげた。ここには厚生労働省の業務上外の判断指針についての解説も加えてもらった。

　おわりに自殺と深い関係にある文学についても執筆頂いた。

　本書は自殺について今考えられるほとんどすべての観点を網羅したつもりである。本書が読者の自殺の現状、背景、危険因子、予防、補償などの理解に資するものとなることを願ってやまない。

平成15年4月吉日

樋口　輝彦

目　次

序文　急増する自殺・うつ病 ────────────────(樋口輝彦)

◆疫学からみた日本の自殺 ──────────────(影山隆之)　1
1　日本の自殺の概況（2001年）……………………………………1
2　時間軸からみた自殺 ……………………………………………3
3　自殺の地理的分布 ………………………………………………4
4　その他の疫学研究 ………………………………………………6

◆児童思春期の自殺 ──────────────────(笠原麻里)　9
1　子どもの自殺とはどのようなものか …………………………9
2　希死念慮から自殺へのスペクトラム …………………………11
3　評価 ………………………………………………………………17
4　治療 ………………………………………………………………17

◆青年期の自殺；生きる力の再生－大学生を中心に ────(影山任佐)　19
1　全国国立大学生の自殺の実態 …………………………………20
2　自殺の予防と早期発見、危険因子 ……………………………28

◆壮年期の自殺 ────────────────────(張　賢徳)　34
1　自殺と精神障害との関係 ………………………………………35
2　うつ病と自殺との関係 …………………………………………37
3　壮年期うつ病自殺者の特徴 ……………………………………39
4　症例 ………………………………………………………………40
5　まとめ ……………………………………………………………45

◆高齢者の自殺 ────────────────────(笠原洋勇)　48
1　高齢期の自殺における危険因子 ………………………………49
2　社会的孤立 ………………………………………………………49
3　パーソナリティー ………………………………………………50
4　ストレスと生活の状況要因 ……………………………………50
5　精神疾患 …………………………………………………………51
6　気分障害と自殺 …………………………………………………52
7　気分障害の治療と自殺対策 ……………………………………53
8　介入の影響 ………………………………………………………56
9　高齢者の自殺予防ガイドライン ………………………………56

◆自殺の背景をなす精神障害 ─────────────(飛鳥井望)　60
1　自殺失敗者の臨床研究 …………………………………………61
2　既遂者中に占める精神障害の割合の推計 ……………………63
3　うつ病と自殺 ……………………………………………………63
4　不安障害と自殺 …………………………………………………65
5　統合失調症（精神分裂病）と自殺 ……………………………66
6　精神障害が疑われる自殺患者へ救急対応 ……………………68

◆人格障害と自殺企図 ────────(和久津里行、牛島定信) 72
 1 人格障害と自殺企図 ································72
 2 境界性人格障害と自殺企図 ·························75

◆一般病棟における希死念慮・自殺企図 ──────(保坂　隆) 82
 1 身体疾患患者のうつ病合併率 ······················82
 2 一般病棟での対応 ································84
 3 自殺企図後の一般病棟での対応 ····················86

◆精神病院における自殺―統合失調症患者の自殺を中心にして ──(舟橋龍秀) 90
 1 自験例による精神病院における自殺の実態 ············90
 2 自殺の防止に関係する諸問題 ······················93

◆ターミナル・ケアにおける自殺と予防 ────────(渋谷節子) 98
 1 心理的危機にある患者への対応 ····················99
 2 ターミナル期における自殺企図の実態調査 ···········105

◆がん患者の自殺 ────────(明智龍男、中野智仁、内富庸介) 108
 1 がん患者と自殺 ··································109
 2 がん患者の希死念慮および安楽死 ··················114
 3 がん患者のうつ病への対応 ························117

◆アルコール依存症者と自殺 ────────(松本桂樹、米沢　宏) 124
 1 アルコール依存症とは ····························124
 2 慢性自殺と呼ばれる自己破壊的行動 ················124
 3 アルコール・薬物依存症者の自殺 ··················125
 4 若年アルコール依存者の自殺 ······················126
 5 アルコール依存症の治療 ··························127
 6 アメリカのアルコール依存症対策とEAP ············129
 7 EAPとは ······································131
 8 EAPにおける自殺対策 ··························131
 9 日本におけるEAPと自殺予防 ····················132

◆身体疾患が動機となる自殺 ────────(西村勝治、堀川直史) 134
 1 身体疾患と自殺との関係 ··························134
 2 疾患別の自殺 ····································135
 3 総合病院入院患者における自殺 ····················142

◆救命救急センターにおける自殺企図者の実態 ──────(鈴木博子) 146
 1 日本医科大学付属病院高度救命救急センターにおける精神科医のかかわり方 ···146
 2 救命救急センターに収容された自殺企図者の実態 ·····147
 3 精神科継続治療 ··································155

◆過労自殺の実態 ────────(天笠　崇、上畑鉄之丞) 159
 1 「過労自殺」の実態―2事例の経過から ············160
 2 「過労自殺」に至るプロセス ······················163
 3 「過労自殺」の実態―21事例のまとめから ·········164

4　遺された家族の苦悩 ………………………………………………………167
　5　「過労自殺」をなくすために―今できることと必要な検討課題 …………167

◆自殺の労災補償の現状―某労働局へ申請された自殺事例　　　　　（黒木宣夫）　170
　1　労災補償の現状と某労働局へ申請された自殺事例 ………………………170
　2　事例呈示 ……………………………………………………………………174
　3　自殺の労災認定に関して ……………………………………………………175

◆自殺企図は予防可能か　　　　　　　　　　　　　　　　　　　（高橋祥友）　178
　1　自殺の危険因子 ………………………………………………………………178
　2　自殺に追い込まれる人に共通する心理 ……………………………………182
　3　自殺予防のために ……………………………………………………………184

◆青年期の自殺予防　　　　　　　　　　　　　　　　　　　　　（榎本博明）　187
　1　自殺の背後にある青年期の心理 ……………………………………………187
　2　特に現代の青年にみられる人とかかわる力の欠如 ………………………190
　3　自殺親和傾向を生み出さないために ………………………………………191
　4　自殺徴候がみられたとき ……………………………………………………194

◆高齢者自殺予防・うつ―高齢者の自殺予防実践　　　　　　　　（大野　裕）　197
　1　うつ病と自殺 …………………………………………………………………197
　2　自殺予防活動の基本的方向性 ………………………………………………198
　3　自殺予防活動の実際 …………………………………………………………199
　4　保健活動の質の向上と関連機関との連携 …………………………………205

◆自殺予測とその判定基準　　　　　　　　　　　　　　（平岩幸一、阿部すみ子）　207
　1　自殺と法医学 …………………………………………………………………207
　2　自殺の動向 ……………………………………………………………………207
　3　福島県の自殺の実態 …………………………………………………………208
　4　自殺の背景 ……………………………………………………………………209
　5　自殺防止へ向けて ……………………………………………………………210

◆自殺企図者を取り巻く環境―職場におけるメンタルヘルス　　　（菅原真優美）　217
　1　裁判例の整理 …………………………………………………………………217
　2　職場におけるメンタルヘルス対策上の課題 ………………………………222
　3　医療者側が配慮すべき点 ……………………………………………………227

◆自殺の生物学的研究の現状　　　　　　　　　　　（小野久江、白川　治、前田　潔）　230
　1　自殺の生物学的背景 …………………………………………………………230
　2　自殺の神経生化学的研究 ……………………………………………………231
　3　最近の自殺の生物学的研究 …………………………………………………234
　4　自殺予知・予防における生物学的研究の役割 ……………………………237

◆監察医の目からみた自殺の実態　　　　　　　　　　　　　　　（濱松晶彦）　240
　1　東京都監察医務院とは ………………………………………………………240
　2　東京23区内における自殺の実態 …………………………………………242

◆いのちの電話と自殺予防活動―危機介入マニュアルの試み ――――――（斎藤友紀雄） 256
1　電話と面接による相乗的な効果 …………………………………………………257
2　いのちの電話は救急医療ではない ………………………………………………258
3　電話相談での自殺危機への介入 …………………………………………………259
4　問題解決への取り組みと約束 ……………………………………………………261

◆働く者の自殺を予防するために―過労死110番の相談活動から ――――――（川人　博） 263
1　「自殺大国」ニッポン ……………………………………………………………263
2　普通の労働者が自殺する時代 ……………………………………………………264
3　失業と自殺 …………………………………………………………………………268
4　自殺を予防するために ……………………………………………………………269
5　適切な医学的援助と治療を進める ………………………………………………270
6　長時間労働・過重労働の改善を …………………………………………………270
7　雇用におけるセイフティー・ネットの充実を図る ……………………………271

◆精神障害の労災認定判断指針 ――――――（只野　祐） 274
1　判断指針策定に至る経緯 …………………………………………………………274
2　労災保険と自殺 ……………………………………………………………………275
3　判断指針の基本的考え方 …………………………………………………………275
4　ストレス評価表の作成 ……………………………………………………………277
5　業務上外判断の手順 ………………………………………………………………277
6　精神障害等の労災請求と認定の状況 ……………………………………………283

◆文学にみる自殺 ――――――（髙橋正雄） 285
1　序論 …………………………………………………………………………………285
2　本論 …………………………………………………………………………………285
3　結論 …………………………………………………………………………………294

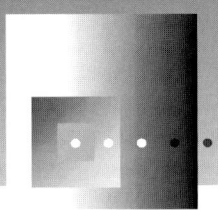

疫学からみた日本の自殺

●●●● はじめに

■疫学　　一般的な疫学の定義[1]に基づいていえば、自殺の疫学とは、自殺(またはその前段階にある人)の数の分布・集積性と他の要因との関連を分析して、その予防・早期介入・再発防止に役立てようとする科学のことをいう。日本では厚生労働省の人口動態統計[2]がその基本資料であり、特に自殺に関する詳細な集計は人口動態統計特殊報告として過去4回公表されている(最新は'98年)[3]。警察庁統計からも独自で有益な情報が得られるが、人口動態統計とは集計方法などが異なり単純比較できないことに注意を要する。以下ではこれらの統計や関連研究をレビューし、日本の自殺の特徴について疫学の観点から考えてみる。

■人口動態統計

■事故死　　《メモ1》自殺は社会的に隠蔽される傾向があるので、統計上の自殺数は過小評価されている可能性があるが、日本の上記の統計についていえば、そのことが自殺数と諸要因との関連を完全に覆い隠すほどではないと考えられる。自暴自棄な行動による単独事故死と判断されたものの中に、自殺が含まれている可能性も指摘されている[4]。一方、自殺未遂の正確な数はわからないが、一般には自殺死亡者の約10倍(若年者では100倍?)が、同じ期間に自殺未遂をしているのではないかと推測されている[4][5]。

1. 日本の自殺の概況(2001年)

　　2001年人口動態統計速報では、日本の1年間の総自殺数は2万9,333人で、総人口における死因の第6位である(他の疾患による死亡が少ない25～44歳男性と20～29歳女性では死因の第1位)。しばしば比較されるように、この数は交通事故死の3倍以上にもなる。それゆえ、交通事故防止対策に匹敵する自殺予防対策が望ま

■男女比　　れている。自殺者の72%を男性が占める(男女比約2.5：1)。自殺が男性に多いことは、世界的に共通の傾向である。

■自殺死亡率　　自殺死亡率(以下では単に自殺率という)として最も基本的な指標は粗自殺死亡
■自殺率　　率で、全人口における自殺頻度を「人口10万人を1年間観察したときの自殺者数」に換算して表す。総人口における粗自殺死亡率は23.3と報告されている。仮に日本
■粗自殺死亡率　　中の自殺死亡がゼロになったとすると、平均寿命が男性で0.72歳、女性で0.32歳延びるものと推計されている(2000年人口動態統計)。

■年齢階級　　さらに、男女をそれぞれ年齢階級に分けたときの自殺率を、図1に示す。女性の

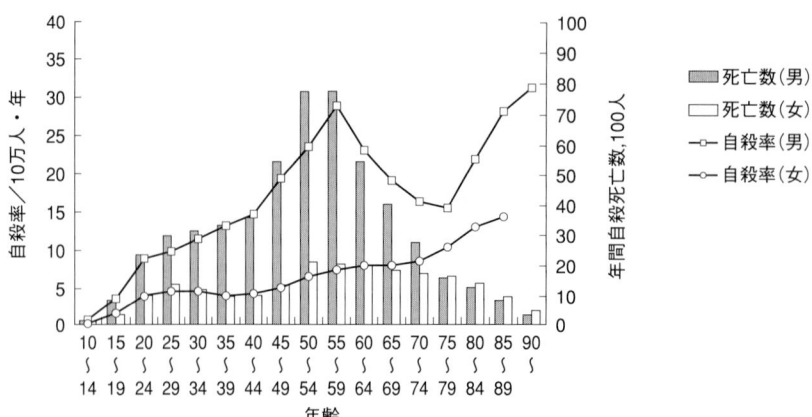

図 1. 日本の男女別・年齢階級別の自殺率と自殺死亡数(2000年)

自殺率は、年齢が高くなるほどほぼ単調に上昇している。男性では50～64歳に1つのピークがあり、85歳以上で再び高くなっている。同じ図には年齢別の自殺者数も示してある。高齢者(65歳以上)の自殺は、男性で20%、女性で38%を占める。女性の寿命が長い(=高齢者が多い)ことを反映して、75歳以上では男女の自殺者数が逆転している。

《メモ2》通常10歳未満の自殺は極めて稀で、かつ「死についての成熟した理解がない」として自殺とみなされない例がある(統計上「小児の自殺はあり得ない」と定義している国もある)[6]。

《メモ3》後述のように、自殺率となんらかの要因との関連は、性や年齢によって異なる。したがって、こうした関連の分析では、性・年齢階級別の自殺率を指標とすることが本来は望ましい。自殺予防の観点からも、その方が予防活動の標的や戦略を明確にしやすい。しかし時には、全年齢の人々を一括して自殺率を議論することもある。そうすると、高齢者は自殺率が高いので(図1)、高齢化した集団ほど粗自殺死亡率は高くなりやすい。そこで、この方法で集団ごと(例えば都道府県ごと)の自殺率を比較する際には、集団ごとの年齢構成の違いの影響をなんらかの統計学的方法によって補正(調整)しなければ、比較結果を誤って解釈する危険がある。方法はいくつかあるが、

■年齢調整死亡率

各集団での年齢階級別自殺死亡数がわかる場合には、その集団が「標準的な年齢構成」(例えば日本の総人口における)と同じ年齢構成になったと仮定して、年齢調整死亡率を計算する(直接法による調整)。それがわからない場合でも、各集団における実際の自殺死亡数と、全体(例えば全国)の年齢階級別自殺率から計算した「各集団における自殺死亡数期待値」との比として、標準化死亡比(SMR)を求めることはできる(間接法による調整)。

■標準化死亡比

■自殺手段

《メモ4》自殺手段としては男女とも縊首が過半数を占め、飛び降り・溺死・ガス・薬物などが次ぐ。但し自殺手段は、薬品販売の規制や都市ガス成分変更など社会状況の変化で左右される。縊首は年齢が高いほど多く、女性より男性に多い。飛び降りは若年者に多い[2]。なお、警察庁統計では自殺の原因・動機についても報告しているが、本当は単一動機の推定は困難なはずで、しかも'99年以降は分類法が変更になったため従来の統計との比較ができなくなっている。従前の警察庁統計では、最も多い原因・動機は病苦など、次いで精神障害・経済生活問題・家庭問題などと報告されていた。

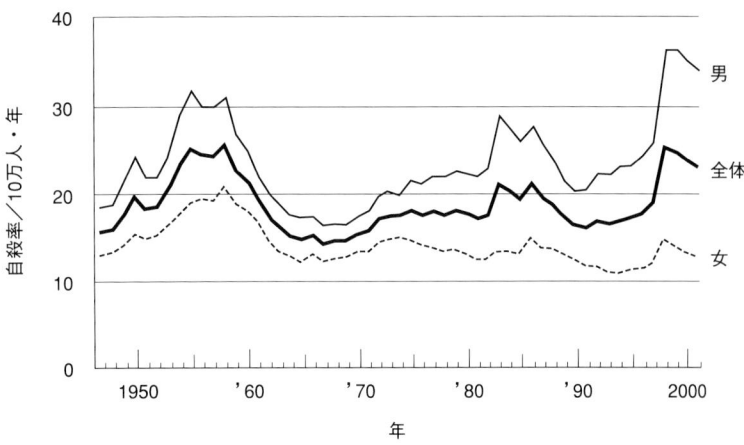

図 2. 第二次大戦後の日本における自殺率（粗自殺死亡率）の年次推移

2. 時間軸からみた自殺

自殺率の年次推移をみると（図2）、現在は第二次大戦後3回目のピークを迎えている。第一のピーク（'55～'58年頃）では、特に若年者の自殺の増減が著しかった。その理由はいまだ不明とされている[7]。第二のピーク（'83～'86年頃）では中高年男性の自殺増が顕著だった。「サラ金地獄」という造語がみられた社会経済的状況が、中年層を追いつめた結果ではないかという推測もある[7,8]。第三のピーク（'98年以降）ではほぼ全人口にわたって自殺が増加しているが、特に50歳代男性や20歳未満男女での増加が顕著である[2]。

■出生コホート

ここで実は、'26～'40年生まれの集団（疫学では出生コホートという）は、その青年期には上記第一のピークの中核となり、その中年期には第二のピークの中核となり、そして第三のピークにおいても、この後の世代（'41～'50年生まれ）に次いで高い自殺死亡率を示している[8]-[10]。この世代に自殺が多い理由については、戦争体験や戦後の混乱期の体験との関係が推測されているものの[10]、真相は明らかでない[7]。なお一般に、社会環境が自殺数の増減に及ぼす影響は女性より男性で顕著だといわれているが[11]-[14]、これは上記の年次推移にも当てはまる。

《メモ5》こういう出生コホートが存在したために、日本人（特に男性）の性・年齢階級別自殺率（図1）はこれまで、世界でも独特のパターンを示してきた。男女とも高齢者ほど自殺率が高いことは世界的な傾向なのだが、日本ではこれに加えて、第一のピークの時代には男女とも青年層に自殺率の突出があり、男性ではその突出が現在50～64歳付近に移行してきているのである（女性ではもはやこの突出が観察されないが）。ところで、米国占領下の沖縄では'60年以降になってようやく保健統計が整備されたが、

■復帰不安
　当時本土のような自殺減少傾向(図2)はみられなかったうえ、'72年の本土復帰の後には若年者自殺の増加が一時的にみられた。これには、「復帰不安」と呼ばれた社会不安の消長との関連が推測されている[15]。

　日本の自殺率には、季節周期性もある。例年4〜5月が最も高率で、9〜10月がこれに次ぐ[2)16)-19]。この傾向は女性より男性で強く、高齢者ではさほど顕著でない。若年者や働き盛りの年代では、この季節性と受験・学校行事や社会的異動との関連が推測される[16)17)19]。自殺の季節性と日照時間や季節性感情障害との関連を論じた研究[20]もあるが、少なくとも日本において、天候や日照と自殺との直接的な関連は(したがって因果関係も)まだ証明されていない。上のような季節性が積雪地の山村の高齢者でもみられることから、「雪に閉じこめられる生活や、働き盛りが出稼ぎで都会に出て高齢者だけ村に残されることが、自殺を増加させているとはいえない」という指摘もある[18]。

■季節性

■群発自殺
■報道
　こうした季節性の例外ともいうべき自殺多発エピソードが、若年者にみられることがある。その典型である'86年4月の多発は、アイドル歌手の自殺に誘発された群発自殺だと考えられている[16)17)19]。若年者の群発自殺は報道によって影響される面が大きいといわれることから[5)16)19)21]、日本自殺予防学会では自殺に関するマスコミ報道の在り方に対して「緊急アッピール」('96)を発している。但し、「いじめ自殺」などの報道が相次いだり、局地的に群発自殺が発生したりしても、統計上では埋もれてしまって「多発」が確認できないことがある[17)19]。マスコミで報道される自殺はごく少数なので[22]、報道だけから集団レベルでの自殺の動向について推測することは特に危険である[23]。

■■3. 自殺の地理的分布

　粗自殺死亡率が高い県は例年ほぼ一定しており、2000年人口動態統計では秋田・新潟・岩手の3県が30.0(10万人・年あたり)を上回った。年齢調整自殺率を都道府県別に比較しても[11)13)18)27]、さらにそれを地域内で比較してみても[12)24)-26]、「自殺率は都市度が高い地域ほど低く、その傾向は女性より男性で強い」ことが一貫して報告されている。

■地域環境
■人口移動
　このような健康問題の発生の地域的偏りには、一般に、地域環境の影響と、人口移動の結果という、2つ理由が可能性として考えられる。しかし、後者の可能性を検討するために「自殺死亡者が移住者と在来住民のどちらに多いか」を検討した研究はない。一方、前者の可能性については、地域の経済的状況[11)13)14)18)27]や県民性・「自殺に対して寛容な地域文化」[13)25]の影響を推測する研究が多く、地域の医療資源の乏しさと病苦自殺の頻度との関連を指摘した研究[26]もある。男性では、配偶者がいないことと自殺率との相関を示唆する報告もある[3)28]。

■病苦自殺

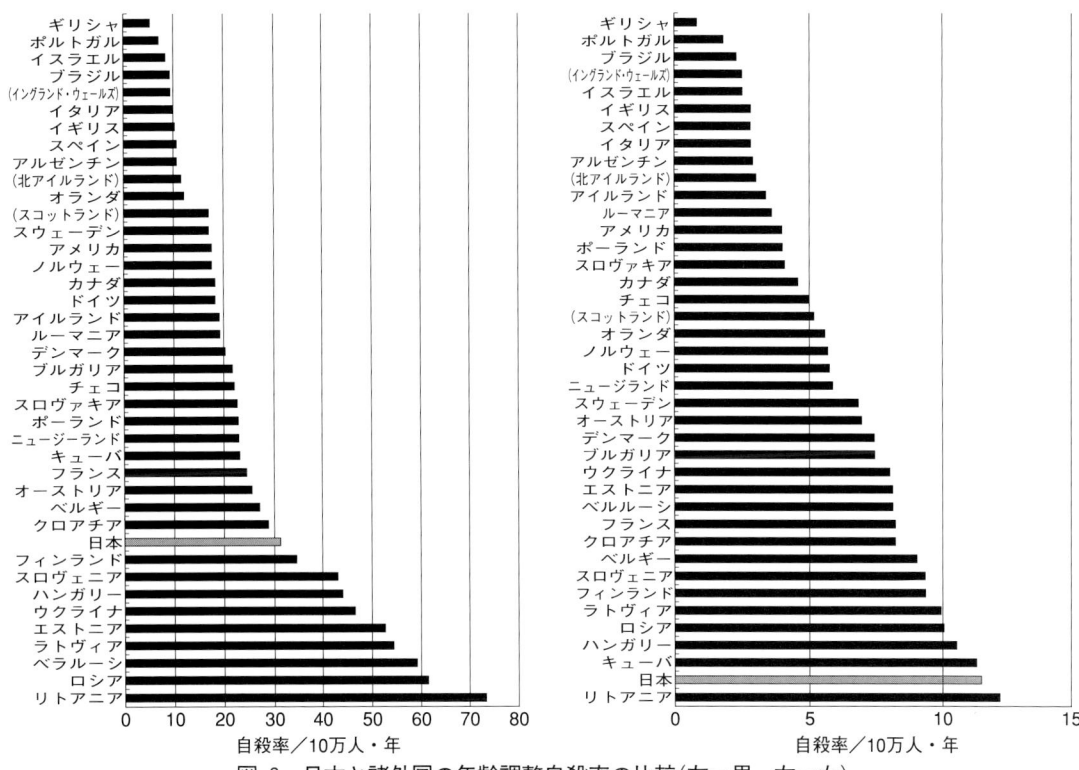

図 3. 日本と諸外国の年齢調整自殺率の比較(左＝男、右＝女)
(日本は 2000 年人口動態統計による；その他の国は WHO：World Health Statistics Annual 所収の 1995～1998 年資料による…カッコ内はイギリスの統計の再掲)

■国際比較　　日本の年齢調整自殺率の国際比較を図 3 に示す。諸外国のデータは '95～'98 年のもので(比較的信頼できる保健統計が WHO に報告されている国々)、日本のデータには最近の自殺急増後の統計(2000 年)を用いた。日本の男性の自殺率は東欧・フィンランドなどに次ぐ上位であり、さらに女性ではリトアニアに次ぐ高自殺率となっている(図 2 も参照)。

■生態学的相関　《メモ 6》地域ごとの健康問題の発生頻度と地域特性との相関は、生態学的相関と呼ばれる。生態学的相関の研究だけでは本質的に、因果関係の最終的な解明が不可能である。しかも、例えば「都市部の地域性」といわれる中にはいろいろな要素が同時に含まれており、単一要因と自殺との関係を抽出することさえ実質的に不可能である。また、「高齢者のみの世帯の割合と男性高齢者の自殺率に正の相関がある」という研究
■三世代同居　結果(あくまで地域レベルでの話)[11][28]と、「高齢自殺者に三世代同居世帯の人が多かった」という研究結果(これは個人レベルの話)[18][29]は、理論的に考えても矛盾しない(このような「集団レベルの生態学的相関と個人レベルの現象との不一致」は生態学的過誤と呼ばれる)。想像をたくましくすれば、「三世代同居世帯が少ない地域なのに、わが家は三世代同居だ」という状況が、高齢者には最もストレスフルなのかもしれない(これは根拠のない憶測だが)。なお、イギリスなどでは人口密度が高い地域ほど自殺が多いという研究もあり[30][31]、地域性と自殺率との相関は必ずしも普遍的でない可能性がある。このように、自殺率と地域特性との相関については、慎重に解釈する必要

がある。

《メモ7》日本では、年齢調整自殺率が採掘作業者・農林漁業者・管理的職業従事者などで比較的高いことが報告されている[2]。しかし、これも一種の生態学的相関であり、かつ職業の分類にはもともとさまざまの難しさがあることから、やはり単純には解釈できないだろう。

4. その他の疫学研究

■精神疾患　日本では、精神疾患をもつ在院患者の自殺率（SMR）は一般集団に比べ約5倍、精神疾患をもち通院中の患者でも約5倍またはそれ以上、という研究がある[32]。高齢
■うつ病　者についていえば、自殺者の8割以上にうつ病などの精神障害が疑われている[33]。
■早期発見　実際の地域保健活動の中で、高齢者のうつ病の早期発見・早期対応に努めた結果、高齢者の自殺死亡率が10年間で1/4になったという報告もある[34]。このように、自殺予防活動の効果を疫学的に検証するためには、対象者がその活動を「濃密に享受している」状況[35]を、少なくとも十年単位で観察する必要がありそうだ。

■希死念慮　《メモ8》希死念慮と関連要因に関する研究も少なくないが、紙面の都合により詳細は述べない。調査研究の場で希死念慮を表出する人はおそらく多くないことに、注意が必要だろう。職場での質問紙調査では、希死念慮の表出が2.3％の人にみられ、若年者に比較的多かった（つまり社会での自殺率の動向と一致しない）という報告もある[36]。希死念慮は、自殺死亡そのものよりも、自殺未遂の発生と近い関係にある問題だと考えるべきかもしれない。

●●● おわりに

日本における自殺の疫学研究はこれまで、自殺予防活動の全国的な必要性を示したり、その主たる標的を明らかにする役割を果たしてきた。しかし、マクロな疫学や一時点での横断的データ収集だけでは、もはや限界があることも感じる。今後は、より小さな集団を対象としたきめ細かな研究が望まれる。人口動態統計の基礎となる
■死亡個票　死亡個票は保健所・県のレベルで集計されており、必ずしも市町村を経由しないので、市町村レベルでの自殺予防活動を考える際には行政組織間の協力が重要だろう。職場・学校・医療機関などを基盤とした疫学研究にも、さらに発展を期待したい。自殺死亡そのものの疫学だけでなく、希死念慮・自殺未遂やうつ病の疫学、未遂者の追跡調査なども重要だろう。但しいずれにしても、自殺を隠蔽したい関係者の心理や、個人・家族のプライバシー保護との兼ね合いが、課題となる。

（影山隆之）

■　文　献　■
1) 重松逸造，柳川　洋（編）：新しい疫学．日本公衆衛生協会，東京，1991．
2) 厚生労働省統計情報部：平成12年人口動態統計ほか．

3) 厚生省大臣官房統計情報部：人口動態統計特殊報告．厚生統計協会，東京，1999．
4) 稲村　博：自殺学．p183-224，東京大学出版会，東京，1977．
5) 高橋祥友：青少年の自殺．思春期青年期精神医学 8：21-31，1998．
6) フェファーCR：死に急ぐ子供たち．高橋祥友(訳)，p13-27，中央洋書出版部，東京，1990．
7) 福富和夫，西田茂樹，林　謙治，ほか：自殺の急増について．厚生の指標 33(4)：3-8，1986．
8) 佐藤哲英：戦後のわが国における自殺死亡率の cohort 分析．精神医学 31：1207-1215，1989．
9) 清水新二：退職者のストレス；平成10年の自殺率急増をめぐる時代効果と世代効果．ストレス科学 14：222-230，2000．
10) 吉松和哉：現代中年男性世代の生活意識と戦争体験．社会精神医学 9：66-73，1986．
11) Araki S, Murata K：Social life factors affecting suicide in Japanese men and women. Suicide & Life-Threatening Behavior 16：458-468, 1986.
12) 影山隆之，浮田徹嗣：首都圏176市区における自殺死亡 SMR (1988年) の統計的検討．社会精神医学 14：143-150，1991．
13) 角南重夫：我が国の自殺死亡率の都道府県格差に関係する要因．日本公衆衛生雑誌 31：397-401，1984．
14) Vigderhours G, Fisherman G：The impact of unemployment and familial integration on changing suicide rates in the U. S. A., 1920-1969. Social Psychiatry 13：239-248, 1978.
15) 名嘉幸一，影山隆之：沖縄における性・年齢別自殺死亡率の経年変化 (1960-1990)．日本社会精神医学会雑誌 3：25-32，1994．
16) 藤井賢一郎，栗栖暎子：わが国における自殺死亡の季節周期性について．日本公衆衛生雑誌 36：829-838，1989．
17) 福富和夫，橋本修二，西田茂樹，ほか：若年者の自殺死亡について．厚生の指標 35(2)：3-8，1988．
18) 松本寿明：農村の老人自殺とその家族的背景．現代の社会病理Ⅳ，日本社会病理学会(編)，p104-139，垣内出版，東京，1989．
19) 吉田浩二，望月吉勝，福山祐三：未成年自殺の集積性；報道および遂行時期との関連．日本公衆衛生雑誌 38：324-332，1991．
20) 江頭和道，鈴木尊志，阿部和彦：日本各地の月自殺率と月間日照時間．精神医学 29：735-740，1987．
21) 高橋祥友：群発自殺；流行を防ぎ模倣を止める．中央公論社，東京，1998．
22) 橋本　治：いじめと自殺の予防教育．明治図書，東京，1998．
23) 吉田浩二，望月吉勝，福山祐三：自殺死亡に関する新聞報道について；警察および人口動態統計との比較．日本公衆衛生雑誌 34：755-761，1987．
24) 岡本直幸，亀家朗介，古曾志恵洪，ほか：島根県における自殺の疫学的研究．米子医学雑誌 36：270-278，1985．
25) 竹之内直人，原田規章，木村　慶：愛媛県における自殺の疫学的研究．愛媛医学 10：54-60，1991．
26) 吉田浩二，望月吉勝，福山祐三：北海道における「病苦自殺」の実態とその要因の分析．日本公衆衛生雑誌 35：239-245，1988．
27) 岡本直幸，中山英明，亀家朗介，ほか：わが国における自殺死亡の要因解析．厚生の指標 33(15)：22-28，1987．
28) 黒田研二，藤林千春，朝倉新太郎，ほか：中年期および老年期自殺死亡率の都道府県格差と関連する要因．老年社会科学 8：36-49，1986．
29) 上野正彦，木暮　達，峯川宏一，ほか：老人の自殺．日本大学医学雑誌 40：1109-1119，1981．
30) Ashford JR, Lawrence P：Aspects of the epidemiology of suicide in England and Wales. International Journal of Epidemiology 5：133-144, 1976.
31) Farmer RDT, Preston TD, O'Brien SEM：Suicide mortality in Greater London；changes during the past 25 years. British Journal of Preventive & Social Medicine 31：171-177, 1977.
32) 藤田利治，栗栖暎子：精神疾患患者の自殺死亡についての人口動態調査に基づく検討．日本公衆衛生雑誌 39：859-864，1992．
33) 森田昌宏，須賀亮一，内藤明彦，ほか：新潟県東頸城郡における老人自殺の実態．社会精神医学 9：390-398，1986．

34) 高橋邦明, 内藤明彦, 森田昌宏, ほか：新潟県東頸城郡松之山町における老人自殺予防活動；老年期うつ病を中心に．日本精神神経学雑誌 100：469-485, 1998.
35) 影山隆之, 名嘉幸一：自殺予防活動としての「いのちの電話」の新しい評価方法；受信統計と人口動態統計を用いた量的解析．こころの健康 12(2)：23-32, 1997.
36) 渡邉温知, 鈴木 満, 伊藤圭子, ほか：勤労者の複合的ストレス要因と抑うつ徴候；大規模3事業場でのアンケート調査より．産業精神保健 10：71-82, 2002.

児童思春期の自殺

■■ 1. 子どもの自殺とはどのようなものか

■警察白書

■年齢別死因順位別死亡率

　自殺は思春期以前には極めて稀であり、思春期の間に頻度を増してくる。わが国では近年、年間500人前後の思春期の若者が自殺をおかす。平成元～10年の警察白書の統計を表1に示す。これによると、14歳以下の自殺は比較的少なく、さらに10歳未満で自殺に至ることは極めて稀である。また、厚生省の年齢別死因順位別死亡率においても、自殺は10歳未満の子どもの死因として少なくとも10位以内には上がってこない。しかし、10歳以降、自殺は死因の上位を占める。さらに、15歳～19歳では、近年死因の第2位を占めている。ほかの年齢と比較して、総数においては少ない児童思春期の自殺であるが、この年代の死因として上位を占めるということは、極めて重大な事実である。

　そもそも、子どもにとって自殺という行為がありうるのか、という議論がある。これは、死の概念の形成や、自殺の定義の観点から果たして子どもにその行為の結果が見通せているのか、という疑問によって生じるものである。この点について、以下の症例から考えたい。なお、本稿に述べる症例は、プライバシー保護の観点から病態の検討に影響のない範囲で個人の情報は大幅に変更してあることをご了解願いたい。

症例1

　A君、10歳。

　主訴　学校へ行けない

　生育歴　出生および幼児期の身体的発育、言語発達に特記すべき異常は認めない。1人っ子で、乳児期は手のかからない子どもだった。Aが2歳のとき、両親は離婚し、以後母親、母方祖父母と同居しており、周囲の大人に可愛いがられて育った。保育園に3歳から入園。当初、母と離れることを嫌がったが、数カ月で慣れ、保育園内

表 1. 未成年者自殺数

年齢	平成元年	2年	3年	4年	5年	6年	7年	8年	9年	10年
0～14歳	68	52	41	92	58	86	64	67	59	97
15～19歳	466	415	413	432	388	494	451	425	410	623
合計	534	467	454	524	446	580	515	492	469	720

(警察白書より)

で仲良しもできた。小学校に入学し、保育園時代の仲間もおり、元気だった。成績は中の下くらいだったが、特に遅れを心配するようなことはなかった。

経過 小学校4年になった当初、新しく担任になったベテラン教諭にはしゃぎ過ぎていたところを叱られた。Aはこれにひどく反発心を覚えたが、何も言わずに我慢したという。しかし、その後、数回担任教諭とぶつかった後、Aは学校へ行かなくなった。以後、朝方学校へ行く時刻ぐらいまで暴れ、欠席することが決まると暴れることはおさまるものの、自宅にいてもイライラして自室にこもりがちだった。家族が声をかけると応じるが、とてもけだるそうであった。ある日、母が仕事から帰ると部屋の隅でうずくまり、じっとしているAがおり、鼻の穴と口にティッシュペーパーを積め込んでいた。母が「なんでそんなことをしているのか」と尋ねると「死にたい」という。母は慌ててティッシュを取り除いてやった。その後もAは、2階の窓から飛び降りようと身を乗り出したり、気分転換にと祖父が誘ってくれたドライブ中に、シートベルトで首をぐるぐる巻きにして「死んだ方がまし」と言ったりした。

初診時の様子 Aは母に連れられて児童精神科外来を受診した。丸顔のあどけなさの残る少年で、初対面の医師にややはにかむような笑顔で、口数少なに応じたが、通常の話題には一所懸命に返答した。但し、学校の話題に関しては、表情をみるみる硬くし、医師の問いかけに応じなくてはいけない、けれども話したくないという葛藤が明らかに読み取れた。

■不登校

このケースでは、不登校になった子どもの気持ちがよく現わされている。不登校とはいえ、大抵の子どもは「学校は行くべきもの」であるとよくわかっている。それでもこのケースの場合のように、自らの能力を超えた感情の処理ができずに、その葛藤の大きさに押しつぶされるような息苦しさのまま学校へ行けない子どもがしばしばいるのである。このようなとき、不登校に陥った子どもは、自分が学校に行っていないという事実によってもまた自分を追い込んでしまう。また、この時期に、多くの大人は長期欠席にならないようにとの思いからなんとか登校させたいと自然に願うものである。この家族も本人に対して強くはないが「学校へ行った方がいい」とメッセージは送っていた。本人は大好きな母や祖父母を結果的に裏切るような不登校の自分をまたさらに許せなくなる。このようなとき、子どもが「死にたい」と強く真剣に願ってもなんら不思議はないであろう。その方法として、自分の力で死のうとしていることもよくみてとれる。ただ、その方法では死に至らなかったのであり、これはこの年齢の子どもが考えられる精一杯の手段であったといえるだろう。そして、その行為が仮に成功に至った場合、その子どもは自分が二度と生き返らないということを認識しているか否かという点については定かではない。本児はその後、中学生年代まで不登校のままであったが、カウンセリングを受け、適応指導教室に通うようになると死のうとする行為はなくなった。これは、本児が「不登校で

ある」葛藤を少し軽減させたからかもしれないし、発達して「死」の意味を理解することによって、自殺へのハードルが高くなったためとも考えられる。後者であれば、確かに小さい頃は「死というものがわからないからやっていた」ということにもなろう。しかし、高橋はフェファーによる「小児の自殺行動を定義するのに重要なのは、死をもたらす最終性について子どもが理解しているかどうかではなくて、子どもが絶望のあまり死にたいと考えている点である」という主張を紹介している。子どもの自殺については、この視点は極めて重要であると考える。

2. 希死念慮から自殺へのスペクトラム

児童思春期の自殺行為の重症度のスペクトラムには希死念慮から自殺のほのめかし、自殺企図（未遂）、自殺既遂まで幅がある。

1 希死念慮

■希死念慮

希死念慮は児童思春期の子どもにとって一般的なものでもあり、通常、必ずしも精神医学的病理とは考えられないが、それらが自殺未遂の前兆と捉えられる場合、臨床的注意を要する。注意欠陥/多動性障害や反抗挑戦性障害、行為障害といった破壊性障害をもつ子どもでは、12歳以下の自殺念慮の危険性が高いといわれる[1]。また、物質使用、分離不安のある思春期年代の子どもが自殺念慮をもつ場合、自殺未遂を引き起こす可能性がある。感情障害、不安障害では自殺念慮がよくみられる。パニック発作は、女子の自殺念慮と未遂の危険因子であり、攻撃性が男子の自殺念慮と未遂の危険因子であるという報告もある。

■注意欠陥/多動性障害
■反抗挑戦性障害
■行為障害
■物質使用
■分離不安
■感情障害
■不安障害
■パニック発作
■攻撃性

2 自殺のほのめかし

■自殺のほのめかし

自殺のほのめかしは、自殺をおかす意思に、他者の注意を向けさせる発言や行為である。子どもは、自殺の計画に着手するための行動（例えば、どうしたら死ねるかという本を買う、インターネットで調べる、薬をためこむ、紐を用意するなど）をとっている場合もある。児童思春期において、よくみられるほのめかしは、窓からの飛び下り、道路への飛び出し、自傷行動などである。

3 自殺企図（未遂）

■自殺企図（未遂）

方法：鎮痛剤や風邪薬、睡眠導入剤の大量服薬がよくみられる。手首や頸部の切傷も多い。但し、首吊りなどのような行動は、未遂に終わって医療の対象にならない場合、周囲に知られずに過ぎている場合もある。その他、高所からの飛び降り、自分を刺す、溺死などである。自殺企図の行為を評価する際、企図する方法の異常性、その医学的深刻さ、どれくらいの頻度で繰り返されたのか、それ以上の進展を予防させたあるいは促進させた因子に注意を払う。繰り返す企図、異常な方法によ

る企図、および医学的に深刻な企図は将来の自殺企図の予兆になりうると指摘されている。

自殺企図の危険因子：感情障害(特に早期発症の大うつ病)、不安障害、物質依存、行方不明(家出)は、男女ともに自殺企図の危険を増す。自殺企図は女子の方が男子よりも多くみられる。先行する自殺企図があることは、男子では最終的に自殺をおかす危険性を大いに増すというデータがある。自殺既遂者の調査では、半数にのみ生前に自殺未遂があったという報告があるが、先行する未遂に関する情報は、ほとんど不明である点は注意を要する。また自殺の行動の危険因子に、性的・身体的虐待の既往は強く示唆されている[2]。

■感情障害
■大うつ病
■不安障害
■物質依存
■行方不明(家出)

■虐待

● 症例2

Bさん、初診時4歳、女子。

診断 性的、心理的虐待の疑い。

Bのこれまでの身体発育・精神発達に特記すべき偏りは認めない。両親は不仲で、父は激昂しやすく、母は境界型人格障害で他者に対して猜疑的な傾向があり、Bへの愛情はあったが、気分の変わりやすさは顕著であった。Bが2歳頃から両親はもめることが多く、Bの目の前で父が母を殴ったり、これを見て泣き出すBに父は暴言を浴びせた。さらに、父はBと一緒にお風呂に入ると、性器や乳首を触っていたらしいことが、後にわかっている。

4歳のとき、母がBのわがままを叱責したところ、急に表情を変えて自宅前の道路に飛び出し「Bなんていなくていいんだ」と泣きながら「死ぬ」と言いはった。以後、Bは何事もなかったように幼稚園に通い、同級生の中ではおませな方であるが、自宅ではたびたび2階のベランダの柵を乗り越えようとしたり、タオルで自分の首を絞めると言ったりする。そのたびに、母は呆然としてしまい、Bを止めては泣いたり、叱ったり、抱きしめたり不安定な対応をしていた。

母は、4歳のときBを連れて児童精神科外来を受診した。数回の面接後、プレイセラピーへの導入が慎重に検討され、開始された。Bは当初、特に激しさやトラウマティックな体験を示すような遊びはせず、こじんまりとまとまったままごとやゲームなどをしていた。但し、遊びが展開しそうになると、母の都合や幼稚園の都合でキャンセルされ、治療者は没頭できなさを感じていた。このように不安定な構造ながら1年経ち、25回目のセッションで、Bは人形遊びの中で大人が喧嘩をして見ている子どもが泣く、ボールプールの中に人形をうずめて「ごにょごにょする」という遊びを現わした。その後も、プレイセラピーの構造は不安定になりがちであったが、治療者は、母の動揺につきあいつつ屈しないように、時間や場所を変えずに対応した。この間、両親は離婚問題に至ったが復縁の方向で話し合いが進み、Bは相変わらずの過剰適応ぶりだが、年長になり自殺をほのめかす行為はみられなくなった。

この症例は、父からの虐待があり助けを求めたいが、情緒的に不安定で対応の一貫しない母親に対してこの年齢の子どもにできる精一杯のS.O.S.のサインとして、自殺の行為を選択せざるを得なかったものと考える。さらに、おそらくそれ以前からの問題として、マーラーのいう母子間の分離―個体化の段階がうまく乗り越えられていない可能性が高く、今後の本児の対象関係障害の可能性についても注意しなくてはならない。

症例3

C君、初診時14歳、男子。

診断　アスペルガー症候群＋うつ病

■アスペルガー症候群
■うつ病

中学2年生のCは勉強ができ、ユニークなところがあるため友人から親しまれていたが、時にからかい半分の男子生徒らから肩を組まれたり、腕組みをされたりしていた。担任教師や母からは、これは通常のスキンシップの範囲であるとみえていたので、特に気に止めずにいた。2学期になり、朝登校する際、ため息をつくことがあり、母が具合でも悪いのかと尋ねると「学校がいやだ」と言う。しかし、休まず行くのでそのまま様子をみていた。自宅でのCはもともとよく話す子だったがやや無口になっていた。しかし、年頃の男の子だからであろうと家人は受けとめていた。食事量は変わらず、ひどく落ち込んだようにもみえなかった。

ある日、学校から比較的早く帰ったCは自室にいたので、母が買い物に行こうと部屋を覗くと、Cがベッド柵にベルトで首を吊り、全身の力が抜けた様子で顔色も悪くしているところを発見。母は慌ててベルトからCをはずし、意識はあったので近医受診した。幸い身体的に異常はなく、その医院から精神科受診を勧められ、当日児童精神科初診となった。

初診時、Cは覇気がなく、やや呆然とした面持ちで来た。質問には拒絶的ではないが、活力がなく応じられないといった様子で、頷いたり、「はい」と言ったりという最小限の反応のみ返してきた。精神運動制止の状態と判断され、うつ病の診断のもと薬物療法が開始された。家族、本人とも入院治療は希望せず、両親の機能もしっかりしていると判断されたので自宅療養のうえ、薬物療法開始、学校は欠席することで経過をみることとした。1週間後、多少元気の戻った本人の述べるには、「クラスの連中に、肩組みされるのは嫌でしょうがなかった。あれは拷問だ。やめろと言っても続けるので、死ぬしかないと思った」と述べた。声の調子は高い均一のトーンで、大げさに挨拶したり、着てきたコートを「どこで脱いだらいいかわからない」と診察室まで着て入り汗だくになっていたりした。以後も、気分の状態は一進一退だが、SSRIがやや奏効し、激しい希死念慮は遠のいた。中学は不登校のまま経過し、Cは「同じくらいの年の人と付き合うのがどうも…」と苦手と述べて、通信制高校に進学した。

この症例は、アスペルガー症候群であるとは気づかれずに、この年代まで達していた。成績も良く、極めて高機能な一群に属するものである。ところが、思春期年代に入り、仲間との微妙なかかわり方や関係性の調節機能が要求されるようになると、本人の処理能力を超えた人間関係の中にいなくてはならなくなった。この段階で、対処法がわからず、死を考えてしまうというような思考の硬さは、アスペルガー症候群の若者にときにみられる。

4　自殺（既遂）

　自殺の既遂にはさまざまな要因が関与し、主に生物学的促進要因と、心理社会的促進要因が考えられる。米国児童思春期精神医学会のまとめによれば、自殺をおかした思春期の若者の圧倒的な割合（90％以上）は、死亡時になんらかの精神科疾患にかかっており、半数は少なくとも2年間精神疾患に罹患していたという[1]。自殺既遂にみられる最も一般的な精神障害は気分障害で、男子にはしばしば併存症として行為障害あるいは薬物依存がみられる。次いで薬物およびアルコール依存が、特に15歳以上の年長男子にみられるという。

　自殺に至る児童思春期の子どもには、明らかなイライラ、衝動性、不安定さ、怒りを噴出させる傾向があるといわれるが、この行動パターンも普遍的ではなく、表現される精神状態には特に自殺に特有のサインがあるわけではない。時に、自殺についてある期間考えて、死ぬ準備をする者もあるが、ほとんどの思春期の自殺は衝動的である。

　また、思春期の自殺にはストレスイベントがしばしば先行する。これには恋愛関係の喪失、学校や法的な規律上のトラブル、学業困難、家庭の問題などが挙げられる。これらの問題は、精神的な疾患そのもので生じる（例えば法的トラブル）場合もあるし、子ども自身ではコントロールできない出来事（例えば家族の死など）の結果である場合もある。特に精神的問題をもつ思春期の若者は平均的な若者に比べて、多くのストレスフルな出来事に直面する可能性が高いことがあり、同じ出来事もよりストレスフルに受けとめるかもしれない。そのため、潜在する精神障害を発見し早期に治療を始めることは重要である。

表 2．思春期の自殺における高い危険因子

```
男子は女子よりもより危険度が高い
男子について
　先行する自殺未遂がある
　16歳以上である
　感情障害に関連している
　物質使用に関連している
女子について
　感情障害がある
　先行する自殺未遂がある
焦燥と大うつ病によって間近の危険が予測される
```

（文献1）より引用）

さらに、他者の自殺のニュースを聞いたり、小説や雑誌、新聞に載った自殺について見聞きすることによって、自殺行為が現れることがある。特に思春期は、発達段階として自我の確立のための自己同一性が拡散しやすい時期であり、他者の影響を受けやすい。群発自殺[3]という現象は、ある種の宗教的な集団などにおいても生じうるが、若者においては特に宗教観などを共有せずとも、自己像を投影しやすい象徴的スターや芸術家の死によって引き起こされることがある。表2に、思春期の自殺における危険因子を挙げる。

━•━ 症例4

D君、19歳で自殺。

初診時主訴 身体が揺れて歩けない。

生育歴 良家の長男として出生。幼児期までの発育・発達は順調で、中1までは成績優秀、学年順位は1〜2番であった。両親もDの活躍ぶりに大いに期待していた。

現病歴 中2になり、急激に成績が下降。不登校になり、ほぼ同時に主訴が出現した。ひどいと自宅の廊下でガラスの扉に身体ごとぶつかりガラスを割ってしまうほどであった。次第に退行して母に甘えたり、年少の同胞を執拗にいじめるようになったため、大学病院で脳波、頭部CT、血液検査施行も異常なく、精神科受診を勧められた。

初診時所見 Dは、上記の奇行について「覚えていない」と述べ、葛藤をあらわにしなかった。身体の揺れは診察場面ではみられず、応対はややケロリとし過ぎている以外、思路や行動に奇妙さはなく、意思の疎通も良好であった。初診時診断は解離・転換性障害であり、経過観察となった。

経過 中学は不登校のままで、適応指導教室から定時制高校進学したが、Dに期待していた両親との間の葛藤は高く、自宅では家庭内暴力がしばしば発生した。時に激しい興奮に至り、15歳から数回、精神科へ入院した。当初の入院では、自宅での興奮が嘘のように落ち着いていたが、17歳の入院時、病棟でも他患と小競り合いが生じ、乱暴行為あり。このとき主治医に「人の声で悪口がずっと聞こえている」と異常体験を語った。この頃には、本来のDのもつ精神機能は大分低下し、意欲や判断力は乏しくなっていた。以後、**統合失調症**の診断のもと抗精神病薬による治療が本格的に開始され、幻聴は軽減。但し「自分は疎外されている」という思いが強く、自宅ではさらに両親への依存と同時に反発が高まっていた。高卒後は時にアルバイトをしたが長続きしなかった。19歳時、父親が高血圧で倒れるというエピソードがあったが、生命に問題はない程度であり、Dも特に気にする様子もなく淡々としていた。外来受診は不規則になりがちであったが、干渉すると不機嫌になるDに、家族も距離をとっていた。このような中、ある日、なかなか起きてこないDの部屋を夕方になって母が訪れたところ、空の薬袋が大量に枕元にあり、Dは亡くなって

いた。

　この症例は、統合失調症の発症から数年で、自殺に至っている。治療関係の問題や、入院で回避できなかったかなどさまざまな議論がありうるが、統合失調症の若者の脆弱性がよくわかるところでもある。さらに、このケースの死後、家族の気持ちはたいへん複雑であった。乱暴なDに対して、少なからずよい感情を抱けずにいたことは、Dの死後家族に怒りと自責を大きく同時に課すことになった。
　このように、10代の死というものは、しばしば関係者や友人に大きな衝撃をもたらすことを忘れてはならない。先に述べた群発自殺を防ぐのみならず、その後を生きる周囲の者の心の負担は大きいので、これに配慮した対応をすることが極めて大切である。

　以上のようにさまざまなケースがあるが、自殺の予期というものは、熟練した臨

表 3. 救急室あるいは危機介入における児童思春期の自殺未遂者のためのチェックリスト

自殺の危険性の高い未遂者
・自殺の既往 　まだ自殺念慮がある 　以前に自殺未遂したことがある ・人口統計的に 　男子 　1人暮らし ・精神的現症 　うつ、躁的、軽躁、重度の不安、これらの状態の混合 　薬物依存そのもの、あるいは気分障害に関係する薬物依存 　イライラ、焦燥、他者への脅迫的暴力、妄想、幻聴
次のような患者は精神科的な評価なしに退院させてはならない
・臨床的に抑うつのサインがみられる 　ほとんどの時間うつ的気分 　通常の活動への興味や楽しみの喪失 　体重減少あるいは増加 　不眠あるいは過眠 　落ち着かない、あるいは緩慢 　倦怠感、活力の減退 　将来への絶望感 　集中困難、優柔不断 　死についての繰り返す思考 　イライラ、些細なことで心を乱す ・躁あるいは軽躁のサインがみられる 　ほとんどの時間うつ的気分 　意気盛ん、誇大な、あるいはイライラした気分 　自己評価の誇張、大げさ 　睡眠の必要性の減少 　通常よりおしゃべり、せかすような話し方 　話題の突然の変更 　転導性 　いろいろな活動への過剰な参加 　焦燥あるいは落ち着かなさ 　性的過剰、乱費、抑制できないこと

(文献1)より引用)

床家でさえ判断困難である。医学的に重症な未遂をした思春期の若者で、何度も繰り返さないものもいるであろうが、一方、ただ軽い「ふり」のようにみえることをした者が、ついには既遂するかもしれないのである。「ふり」というと、致命的ではない、深刻な意図のない援助の求めや操作性と考えられる自己破壊的行動とみられるが、このように捉えると将来の自殺行為の可能性の危険を軽視するので誤りが生じうる。人は将来の自殺を正確に推測することはできないので、先行研究の結果に基づく危険因子については、よく考慮すべきであろう。

3. 評価

自殺の患者の評価には、自殺行為の評価と、死や反復の危険性の測定を求められ、同時に精神医学的診断を行わなくてはならない。

先に述べた米国児童思春期精神医学会のまとめでは、以下のチェックリストを奨励している（表3）。

特に薬物依存や、イライラ、焦燥、精神病の併存によって複雑化している場合、先行する自殺企図のある未遂者で、これらのうち大量服薬や皮膚表層の切傷以外の方法を用い、まだ死にたいと考えている者は、より危険度が高い[1]。また、抑うつ的な思春期の若者については、死について考えるかどうか、それはどれくらいの頻度か、過去に自殺企図があるのかなどを注意する。もし、希死念慮や最近の自殺行為がうつをもつ十代にあれば、経過観察すべきである。

また、評価の情報は、常にいろいろな情報源から得るべきであり、子ども自身、親や保護者、学校の報告、その他その子どもに近しい者に話を聞くことが重要である。

4. 治療

精神的問題への治療と同時に、自殺行為の急性期のマネージメントが必要である。

1 急性期のマネージメント

救急室では、自殺した者と、家族と関係性を築き、治療の重要な立場を築かねばならない。死にたいという持続的な願望や、明らかに異常な精神状態をもつ自殺企図者に入院の覚悟をさせることはたいへん難しい。しかし、精神状態あるいは自殺の危険が落ち着くまで入院は継続されねばならず、その導入部分が救急の場面にある。

退院は、十分なサポートが数日以内に受けられるように準備されて、あるいは薬物や危険物を取り除き本人の安全が確保される状況で行う。自殺企図の子どもを治療する者は、自殺企図後早めに、患者と家族に接触してフォローすべきである。一

旦、治療関係が患者との間に確立できれば、治療を続けられる可能性が高くなる。

2 精神療法

　精神療法は、自殺行為に関連する精神疾患の治療に重要な要素で、小児や思春期の子どものニーズに合わせられるべきである。特に、精神病や感情障害圏の場合でも、治療のコンプライアンスを高めるために、思春期のケースでは、その技法にかかわらず治療者との1対1関係をもつ精神療法の意義は大きい。

3 精神科薬物療法

■リチウム

　リチウム：大人の双極性障害の自殺企図の割合が減少することが報告されている[4]。しかし、子どもではさらなる大量服薬の危険がある場合などには、慎重に投与すべきであろう。

■SSRI

　SSRI：これらは子どもにも安全で、致死性が低く、自殺を伴わない子どものうつや不安・強迫の治療には有効性が高い。但し、新たな希死念慮やアカシジアがみられることがあり[5]、この点は注意して用いるべきである。

■三環系抗うつ薬

　三環系抗うつ薬：自殺する可能性のある子どもに、治療の第一選択として用いるべきではない[1]。致死性が高く、小児思春期における治療効果の証明も不十分である。

　その他：ベンゾジアゼピンやフェノバルビタールは要注意のもとに処方されるべき薬剤である。

（笠原麻里）

■参考文献■

1) David Shaffer MD, Cynthia R, Pfeffer MD, et al：Practice Parameter for the Assessment and Treatment of Children and Adolescents With Suicidal Behavior. J Am Acad Child Adolesc Psychiatry 40：7 suppl：24 S-51 S, 2001.
2) Fergusson DM, Hoorwood LJ, Lynskey MT：Childhood sexuall abuse and psychiatric disorder in young adulthood II；psychiatric outcomes of childhood sexual abuse. J Am Acad Child Adolesc Psychiatry 35：1365-1374, 2001.
3) 高橋祥友：自殺の危険．臨床的評価と危機介入，p 161-171，金剛出版，東京，1992．
4) Tondo L, Jamision KR, Baldessarini RJ：Effect of lithium maintenance on suicidal behavior in major mood disorders. Ann NY ACAD Sci 836：339-351, 1997.
5) 田島　治：うつ病治療におけるSSRI；その現状と問題点，将来．SSRIとうつ病，野村総一郎（編），p 60-74，ライフサイエンス，東京，1999．

青年期の自殺；生きる力の再生
―大学生を中心に―

●●● はじめに

■日本型

■青年期の自殺率

■中年男性
■自殺者数
■自殺率増大

　かつて日本は青年期、20歳代において自殺率が1つのピークを示し、壮年において減少し、50歳以後に急激に増大するという2つの峰を示していた。これは「日本型」と呼ばれていた。しかし20世紀末頃より既に筆者らが指摘してきたように、わが国の自殺率（既遂のみ）はごく最近まで減少してきた。特にこの傾向は青少年において顕著であった（図1）。わが国は「日本型」の特徴であった青年期の自殺率が高いという状況は脱し、中年の自殺率の増大を伴い、年齢とともに自殺率が増大するという右肩上がりのグラフを示すようになった。しかし最近のリストラ不況の影響もあって、ここ数年は中年男性を中心に急激な自殺者数、自殺率の増大を示すようになった。すなわち昭和後期から平成初期までは全年齢層の平均自殺率は男性では年間2万数千件、10万人あたり20人、1万人あたり2人程度で推移してきた。青年期の自殺率もこれとほぼ等しい数値となっていた。しかしここ数年、男性中年を中心

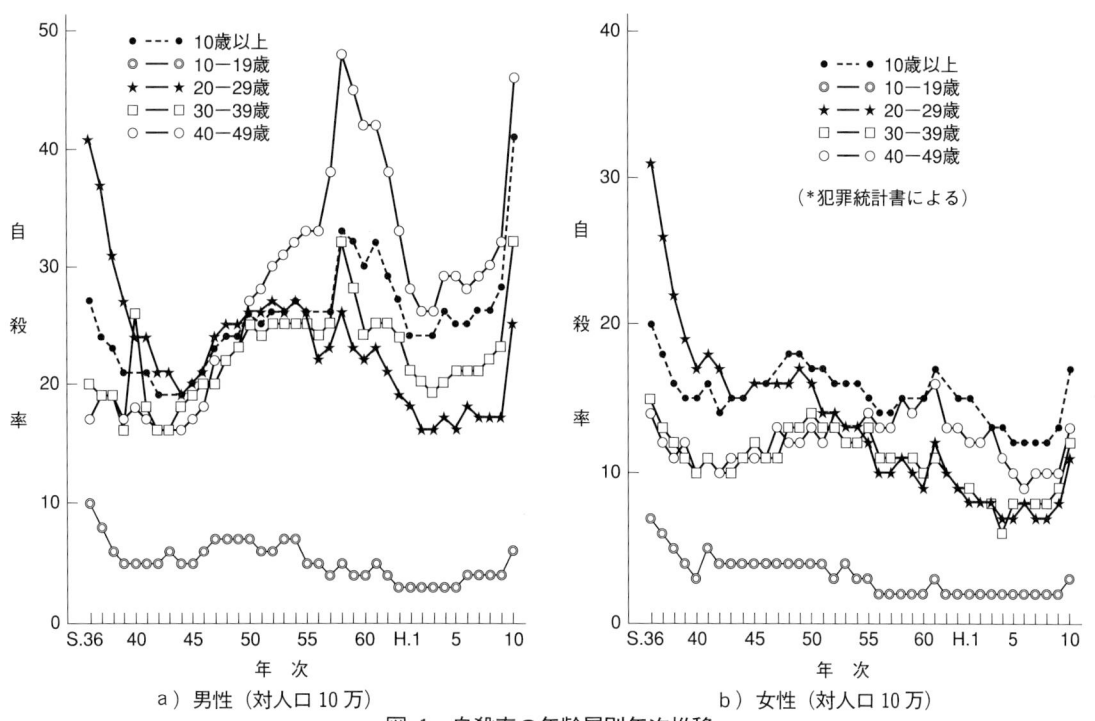

図 1．自殺率の年齢層別年次推移

(影山任佐，ほか：殺人者率および自殺率からみた我が国の青少年男性の世代的分類の試み；攻撃性と社会病理．精神医学 38，1996 より引用)

に急激な上昇を示し、年間3万人の大台を数年続けて突破している。これに平行して青年期の自殺率も増大している。

ところで意外に思われるかも知れないが、筆者らが十年以上も前から指摘してきたように、わが国の殺人の年間件数も発生率も長期低落傾向に最近まであり、最盛期の半分近くまで落ちていた。発生件数では年間千数百件で、殺人犠牲者も700〜800人程度であった。交通事故の年間死亡者数も最近では1万人を切っている。したがって自殺者の数や発生率だけが、他の社会病理現象に比較して飛び抜けて高い。特に自殺率は米国に比較しても約2倍ほどわが国は高い。自殺親和性の強い国民性が伺われるが、しかし最近の急増は主としてリストラ不況かこれに関係した要因によるものと思われ、わが国の経済的失敗に起因しているものである。「痛みの伴う政治・財政改革」には自殺防止という政策抜きに進められれば、弱者切り捨てという蛮行が横行するだけであるといっても過言ではない。

■自殺親和性

■■■1. 全国国立大学生の自殺の実態[1)2)]

■大学生
■自殺を含む死亡
■休・退学
■保健管理センター
■国立大学保健管理施設協議会メンタルヘルス委員会

青年期、特に現在ではその半数近くを占める大学生について自殺を含む死亡や休・退学などの実態について簡単に触れておきたい。ここでは国立大学の学部学生についての資料を用いる。というのも国立大学においては保健管理センターが設置されている。文部科学省の支援を得て、国立大学保健管理施設協議会メンタルヘルス委員会、茨城大学を中心に、多くの国立大学保健管理センターの協力により、全国規模での学部学生の死亡や留年、休学の実態調査が毎年実施されている。最近では調査協力大学が激増しており、1999年現在、北海道や東北、名古屋や京都、大阪、九州、東京医科歯科、一橋、東京外語、東京工業大学などの国立89大学、学生数約43万人と、大学院大学を除外した学部学生をもつ大学の約9割強が基本調査に参加している。なおこの種の調査、特に自殺については暗数が多く、調査で認知された件数より常に実数が多いことは念頭においておく必要があることはいうまでもない。古くから指摘されているように、大学生の自殺と休・退学、留年とは関係が深いので、学生の自殺の問題に移る前に、これらの問題の実態にも触れておきたい。

1 休学・退学、留年の実態[2)]

1999年度の基本的統計調査に加えた詳しい実態調査に参加した40国立大学において学部学生休学者は3,683名(40大学)、2%強(2.4%)、退学者は2,215名(39大学)、2%弱(1.7%)で、10年ほど前(1982年度)のそれぞれともに約1%から倍増してきている。そしてこの増加の大部分を、休学では「海外留学」などの「積極的理由」が、退学では「学習意欲減退」などの「消極的理由」が占めている。「学習意欲減退」などの「消極的理由」は、休学においては一昔前に比較し、比率が31%から18%と大凡半減しているが、退学理由の半数を占めているのが注目される。精神

■精神障害

障害は休学理由の 15%、退学理由の 3% を占めており、いずれも統合失調症圏、気分障害、身体表現性障害(ICD 分類)の 3 障害で 9 割を占めている。留年率は 6.5% で、これは微増傾向を示すが、ここ 10 年ほどは 6% 台で推移してきている。

■男子学生

男女別では休・退学、留年とも男子学生が多く、特に退学では 2 倍、留年では 3 倍ほど女子学生より高い。

文系に休学が多く、理系に退学と留年が多い。これは文系・理系での男女比の違いも反映しているものと考えてよいだろう。4 年制と医学系の 6 年制学部・学科と比較すると後者では留年も退学も大幅に少ない。

2 死亡学生と自殺

前記調査資料に基づく国立大学の学部学生の死亡数だが、1999 年度は 157 名であった。10 万人あたり 36.6 で、前年度より 1.9 増大した。

■事故、病死、自殺が三大要因

全死亡率、死因別死亡率の年次推移は図 2 に示される通りである。死因別では事故、病死、自殺が三大要因で、他殺、不明がごく少数を占めている。参加大学やその数に年度ごとに変化はあるものの、過去 21 年間に全死亡率は 33.5(平成 9 年度)から 61.2(昭和 58 年度)までの変動を示し、おおよそ 40〜50 の間で変動している。

死因別であるが、自殺は昭和 54 年度に 29.6 の最高値から、減少傾向を示し、特に昭和末から急激に減少し、平成元年には 8.9 と底を形成し、その後漸増傾向を示し、平成 11 年度は 14.9 となっている。事故死は毎年自殺と死因別死亡率の首位を争ってきた。特に昭和末から平成の一桁年度においては首位を持続し、平成 2 年度

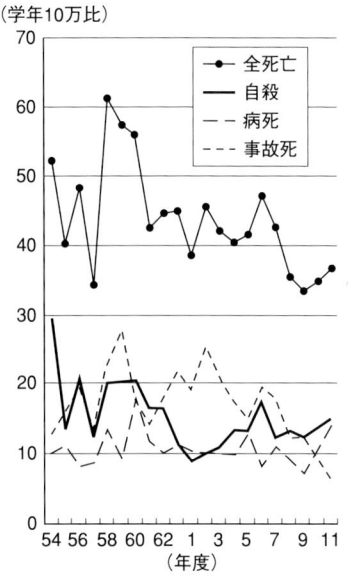

図 2. 死因別死亡率の年次推移
(内田千代子, ほか：大学における休・退学、留年学生に関する調査；第 22 報, その 1. CAMPUS HEALTH 37(2), 2001 より転載)

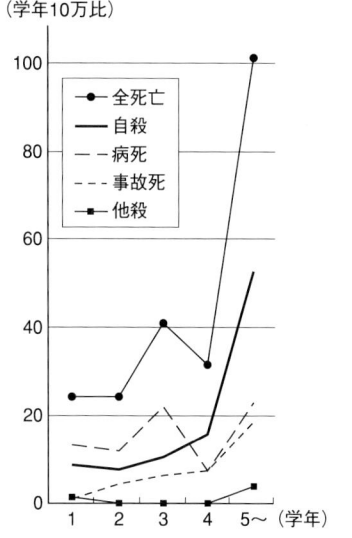

図 3. 学年別・死因別死亡率(4 年制学部)

には25.4に到ったが(最高値は昭和59年度の27.9)、その後はおおむね漸減してきている。事故死の大半は毎年交通事故によるもので、1999年度では、急性アルコール中毒は2例あった。病死率は年度ごとの変動が比較的少なく、おおむね10前後で推移してきている。最近では摂食障害で拒食症による死亡学生も出現してきている。

3 大学生の自殺の実態

前記統計資料によると、1999年度もそうであったが、4年制学部において、全死亡、自殺、病死、事故死などの死亡率の首位を占めているのが留年生である(図3)。特に自殺は他の学年に比較して数倍高い。就職や大学院進学を控え、最も問題が先鋭化しやすい学年であるだけに最終学年も自殺危険性が高い学年と銘記しておく必要がある。

■留年生は自殺危険性が高い

4 自殺者数と性別、自殺手段

1999年度では自殺者数は64名で、男子が51名であった。単純平均すると調査参加一大学あたり、0.7人となる。自殺手段では自殺手段が判明している例では縊死が圧倒的に多く、22名を数え、飛び降り7名、列車飛びこみ2名であった。相談したり、治療を受けるなどのなんらかの形で、保健管理センターが関与した事例が7名、10.9%であった。

■自殺手段

5 「教職員のためのメンタルヘルス・サポートガイドブック―東工大版―」[3]

大学生においては自殺と事故死が二大死因で、最近では自殺が重大になってきている。さらにこれらは未然に防げるものだけに、学生の死亡率低下の決め手は大学における啓蒙活動や事故、自殺防止対策であり、これらが重要課題となっていると結論してよい。このため筆者は現在勤務する大学保健管理センターに移って以降の課題と感じていた自殺防止も含めた学生のメンタルヘルス支援のためのガイドブックを、他のセンター教官にも呼びかけ、事務の理解を得て、1997年に初版を、2001年には増補改訂版を出版し、学内教職員に配布して頂いた。この種の啓蒙的ガイドブックを大学独自に発行したものは先例がなかったようで、幸いにも好評を得て、他大学からの配付希望も相次ぎ、初版は底をつき、改訂版は部数を大幅に増やした。以下このガイドブックに基づき、本学における実態の一部を紹介し、自殺防止について考えてみたい。

■メンタルヘルス支援

6 本学における自殺の実態

本学は国立大学で理工系中心の大学で、キャンパスは目黒区大岡山と横浜市の郊外のすずかけ台キャンパスに分かれている。後者は学部のない総合理工学研究科の大学院と生命理工学部が中心となっており、近年大学重点化の機構改革を果たし、大学院修士課程への進学率が元来高く、大半がそのまま本学の修士課程へ進学する。

出身地域は関東近辺に集中する傾向が最近では強く、男子学生が多かったが、近年女子学生も漸増し、毎年学部新入生の1割を占めるようになり、院生、研究生、留学生ではこの比率は高くなる。学生数は約8,000人で、院生が半数近くを占める。教職員は約3,000人弱である。保健管理センターには筆者を含め精神科医師1名、カウンセラー1名に、非常勤の精神科医師1名、非常勤カウンセラー3名の体制であったが、医師はメンタルヘルス以外に各種健康診断や附属共済診療所での内科診療、学医としての業務もあり、キャンパスも2つに遠距離分離されていることなどより、かねて要求していたことだが、2001年夏より、すずかけ台地区に常勤精神科医師1名が配置されるようになった。

本学における過去16年あまり(昭和58年4月から平成11年11月まで)の自殺既遂例の特徴や傾向を分析すると、次のようにまとめられる。

①既遂例総数は19名、年平均1.3名で、年0～3名の変動を示している。年平均10万人比の自殺率は16とほぼ全国の国立大学の平均水準であるが、本学では自殺率の高い男子学生が圧倒的に多い点を考慮すると、むしろ低いともいえる。

②既遂は全例男子学生である。

③平均年齢は22.6歳(19～27歳)である。

④月別では学年年度末から春の新学期の3、4、5月と前期試験前の8月に多発する傾向があるので、この月は特に注意が必要である。この4カ月で半数あまりを占めている。

■多発学年　⑤多発学年は「学部1年」の新入生と「学部4年」、「修士課程2年」の卒業、修了を迎えた最高学年で、博士課程は年度が高いほど多くなる傾向がある。前述した全国調査は学部学生のみであったが、本学の例からいっても院生の自殺も重要であることがわかる。

⑥住居別では自宅外が半数を超過している。したがって地方出身者、単身生活者は要注意である。

⑦自殺者に占める留年・休学者の比率は2割で、一般学生に比較し、高い数字である。留年・休学の問題を抱えた学生には自殺の危険が高いことを常に念頭においておく必要がある。

⑧精神科治療歴の有無が判明した中で、7割あまりに治療歴はなかった。2名に治療歴を認め、その内訳は統合失調症1名、躁うつ病うつ状態が1名であった。

■自殺の前兆　⑨自殺の前兆、遺書の有無については不明が多い。

■自殺の原因動機　⑩自殺の原因動機では精神障害以外に判明したものでは内選漏れ、勉学、指導教官との対立などがある。

⑪自殺手段としては飛び降り、電気使用が比較的多い。この点は年度が異なるなどの違いはあるものの、本学は全国的傾向と異なり、縊死以外の自殺手段が採られることが多いのかも知れない。

以上の本学の事例特徴からは次のような対策が特に有効であるといえる。

①自宅外学生で孤立し、友人も少なく学内サービス機関も利用しないまま、自殺に至っており、このような学生を早期発見し、適切な助言と相談、専門家への繋ぎが緊急の課題である。このためには助言教官、指導教官が問題を抱えた学生、自殺の危険因子が数多く揃った学生、高危険因子者に対しては、勉学や研究以外においても頻繁かつ定期的に本人に親身な相談時間を設けることが必要である（例えば曜日と時間を定め、また緊急時にはいつでも相談に応じるなど）。末尾に事例の状態ごとの危険因子をチェック項目を添えておいたので、これを参考にして、自殺の危険があると感じたなら、早めに専門家に相談するのが何よりである。

■うつ病

②うつ病などの明らかな精神障害を抱いている学生が少なくなく、学内外の専門医による適切な治療の継続と徹底を計り、必要に応じて家族や主治医と連携を確保する。またこのような学生との対処が判らず苦慮せずに、気楽に保健管理センター医師に相談することである。

なおうつ状態の者にはよくいわれるように「頑張れ」などの激励は禁句で、何よりも負担を取り除き、休養させることが肝要である。またうつ状態での自殺は病状が重い時期よりも軽度で、回復期に多いことが特徴で、この時期には特に注意が必要である。うつ病は規則正しい服薬と十分な休養が何よりも肝要である。安心して休める環境を与えてやる。むしろ休めと言っても、頑張り過ぎて、休めない学生が次に触れる筆者の苦い体験からしても要注意である。

③自殺は残された家族のみならず指導教官など関係者にも深い心の傷を残し、これらの人々にもなんらかの精神障害を引き起こすことが通常である。受け持ち患者が不幸にして自殺すればその主治医、治療者にとってもなんらかの精神的ケアが不可欠である。精神科医、カウンセラーとて例外ではない。

7 筆者自身の体験

筆者自身精神医学の道に分け入ってから既に31年になる。現在の保健管理センターに勤務して12年となった。この間2年の母校での研修医期間、17年間の犯罪精神医学部門時代の外来や病棟での週1回のパート勤務、そして現在の学生や教職員のメンタルヘルス相談や診療を通して、随分と多くの患者や学生に接してきた。

■メンタルヘルス相談
■Eメール相談

さらには大学付属高校の学校医として高校生のメンタルヘルス相談、総合研究大学院大学でのEメール相談に5年ほど前から従事している。この間主治医として接している間に不幸にして自殺された例はパート勤務先の慢性病棟での初老期の女性患者1例、やはりパート勤務先の外来で、うつ病の再発時にあった1人暮らしの老婦人であった。25年間で2名の自殺者であった。現在の大学保健管理センターに移ってからは年間30〜50人、延べ400〜600件程度の問題を抱える学生のメンタルヘルス相談・診療にあたり、5年ほどは幸いにも受け持ち学生やパート先病院外来から自殺者を出さずに経過した。もちろんこの間危ない場面や自殺の危険のある患者、学

生は常時 1〜2 割ほどいたが、幸いにも、どうにか無事済んだ。ところが最近 7 年ほどの間に、自殺者を 3 人ほど受け持ち患者から出してしまった。

　第一例は若者、大学カウンセラー教官が在学中から長く治療にあたっていた女子学生が大学卒業後、たまたま筆者に紹介されてきた事例である。この自殺未遂歴が幾度かある境界型人格障害の若い女性がパート先診療所の外来治療開始後 1 年ほど経ち、治療関係も確立し、どうにか自殺行動も収まり、パートも恒常的に勤務し、長続きし始め、比較的安定していたときに、突然自殺の訃報を警察より知らされた。同じ時期に平行して外来で治療していた同じように自殺企図をもつ境界型人格障害の若い女性 2 人は持続的に安定した関係を維持できるようになっていただけに、衝撃を受けた。この事例の予想外の状況、状態の激変の理由ついては後述する。

　第二例は入院先病院より紹介された頻回の自殺未遂歴のある境界型人格障害の男子修士院生 1 名、第三例は他大学で卒論研究時に発病し、筆者の所属する大学の修士過程に進んできた男子院生 1 名が自殺により若い命を失った。

　それまでの 24 年間に 2 名に対し最近 7 年間に 3 名ということになる。治療法そのものを筆者の方で変えたわけではないので、要因について思いを巡らせ、種々の要因について考えてみたが、明確な結論は出せていない。

■支援体制　　後者 2 名については自殺の危険が高いと判断し、支援体制を一応整えただけに、無念であった。前者については紹介してきた病院へ再入院をさせようとしたが、断られ、境界型人格障害の治療で実績のある病院を個人的に探し、数カ月の入院治療から、退院してから筆者が治療を再開し、論文がうまくいき、審査も順調に行っていた矢先に突然自殺してしまった。後者も自殺の危険が高いと判断し、故郷の実家での休養か、入院を勧めたが、他大学から本学へ進学したばかりで、その踏ん切りがつかなかった。連休で実家に帰ったが、実家先は種々の事情から彼にとって落ち着く場所ではなかった。

■希死念慮
■自殺願望　　治療中には希死念慮を漏らし、自殺願望を否定しない状態が続いたために、友人もまだいない状態であったため、本人の同意を得て、両親に連絡し、下宿のアパートに週末には親に側にいてもらいながら、通学、治療を継続していたときに自殺した。紹介してきたカウンセラーとの共同治療を形成し、支援体制も整えていた矢先の出来事であった。前者の事例では詳細は遠慮するが論文修了が即エリートとしての挫折となってしまったこと、後者では十分休養をとらずに、無理を重ねて登校し続けてしまったという状態にあり、さらには自殺直前に外的事情から心的葛藤が発生し、この摩擦が引き金になった可能性がある。また筆者の主宰するゼミに幾度か参加してくれた留年中の学生が下宿先で、変死状態で発見されている。これは事故死か自殺か不明だが、後者の可能性は否定できない。

　以上 31 年の精神科診療において受け持ち患者の自殺は合計 5 名、そのうち 12 年間の保健管理センター勤務で受け持ち学生の自殺は 2 名であった。現在でもこれらの患者の顔や言動を思い出し、自殺防止できる道があったかどうか、他に適切な手段があったのではないかという思いが頭を巡ることがある。精神科医が退官・退職

する、現役を退くときにはどのような臨床的総括をするのであろうか？　それほど先ではないにせよ、50歳半ばの筆者にはその姿はまだ朧気である。

8 保健管理センターでの診療・相談における自殺が関与する事例の実態

　平成13年度の筆者の所属する大学の自殺既遂者は幸いなことに0名であった。平成14年度も2月現在で0名である。平成13年度の1年間に保健管理センターにおいて関与した学生の希死念慮、自殺企図、自殺未遂者の実人数は27人であった。どこの大学の保健管理センターや学生相談室においてもそうであろうが、多くの自殺企図を抱いた学生の診療、相談は少なくない。筆者の自経例だけでもこの年度診療していた学生37名中6名、2割弱がなんらかの形で自殺問題を抱えていた。そのうち2例は自殺防止が終始一貫して治療の主眼となっている。これらの学生たちはいつ自殺行動に走り、自殺既遂群に入るかわからないという、ぎりぎりのところでどうにか踏みとどまった事例である。

　―"What they can do is not generally valued and what they are unable to achieve is written in headlines"(Charles Kaye)―
「その功は認められず、その代わり失敗ばかりがトップニュースで書き立てられる」

　ここに引用したKayeの言葉は英国の触法精神障害者を扱う特殊病院スタッフについて触れた下りであるが、精神医療や医療一般についていえる言葉でもある。特に自殺については防止に辛うじてにせよ結果的に成功した事例は、治療者はともかく、患者の周囲の人たちにもちろん知られることはない。既遂例のみが明るみに出て、認知されることになる。この点でも治療者の心的外傷は深く、ストレスも相当なものがある。もちろん亡くなった学生の近親者の心の傷と嘆き、落胆は比較にならない。しかし治療者にもよき理解者が必要である。

■治療の心的外傷

　治療者は精神的にもタフであるだけでなく、治療中には身体的にもできるだけ、好調を維持するよう配慮することが肝要である。気力、体力が求められる。特に危機介入においては、むしろ外科医的な発想、手法、体力が必要とされる。錯綜する条件を整理し、思い切った手段の選択と即決、実行力が決定的に重要となる。治療者も人間である以上（精神療法の眼目は治療者も患者と同じ人間であることの自己肯定的気づきにあるのだが）心身の好不調の波があることはやむを得ない。したがって危機的状況を一応脱した患者、自殺危険の高い患者と面接するときには、こちらの状態を相手に察知されない工夫が一段と求められる。とりわけ、保健管理センターや大学院教官として学内の種々の困難な問題がのしかかってきたり、遺憾ながら面接直前に憂き世で生きる生身の人間には避けがたい不愉快な事態に遭遇することも少なくない。このような場合、筆者は、面接までの時間がなければ、上着を脱ぐと

■危機介入

か、屈伸体操をするとか、顔を洗う、髭を剃るなどの気分転換を図ったり、多少時間があれば、例えばホルストの惑星や富田勲のシンセサイザー作品など、内面から生きる力の湧き出てくる自分の好きな音楽の一楽章だけでも聴くなどをしてから、面接するようにしている。気分転換、気持ち切り替え用のネクタイを大学ロッカーにおいている。但しこの活力も眼前の患者を圧倒するものではむしろ危険である。治療者が自分とは別世界、別人、無縁の人間との誤解を生じてしまう。患者の弱められ、阻害された生命力をうまく包み込むくらいのほどよい添い方がよい。圧倒する過剰な力ではなく、包み込み、時には同調し、行きつ戻りつしながら患者の生命力の回復、生きる力、再生の半歩先を行こうとすることを忍耐強く続ける力といってもよい。危機介入が外科的手術のイメージなら、この場合は植物栽培のようなイメージである。萎れた花に水をやり、元気になったら、日当たりのよいところに移してやる。あとはすくすく育つのを邪魔しないだけである。

■患者の生命力の回復

ところで同調するには、若い治療者なら、一度は自殺を自己の問題として真剣に向き合った体験があった方がよい。自分の体験だけでなく、不幸にしてなされた友人や近親者の自殺がその契機になることもあれば、あるいはわれわれの世代なら高野悦子の「二十歳の原点」などがそうであったが、若くして自らの命を絶った同世代の著作に向き合って彼らとともに「生と死」をみつめることをすすめる。なぜ生き続けるのか、自殺は究極の自由ではないのかという、自殺者、自殺志願者の問いにその時代なりの自分の答えを用意せずに治療することは困難であろう。結局はその人なりにこれらの答えを求めて、生きている、生き続けるというほかない、と思う。しかし患者に応じて、心配する肉親や友人の存在、得意な才能を伸ばす、もっと気楽な人生を楽しむ、などの答えが用意されるだろう。要するにその人なりの「生きがい」をともに探す作業である。この場合治療者の価値観を押しつけないことが肝要である。特に現代若者では親や教師など周囲の期待と押しつけに窒息状態になり、この間に生きる力、自発性が廃用性萎縮に陥り、摩耗してしまった例が少なくない。

■「生きがい」をともに探す作業

現代の若者は、過剰適応し、仮面的生活を余儀なくされ、破綻してしまった、それが自殺という形をとっていることが少なくない。この点の理解が治療のポイントになることが多い。あるいは「いきがい」がなくても、無理にこれを探し出さなくとも、人生を生きる力を蘇生させることである。まずは楽に生きる、そのまま生きることを治療者と、一緒に受容し、認め、そのように生きることを評価し、支えてあげることである。これはうつ病でも人格障害でも同じである。前者では過酷な超自我、道徳的規範からの非難、自責、自己処罰を和らげ、後者では高過ぎる自我理想、肥大した万能感、理想自己の現実からの乖離を縮小し、患者の自己肯定感情を引き出し、強化することが、自己破壊的衝動を緩和させる。人生が幾分でも楽しめるようになったら大成功である。このためには患者の幼少時期の楽しい思い出、夢中になったことを聞き出すことが参考になる。どんな些細なことでもよい。そこに

■生きる力を蘇生させる

■自己破壊的衝動を緩和

27

患者本来の人生の楽しみ方、生きる喜び、人生の本当の目標の素が忍んでおり、これを取り戻すヒントが隠されているに違いないからである。逆に習い事とか頑張り過ぎるような趣味を始めようとするのは危険である。

　自殺問題に限らず、診療、面接にはその前の事態の影響を引きずることのないようにするのは基本であるが、そのための工夫は各人必要である。カルテの整理を終えたら、まずは一服する。このリセットの仕方は治療者により癖や個性がある。ベテランになるとこの辺は自然に思えるほどに上手だが、若い治療者は早くこれを自分なりにみつけることである。どの患者も自分の問題、自分のことだけをまともに向き合ってくれる治療者のみを信頼するものである。前の問題を引きずった治療者とは面接したくない。自殺の危険のある患者との治療、面接では特にこのことは重要である。どんな話でもでき、自分を理解し（理解しようとしている）、真剣に耳を傾けてくれる、存在がいれば、よほどのことがない限り人は一方的に自殺することはない。また身近にこのような人がいれば、ことさらに心理療法は必要ない。

2. 自殺の予防と早期発見、危険因子

1 「お母さんのサラダ」が早期発見の決め手

　最近の自殺学の疫学的研究によると、自殺者にはいくつかの危険因子があることが判明している。米国の代表的な自殺学者レズニック（Resnik）は次のようにその因子をまとめている。英語の頭文字をつなげ、MA'S SALAD（「お母さんのサラダ」）（表1）として記憶しやすい形になっている。このような因子の数が多いほど自殺の危険が一般的には高まってくる。わが国においても妥当する指標でもある。性別では男性が、年齢は高いほど、また過去に自殺企図や未遂歴がある者では危険が高くなる。男性に多いのはわが国の大学生でも同じである。普段死にたいとか漏らしていたり、そのような素振りが感じられる者では放置しておくことは問題である。自殺未遂者もまた既遂の危険が高く、いつまでも未遂のままに終わるということはない。誰も狼少年のように相手にしなくなったときが最も危険な時となる。なお睡眠時間の減少、体重減少の程度は本人の苦悩の程度と相関していることが多く、この明確な指標となる。また自棄食い、やけ酒、治療の中断、自暴自棄な言動なども自己破壊の指標で、自殺の危険因子として重要である。なお自殺決行直前には妙に悟り済ましたような静けさを感じさせる場合があるとも指摘されている。このような静けさをやれやれ自殺を断念したのかと取り違え、思わぬ事態を招くことには要注意である。

■MA'SSA-LAD（「お母さんのサラダ」）

表 1.「お母さんのサラダ」

M：Mental Status	精神状態
A：Attempts	自殺企図歴
S：Support	援助の有無
S：Sex	性別
A：Age	年齢
L：Loss	喪失体験
A：Alcoholisn	アルコール症
D：Drug Abuse	薬物乱用

（文献4）より引用）

以上は青年期や学生に限らない一般的な自殺の危険因子であるが、全国調査や筆者の所属する大学の統計調査からは、次のような点も大学生の自殺既遂の危険因子といえよう。重複する記述となる面もあるが、大事なことなので、まとめておきたい。

【大学生の自殺既遂の危険因子】
1．男女比では男子学生が圧倒的に多い。
2．学部4年、修士2年、博士課程の年度の高い学年が多く、新入生も無視できない。
3．留年や休学などの問題を抱えている学生では自殺の危険が比較的高い。
4．地方から上京し、下宿などの単身生活者は孤立しがちで、要注意である。
5．精神障害以外に教官とのトラブル、院試失敗などの葛藤、挫折体験が危険因子となる。

2　信頼できる相談相手の存在：教官とは共感である

　これらの因子で減少なり、改善できるものは精神状態（特に統合失調症やうつ状態が重要である）の治療、アルコールや薬物依存の治療、喪失体験の癒し、支援体制の拡充、相談や援助の強化である。単身生活で信頼でき、心を許せる友人や同僚、上司がないままに、孤独や孤立した状況で葛藤を抱き、自殺の手段しか頭に浮かばなくなって、精神的視野狭窄（Ringel E：自殺前症候群）に陥っている学生や教職員へのあたたかい援助の手をさしのべることが何よりも重要である。明らかな精神障害がない場合は、このような相談相手がいるかどうかが自殺予防の最大の決め手になるといって過言ではない。

■あたたかい援助の手をさしのべる
■相談相手がいるかどうかが自殺予防の最大の決め手

3　自殺の危険のある学生・青年の治療の眼目、覚え書き

　ここで自殺の危険のある学生や青年に関する筆者の治療体験を踏まえて、筆者なりに治療的眼目と考えていること、当たりまえのことだが、筆者にとって重要と考えていることを述べる。学生とのつきあいも十年あまりと、決して長くはないし、人より優れた技法や工夫があるとも思えない。が、幾何かの参考になることもあるかもしれないので、自戒を込める意味で、列挙してみたい。精神療法そのものについては、また自殺防止や危機介入についてはいくつかの優れた入門書、概説書があり、引用・参考文献としてその一部を本論末尾に挙げておいたのでそれらを参照して頂きたい。なお若い臨床家は技法に関する書物をある程度乱読した末に、自分にぴったりと感じたもの、惚れ込むような技法書に出会ったら、しばらくは徹底的にそれを習得し、実践し、自分のものに完全に消化してしまうことを勧める。精神療法がいくつもの技法、流派として存続しているのは、それなりの意義があってのことである、と考えられる。筆者自身は現在コフート理論が一番しっくりくるものと感じている。山頂へ辿るルートはいくつかあるが、自分に合ったと思う山道を最後

まで辿ることである。どの登山道からでも山頂からの眺めは同じで、他のルートの善し悪しも眺望できる。あれもこれも迷っていると、登頂できないだけでなく、山道に迷ってしまう。精神療法の習得も同じである、と思う。

a 自殺の危険性の評価と治療形態の選択

治療者は自殺の危険性を危険因子を評価しながら、判断する。自殺の危険度、進行度、状況に応じて、自殺防止、危機介入、蘇生的治療、基礎疾患の治療、環境調整、支持的精神療法、長期ケアなどの治療法が適宜採用される。この場合保健管理センターのように、入院施設のない診療所における外来通院のみで、介入、治療が可能なのか、入院が必要なのか、家族や教官への連絡、理解と協力をどの程度求めるのか、判断に迷うことが少なくない。自殺の危険が高いと判断すれば、信頼できる同僚医師に紹介し、緊急入院を躊躇うことなく、実行すべきである。このためには学生や青年について治療に熱意のある、入院について協力的な同僚とのネットワークを形成しておく必要がある。教室の同窓会、学会、講演会などでも情報交換し、こまめに二次会にもつきあい、こちらの状況を説明し、事情を理解してもらうことが大切である。病院での研修会、地元医師会での研究会、講演会など相手同僚医師からの依頼があれば、講師など面倒がらずに引き受け、ネットワークの形成に普段から精を出しておくことが肝要である。

b 治療の基本は「生きる力」を引き出すことである

■生きる力を最大限引き出してやること

学生や青年は生命力が旺盛である。治療の眼目はこの元来備わっている生きる力を最大限引き出してやることにある。かつて筆者[5]は精神鑑定と精神科診療との違いを述べたが、これを現時点で補足してまとめると、次の図4、5と表2のようになる。精神鑑定は公的機関からの依頼を受けるなど社会的側面が濃厚で、疾病の陰性面に主眼を当て、客観的で、認知的、中立的な立場を保持し、主として診断を重視するが、精神科診療は健常な面を重視し、主観的で、実践的で、中立的というよりも患者とのかかわり合いを求めるもので、診断もさることながら治療を重視する。自殺防止の治療においては特に患者や学生のこの健常面、生きる力を重視することになる。

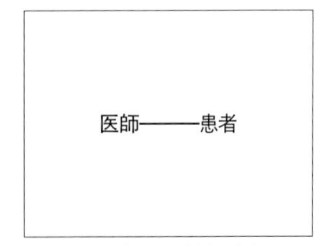

図 4. 治療状況（対関係）
（影山任佐：司法精神鑑定と精神保健指定医の問題．臨床精神医学 18(6)，1989 より引用）

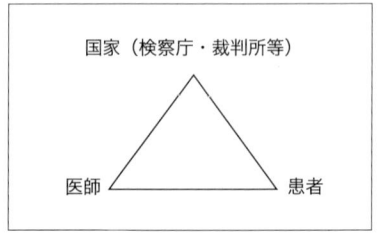

図 5. 司法鑑定状況（3項関係）
（影山任佐：司法精神鑑定と精神保健指定医の問題．臨床精神医学 18(6)，1989 より引用）

表 2. 精神鑑定と精神科診療の対比

鑑定	診療
社会	個人
客観的名証性	信念
認知的	実践的
中立的	関係的
病的側面	健常面
診断的	治療的

（文献5）より引用）

c 「人が人と向き合う」ことの意味、治療構造と治療契約

　土居[6]が紹介する、「時に治癒させ、しばしばに回復させるといえども、常なるは慰めなり」という箴言は精神療法、治療、その目標の基本原則である、と思う。自殺の危険因子である喪失や挫折体験に対し、支持的環境の中で慰められ患者がその苦痛な体験を漸次受容していく過程が重要である。この過程が十分経過しないで、新しい人生目標、価値を設定しても、拙速に陥り、治療は挫折する。癒しはこの場合には生きる力を引き出し、支持し、成長する手助けをすることでもある。治癒は基礎的精神障害の治療ということが基本となる。なお人格障害、特に境界型人格障害についてはきっちりと患者と向き合って逃げない姿勢が治療上肝要である。この場合自殺予告などで治療者の逃げを相手は推し量っている。彼らの見捨てられ不安にどのようにして対処するかがやはり重要である。「人間が人間として向き合う」という治療構造の基本的骨格が、この場合ほど重要な意味をもつことも少ない。これが彼らの慢性的空虚感を埋め、慢性自殺的傾向を鎮めるものとなっている。なお一般外来ではカウンセラーからの患者紹介で、薬物療法をとりわけ期待されることが多い。前述したように、この場合の注意として、患者が比較的安定したときに急激に状態が悪化することがある。心理療法で一挙に深いところに進んだり、十分な支持のないままに患者の性的外傷体験に心理治療の焦点が当てられたりして、状態が急変し、不安定となり、自殺を図ることが稀ではない。筆者にも前述したように苦い体験がある。大学のカウンセラーはロジャース流が主流で傾聴と受容が基本であるために、大学においてはこのような経験はほとんどないが、逆に力動的心理療法家では稀ではないように思われる。この場合には相手の心理療法家、精神療法家との連絡を十分に取り、状態の悪化と自殺の危険性を明確に告げ、治療方針の変更を提案するなり、求めるべきであろう。

■基礎的精神障害の治療が基本

d 次回の診療約束の明確化

　自殺の危険のある患者との面接の終了と次回面接の約束は重要である。次回面接を必ず日時と時間を定めて約束し、必ず次回の面接に来ることを待っているという主治医の気持ちをなんらかの形で明確に伝える。さらには、次回来ることを確信しているという気持ちを込めて、患者を診察室から送り出すことである。次回の診療約束が、特に自殺危険のあるうつ病者ではその几帳面さと律儀さ故に、自殺抑止になることが稀ではない。

■次回の診療約束

e 支援体制の構築

　往々にして、家族や教官の理解と協力、支援体制の構築は自殺防止に効果的なので、プライバシー保護、守秘義務を基本としながらも、学生や患者の同意を得て、連絡を取る方がよい場合が多い。犯罪と自殺に関して守秘義務は例外とはいわれる。しかし原則はそうであっても、特に後者について患者の眼前で、不同意のまま親などと連絡するのは危機的状況などに主治医としては限定せざるを得ない。学生の場合親に心配かけたくないなどの理由で、同意が困難な場合が少なくない。また連絡

しても両親が遠距離にいる場合、すぐに到着することが困難である。入院するほどでもないが、1人このまま帰すことに不安が残る場合、治療契約において自殺行動の禁止を再確認することは当然であるが、親しい友人がいれば、だいぶ助かる。彼らが同行してきてくれたり、側についてくれるだけでもだいぶ違う。

筆者自身も現代若者についていくつか著書などにおいて書いたが、発病したばかりの友人に幾晩も付き添い、その友人の親元に連絡し、奇矯な言動をとるこの学生をなだめすかせながら、保健管理センターまでどうにか連れてきてくれるような学生に幾度か遭遇し、人間関係が希薄な、「空虚な自己」の時代にあって、現代若者の友情の篤さに感動を覚えた。教官についても同様である。尊敬し、信頼できる教官が学生のことを理解し、しっかりと支えてくれることは精神障害を抱えて、学業や研究に困難に直面し、危機的状況にある学生にとってどれだけ救いになるかわからない。治療者にとっても大いに助かる。保護的、支持的環境が形成されたというだけでなく、教官とのトラブルが原因である場合には、問題の原因そのものが軽減され、消失することも少なくない。前述したようにまさしく「教官とは共感」なのである。

筆者は携帯電話、自宅の電話、Eメール・アドレスは学生に公表し、緊急時などの連絡用にしている。また年1回の2泊程度の夏ゼミ合宿と月1回の自主ゼミを開催している。これらの機会に学生同士自己の悩みを語り、同じような苦しみを抱えていることを相互に認識できることは、自分だけがこんな障害、悩みを抱えているという無用な孤立感からの解放の手助けとなるだけでない。そこから立ち直った学生から学び、元気づけられる。さらにはいい友人をみつける学生も数多い。個人の精神療法では得られない集団のよさが確かにある。

■無用な孤立感からの解放の手助け
■個人の精神療法では得られない集団のよさ

●●●おわりに

以上国立大学学部生を中心に全国統計と実態調査の資料による自殺や休・退学、留年の実情と年次推移を紹介し、その実態について触れた。さらに筆者の所属する大学での既に公表した資料に基づく所見を補充し、自殺防止策を概括した。最後に自験例について概括し、自殺防止、精神療法的かかわりについての筆者の体験から得た覚え書きを自戒を込めて述べてみた。

最後に、ここに挙げた学生・患者はもちろん、他の多くの事例から教えを受けた。深く感謝したい。体験が十分に消化されていないし、事柄上事実の解明が不十分な点があることから具体的指針となるものという本書執筆には躊躇もあったが、筆者自身の精神医学的治療、精神療法と自殺防止のための道への一里塚になればとの思いから筆を執った。自殺の危機を脱し、精神障害を克服し、大学を巣立ち、就職している元学生たちから年賀状や、ゼミの忘年会に参加したい、勝手に卒業生同士集まっているなどの便りやメールをもらったり、元気な声で電話してきたり、直接訪ねてきてくれたりしてくれるほど、治療者、教官冥利に尽きることはない。精神科

医が彼らを支えるというよりも、私を支えてくれるのが彼らなのである、という思いを深くする。

（影山任佐）

■ 引用文献 ■

1) 内田千代子, 野村正文, 中島潤子：大学における休・退学, 留年学生に関する調査；第22報, その1. CAMPUS HEALTH 37(2)：121-126, 2001.
2) 内田千代子, 中島潤子, 櫻井由美子, ほか：大学における休・退学, 留年学生に関する調査；第22報, その3. CAMPUS HEALTH 38(2)：581-584, 2002.
3) 影山任佐：自殺防止のために. 教職員のためのサポートガイドブック；東工大版, 2001.
4) Resnik HL：Suicid. Kaplan HL, Freedman AM, Schadok BL(Eds), Comprehensive textbook of Psydhiatry. 3rd edition, p 2085-2098, Williams & wilkins, Baltimore, 1980.
5) 高橋祥友：自殺の危険・臨床的評価と危機介入. 金剛出版, 東京, 1992.
6) 影山任佐：司法精神鑑定と精神保健指定医の問題. 臨床精神医学 18(6)：845-849, 1989.
7) 土居健郎：新訂方法としての面接. 医学書院, 東京, 1992.
8) 影山任佐, 石井利文, 長谷川直実, ほか：殺人者率および自殺率からみた我が国の青少年男性の世代的分類の試み；攻撃性と社会病理. 精神医学 38：807-815, 1996（補充, 2000）.

■ 参考文献 ■

1) 石井完一郎：青年の生と死の間；出会いの軌跡から. 弘文堂, 東京, 1979.
2) 影山任佐：「空虚な自己」の時代. NHKブックス, 東京, 1999.
3) 影山任佐：自己を失った少年たち. 講談社選書メチエ, 東京, 2001.
4) 神田橋條治：精神療法面接のコツ. 岩崎学術出版社, 東京, 1990.

壮年期の自殺

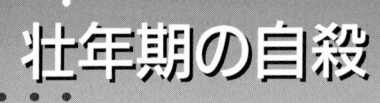

●●●●はじめに―現在の壮年期自殺の背景

■自殺の激増

　1998年に日本の自殺者数が激増し、一気に3万人の大台を突破した。このときの前年比増加率は34.7％（1997年2万4,391人、1998年3万2,863人）で、戦後日本の自殺者総数推移の中で群を抜いて高い値となった。単年度で35％近い増加率という事態は世界的にみても稀で、日本の自殺の激増は注目されている。1998年の自殺者激増の性差をみると、男性の急増が目立つ。前年比増加率は男性で40.2％（1997年1万6,416人、1998年2万3,013人）、女性で23.5％（1997年7,975人、1998年9,850人）であった。年齢別では、40歳から60歳代の急増が顕著で、40歳代の男性が前年比33％の増加、50歳代男性が53.8％増、60歳代男性（64歳まで）が44.5％増であった。このように、1998年の自殺者激増の背景には、中高年男性の自殺者数急増があった。

　思い起こせば、北海道拓殖銀行、山一證券の倒産が1997年11月に起こり、山一證券社長の涙の記者会見から日本全体が陰うつな雰囲気に包まれたように感じる。バブル経済崩壊以降に溜まっていた不況のマグマが、このときに一気に吹き出たという印象である。暗い雰囲気の背後には、倒産件数と完全失業率の増加という実態も存在した。完全失業率は1998年3月に4％の大台に乗り、2001年3月からはほぼ一貫して5％台を維持するという憂慮すべき事態である。そして、年間自殺者数は1998年以降、3万人の大台が続いている。2001年の自殺をみても、40歳代と50歳代で全体の40.4％を占めるという状況であり、壮年期の自殺が依然深刻である。

■壮年期の自殺
■経済不況

　経済不況が自殺者数増加に相関することは、洋の東西を問わず昔から指摘されてきたことだが、日本の近年の自殺状況はまさにこの相関を如実に反映している。そして、経済不況の直撃を肌身に感じる壮年期男性が今最も自殺の危険に晒されているといえよう。壮年期とは働き盛りを意味するが、働き盛りだからこそ、不況がもたらす種々の変化と打撃を直接的に受けてしまう。壮年期世代は家族を養う中心的存在であると同時に、会社では責任ある仕事を任される立場にある。このような世代が不況に直面すると、次のような不安や苦悩に晒されることが考えられる。

　①家族の生活水準維持に対する不安と家族に対する罪意識。このとき、減給に対する不満など家族から浴びせられようものなら、やりきれない怒りと悲しみに見舞われる。

■リストラ不安

　②リストラ不安。人員整理の対象になることは、家計不安をもたらすのはもちろんのこと、その人個人に挫折感をもたらすとともに、帰属感やアイデンティティー

の喪失にもつながる。

③リストラする側としての苦悩。リストラする側に立ったとき、同僚に宣告する辛さを味わう。

■過労
④リストラは免れたが過労に苦しむ。人員整理の後、1人あたりの仕事量が増え、過労に苦しむ。

⑤会社（上司、組織自体）、社会、政治に対する不満と怒り。

⑥借金返済に追われる苦しみや絶望感。自営業者ないし雇用主の苦悩は雇用者よりも大きいかもしれない。

上記の心理状態は、実は臨床現場で語られたものである。なぜ臨床現場かというと、そのような不安や苦悩を抱えて、うつ病ないし抑うつ状態に陥ってしまったからである。そして、このうつ病こそが自殺に至るプロセスに重要な一役を担うことになる。自殺に至るプロセスは多因子が複雑に絡み合う。不況やリストラなどの外的要因が関与していることは間違いないが、それだけがすべてではない。うつ病をはじめとする精神障害も1つの要因であることを次節で述べたい。

1. 自殺と精神障害との関係

■自殺と精神障害との関係
うつ病ないし抑うつ状態のときに自殺がしばしば起こることは西洋では古くから指摘されてきた。19世紀に精神医学が確立されてからも、精神障害が自殺に先行することが多いとしばしばいわれてきたが、自殺者の何割に精神障害があるのかを実証的に調査する研究はなかった。1950年代にようやくアメリカで実証研究がなされた。それはセントルイスで1年間に起こった全自殺134例を対象とすることによって対象の偏りを廃し、情報収集には近親者から聞き取るという心理学的剖検法を用いた。さらに、精神科診断の点では、現在の操作的診断基準に通じる基準を採用した。まさに実証研究と呼べるこの研究によって、自殺者の90％以上が自殺時になんらかの精神障害に罹患していたことが明らかになり、中でもうつ病性障害が最多で全体の45％を占めていることが見い出された。その後、欧米、台湾で同様の調査が行われ、自殺者の約90％が自殺時に精神障害を有し、うつ病性障害が最多であるという結果が追認された。これらの結果から、時代や文化を超えて、精神障害がなんらかの形で自殺に関与していることが精神医学の定説になりつつあり、精神障害の適切な発見と治療が自殺予防の一助になるという認識が生まれている。

日本では筆者が東京で同様の調査を試みたが、自殺者ならびに遺族のプライバシーの問題があり、対象の選定と情報収集の面で不完全さが残った。対象は1991～1993年の3年間に東京都板橋区の帝京大学本院救命センターに搬送された全自殺既遂者93名である。情報収集は全例で監察医務院の記録を用い、可能な例では遺族からの聞き取り調査を行った。この調査の結果、診断不明例を精神障害なしとみなせば、89％が自殺時に精神障害を有していた（これは有病率の過小評価であ

表 1. 自殺者 93 名中の精神障害の内訳（重複診断あり。但し、*と**の重複はない。）

	若年群（39 歳以下） N＝42（男 20，女 22）	中年群（40〜59 歳） N＝31（男 25，女 6）	高齢群（60 歳以上） N＝20（男 9，女 11）
	n(%)	n(%)	n(%)
うつ病性障害*	14(33)	14(45)	15(75)
アルコール依存症	0	4(13)	1(5)
薬物依存症	1(2)	0	0
分裂病性障害**	19(45)	5(16)	0
人格障害	1(2)	1(3)	1(5)
その他	1(2)	2(6)	0
精神障害なし	1(2)	0	1(5)
診断不明	6(14)	8(26)	4(20)
（うつ病疑い）	1(2)	3(10)	3(15)
（アルコール依存症疑い）	1(2)	0	1(5)
（適応障害疑い）	0	1(3)	0

(文献 2）より引用）

る）。最多の精神障害はうつ病性障害で、全体の 54% を占めていた。つまり、自殺者の約 90% が自殺時に精神障害を有し、うつ病性障害が最多であるという諸外国の結果が日本にも当てはまった。自殺者にみられる精神障害（特にうつ病）の割合は、かなりの程度で普遍性をもつと考えられる。

自殺者の大部分が自殺時に精神障害を有していたことはわかったが、年齢群別に精神障害の分布をみてみると、自殺と精神障害の関係性について理解を深めるのに役立つ。ここでは、上述の筆者の調査結果を提示する（**表 1**）。39 歳以下の若年群ではうつ病よりも統合失調症が多い。60 歳以上の高齢群ではうつ病が圧倒的に多く、疑診を含めると自殺者の 90% が自殺時にうつ病であった。中年群では疑診を含め 55% がうつ病で、統合失調症は 16% であった。これより、統合失調症の自殺について考えられることは、発病後比較的早い段階で自殺が起こることである。この疾患は 10 歳代後半から 30 歳代にかけて好発し、慢性的な経過を辿ることが多いが、この疾患がもとで自殺してしまう人は、発病後の人生の早期に自殺することが多いといえよう。統合失調症の自殺といえば、「死ね」、「飛び込め」などという幻聴に支配されたものが有名だが、確かにそのような幻覚妄想の支配による自殺もある一方で、実は幻覚妄想状態が治まって内省力がある程度回復してから生じる自殺の方が多いという調査結果が出されている。統合失調症という病気になってしまったことへの悲観や将来への絶望は、臨床現場でしばしば語られるが、そのような患者に自殺の危険が高いといえる。つまり、統合失調症の自殺においても、広い意味で抑うつ状態が関与していることが多いと考えられる。精神分裂病から統合失調症への名称変更に伴い、疾患への偏見や差別がなくされることが望まれると同時に、社会復帰や社会適応への具体的な方策がより強力に推進されることが必要である。

■統合失調症

うつ病については、発病の低年齢化が最近問題になっているが、基本的には中高年が好発年齢である。表 1 に示した精神障害の分布は、年齢群別のうつ病有病率の差をある程度反映していると思われる。うつ病は回復可能な疾患であるだけに、早期発見と適切な治療が自殺予防にもつながると考えられる。

さて、現在の日本の自殺については、1998年以降の急増後に上述のような心理学的剖検法を用いた地域調査が行われていないので、自殺者にみられる精神障害の分布について正確なことはわからない。しかし、1950年代以降、時代と文化を超えて自殺者に精神障害が認められてきた事実を鑑みると、現在の日本でも前記の筆者の調査結果が参考にできると考えられる。つまり、自殺者の大部分に精神障害が関係していると思われる。経済不況に派生する諸問題が10年前より深刻化しているが、負の外的要因が自殺に直結しているという図式は考えにくく、間にうつ病が介在していると推測される。経済不況から壮年期のうつ病が増加し、それが自殺につながっているのではないかと考えられる。

a 重要事項

- 自殺者の約90%が自殺時に精神障害を有していた。うつ病が最多で、約半数がこれに該当する。これらは時代と文化を超えて共通する知見である。
- 統合失調症の自殺は中年期以前に起こることが多い。疾患に対する治療とともに、社会参加を支援する方策が必要である。
- 現在の日本ではうつ病が増加していると思われる。うつ病の早期発見と適切な治療が必要である。

2. うつ病と自殺との関係

■うつ病と自殺

「働き盛りの自殺を臨床的に診断すると、ほとんどがうつ病である」と大原は指摘している。前項で述べたように、現在の日本の自殺に対して地域調査に基づく実証は得られていないが、筆者も大原の考えに同感である。一般に、うつ病患者の10〜15%が自殺で命を落とすといわれているが、なぜうつ病に自殺が起こりやすいのであろうか？　これに対する確たる答えはいまだ出されていないが、その関連性に対する考察は行われている。

大原はうつ病と自殺の関連性について次の5つを指摘している。

①柔軟性に欠ける硬い病前性格。このためにストレスに押し潰されてしまう。また、循環気質の場合は、気分の落差が絶望感をもたらす。

②悲嘆の気分が理性を上回る。

③うつ病経過中の気分の落差が絶望感をもたらす。

④貧困妄想、心気妄想、微小妄想、罪業妄想、虚無妄想などの妄想を生じることがある。妄想性うつ病の自殺率は高い。

⑤中年以降のうつ病では、焦燥を伴うものが多い。焦燥が強い激越型うつ病では苛酷な自殺手段を取ることが多い。

上記①にあるように、確かにうつを呼び込みやすい性格というものがある。うつ病になったあとも、この柔軟性に欠く性格がストレス対処を妨げ、自殺に結びつくといえる。しかし、ここで筆者は、うつ病の症状の1つである認知の歪みを指摘し

ておきたい。認知とは物事の捉え方や考え方のことであるが、うつ病時の認知の特徴は弱気、マイナス思考、選択肢の狭小化などである。病前の性格とは打って変わって弱気や悲観に陥ることも珍しくないし、病前に柔軟性を欠く性格なら、その硬さが増強されることになる。いずれにせよ、うつ病性の認知障害が進行すると、自責感、無価値感、絶望感などが生じ、これらが希死念慮、自殺念慮に結びつく。

■「うつ病性の希死念慮」

上記②について補足しておきたい点は、「うつ病性の希死念慮」と筆者が考えているものである。抑うつ気分(悲嘆の気分)が強まると、本人自身もその発生理由を説明することのできない希死念慮が生じる場合がある。うつ病になった状況因は説明できるが、希死念慮については「それほど気分が落ち込んでいるとしか言えない」という説明しかできない。そして、自殺をしてはいけないという理性が抑うつ気分に凌駕されてしまう。このような希死念慮を筆者は「うつ病性」と呼ぶが、その本態がフロイトのいうような死の本能なのか、あるいは幼少期の感情発達の障害*に起因するのかは不明である。いずれにせよ、このような希死念慮は、抑うつ状態の改善とともに消失し、患者は「なぜあのときあんな馬鹿なことを考えたのだろう」と正気を取り戻すことが圧倒的に多い。

最後に絶望感について補足しておく。大原が指摘するように、気分の落差が絶望感を生み出すことは確かにある。患者はうつから抜け出したいと切望しており、少しでも気分が晴れると安堵し、「もう大丈夫だ」と思い込みやすい。しかし、うつ病の経過では直線的な回復はない。必ず揺り戻しがあり、抑うつ気分が再び訪れる。このとき患者は「またダメになった」、「まだ治っていないのか」などと絶望的になりやすい。このような絶望感を防ぐには、患者や家族に対してうつ病の回復過程についての心理教育を根気よく繰り返すことが大切である。絶望感が自殺に結びつきやすいことは既に広く知られている。しかし、絶望感は気分の落差に起因するものだけではない。状況因から生じるものもあれば、うつ病性の認知障害によるものもある。臨床現場では、あらゆる絶望感に注意を払う必要がある。

絶望感、希死念慮、自殺念慮にせよ、その背景には必ず抑うつ状態があるといっても過言ではない。そして、ほとんどの場合、抑うつ状態の改善によって、自殺の危険を脱することができる。実際には、抑うつ状態の改善に苦労することがしばしばある。積極的な薬物療法に加え、環境調整、本人・家族への心理教育、家族療法など、可能な限り包括的な治療を試みる。これらはうつ病治療の話になるので、詳細はその成書に譲りたい。

*精神分析学と発達心理学を背景とするMaltzbergerの説では、発達過程において十分な自己統御の構造を発展できなかったことが自殺の準備状態(自殺性向)につながる。分離不安をうまく乗り切れない、つまり分離という発達段階の課題を達成できていないことが、自己統御の構造の未発達や機能不全の中核になる。この問題を抱えている人は、自殺に深く関係する3種類の感情―孤立感、自己嫌悪、殺害に至るほどの怒り―に圧倒されやすく、それらの対処がうまくない。その結果、深い絶望感に陥りやすい。但し、この絶望感は自ら意識して諦めに至るような認識過程ではなく、無意識で認知前の過程である。

▪a▪ 重要事項

希死念慮、自殺念慮は抑うつ状態の改善とともに消退することが多い。うつ病の早期発見と積極的な治療が必要である。

3. 壮年期うつ病自殺者の特徴

表1に結果を示した筆者の調査から得られた壮年期うつ病自殺者の特徴につき、ここでは助けを求める行動 help-seeking behavior に着目する。自殺前に希死念慮や自殺念慮を周囲（主に家族）に漏らしていたかどうかについて、確定診断がつくうつ病で3つの年齢群を比較すると、最後のうつ病期にそれら念慮を伝えていたのは若年群43％、中年群21％、高齢群80％であった。中年群、つまり壮年期の死の意志の伝達 suicidal communication は他の2群に比べて有意に低かった。

■ help-seeking behavior

■ suicidal communication

また、自殺前の受診状況について、同じくうつ病で3群比較を行うと、自殺時に精神科治療下にあったものは若年群の69％、中年群の29％、高齢群の33％であった。若年群の7割が精神科を受診していたのに対し、中高年では自殺に至るほどのうつ病でも3割程度しか精神科を受診していなかった。一方、精神科以外の診療科については、自殺前3ヵ月以内になんらかの科を受診したものは若年群で21％、中年群で36％、高齢群で60％であった。これらの結果から、若年群では精神科受診への抵抗が少なく、高齢群では精神科受診への抵抗が強い反面、精神科以外の科に助けを求めている行動が目立つ。中年群（壮年期）では、精神科もそれ以外の科もともに受診率が低い。

以上から、中年群（壮年期）のうつ病自殺者は他の年齢群に比し、周囲に助けを求める行動を示すことが少ないといえる。なお、死の意志の伝達、受診率ともに、全年齢層において女性の方が男性より高い傾向にあった。すなわち、壮年期の男性で特に、助けを求める行動が少ない。本調査では遺族への面接を一部で行ったわけだが、壮年期男性の責任感の強さと精神科受診への偏見の強さを垣間見ることのできる例がいくつかあった。家族からみて明らかに普段と違う抑うつ状態にありながら、精神科受診を嫌い、自殺の直前まで仕事に向かおうとしていたのである。

以上の結果は、10年前の自殺者から導き出されたものである。現在では10年前よりもうつ病の啓蒙が進み、精神科受診への偏見も少なくなっているといえるだろうが、中高年にみられる精神科への偏見は依然根強い。したがって、上記の結果は現在の自殺に対しても示唆を与えうるだろう。精神科医療の立場からすると、受診率が低い壮年期男性の自殺予防が最も難しいといえる。うつ病について、うつ病と自殺の関係について、そして精神科医療自体についての啓蒙活動がさらに必要である。一方で、若年群は大部分が精神科にかかっていた。精神科にかかりさえすれば自殺は防げるというものではないことを示している。医療者は自殺に注意を払いながらうつ病治療を進めていかねばならない。また、高齢群では精神科よりもそれ以外の

■仮面うつ病

科を受診する率が高かった。仮面うつ病を含め、精神科以外の科で高齢者のうつ病が適切に発見されることが望まれる。なお、筆者の調査では高齢群の80%が死の意志の伝達を行っており、「死にたいと言う老人は自殺しない」という俗説は誤りといわざるを得ない。

a 注意点

- 壮年期の特に男性うつ病では死の意志の伝達を行うことが少なく、医療機関への受診率も低い。したがって、診察室での自殺予防には限界がある。啓蒙活動をはじめとするアウトリーチが重要である。
- 精神科治療を受けていることが自殺予防に直結するわけではない。すべての自殺を防ぐことはできないが、自殺の危険に注意しながら、うつ病治療が進められるべきである。治療経過中、折に触れ希死念慮を確認することが役立つ。
- 高齢者うつ病では精神科の代わりにそれ以外の科を受診する傾向がある。精神科以外の科でうつ病の発見が積極的に行われることが望まれる。身体症状の訴えと身体的検査の結果に乖離がある場合には、仮面うつ病の可能性がある。
- 「死にたいと言う老人は自殺しない」というのは誤った俗説である。

b コツ

壮年期男性は自ら希死念慮や自殺念慮を語ることが少ないので、一度ゆっくり時間をかけた面接を行い、それら念慮を尋ねておくことが大切である。希死・自殺念慮を恐れる必要はない。それらは助けを求める声である。そこから精神療法や環境調整が始まると捉えれば、治療の重要な糸口になる。

c 禁忌

- 「希死・自殺念慮を語らない」＝「自殺の危険がない」と考えるのは誤りである。それら念慮を直接尋ねる必要がある。
- 希死・自殺念慮を尋ねるだけで終わることはよくない。助けを求める声であり、その背後にある苦しみに目を向ける(共感する)ことが大切である。

4. 症例

壮年期のうつ病と自殺行動について、最近の症例を通して、その病理と対応策を考えてみたい。症例の記述に際しては、精神症状や自殺行動に至る経過などの核心部分以外は、プライバシー保護のため事実を一部改変した。

1 重症になって初めて精神科を受診したケース

50歳代の男性会社員。

勤務する会社でリストラが進み、自らのリストラ不安と仕事量の増加で半年ほど疲労感が続いていた。X月初めに仕事上でミスを犯した。ミス自体は小さなもので実害は発生せず、周囲から咎められることもなかった。しかし、本人はそのミスを

ひどく気に病み、リストラの対象になる不安が急激に強まり、食欲低下と不眠をきたした。夜なんとか寝つけても朝早くに目が覚め、リストラ不安と失職後の家計の困窮が頭に浮かび離れない。不安を払拭しようとして朝早くから出勤するが、思うように仕事をこなせず、自責と不安に苛まれる。こういう日々が続き、元来家庭でも無口であったがさらに無口になり、暗い部屋でボーッとしたり、ぶつぶつと独り言を言うようになった。この様子に心配した妻がX月半ばに受診を勧めたが、本人は「大丈夫」と言い拒否した。なんとか仕事をこなさねばならないという考えに取りつかれ、会社にいる時間が長くなった。

X月末、会社で徹夜した。翌朝、出勤した同僚が、パソコンに向かってぶつぶつ独り言を言っているところをみつけ、声をかけたが返事がなく、その場に倒れ込んだため病院に搬送した。来院時、意識障害として脳外科に即入院となった。器質的な検索では異常が認められず、数日後に精神科受診となった。

精神科初診時、動作と発語は非常に緩慢であったが、リストラ不安と将来への悲観が語られた。妻からの情報も合わせ、うつ病と診断し、クロミプラミン（アナフラニール®）の点滴静注を開始した。幸い抗うつ薬への反応が良好で、2週間の入院の後、2週間の自宅療養を経て職場に復帰した。

上記治療中、希死念慮と自殺念慮を問うたところ、「仕事ができないなら、死ぬしかないと思っていた」と語られた。これに対し、治療者は次のような心理教育を行った。患者は今うつ病であること、うつ病という病気の症状によって、物事の捉え方や考え方（認知）が自責的、マイナス志向、弱気になり、それが希死念慮につながること、したがって現在の希死念慮に従って自殺するなら、それは病気の症状で死ぬことと同義であること。そして、うつ病が回復可能な病気であることを説明し、その症状によって死んでしまうことはあまりにももったいないこと、治療者として容認できないことを伝え、治療者が全力で治療にあたるという保証を与えたうえで自殺しない約束を交わしてもらった。

うつ病の改善とともに、希死念慮は消失し、「なぜあんなふうに考えたのか、自分でもわからない。やっぱり、あのときはおかしかった」と振り返るようになった。職場復帰後もリストラ不安は続くが、了解可能な程度であり、うつ病の認知障害は認められない。

a 考察

本例は自殺行動には至らなかったが、重症になるまで受診しないうつ病群、あるいは受診しないまま自殺に至るうつ病群を例示する症例と思われる。本例は結局亜昏迷に陥って病院に運ばれたわけだが、もし亜昏迷になっていなければ、自殺という結末を迎えていたかもしれない。本例は律儀で生真面目で変化に弱いという病前性格であったが、そのような性格特徴をもつ人たちが仕事絡みでうつ病に陥ると、うつ病の認識のないまま必死で仕事に向かい、集中力や思考力の低下のために業務をこなせず自責や不安が増し、悪循環に嵌ることが多い。うつ病の予防や早期発見

について、自己防衛はもちろん重要であるが、リストラなど会社の方針が社員に大きな不安をもたらす場合には、うつ病予防・早期発見に関する啓蒙や研修を行うことを会社は真剣に考えねばならないだろう。厚生労働省は精神障害による労災認定基準を整備したり、自殺予防の啓蒙の冊子を配布したりして対策に取り組んでいるが、社員のメンタルヘルスに積極的に取り組んでいる企業はまだ少ない。

　さて、幸いにも精神科を受診した場合には、本例で行ったようなうつ病と自殺についての心理教育を行うことが重要と考える。希死念慮や自殺念慮が病的な認知や思考から生じることを説明し、自殺行動に歯止めをかけねばならない。精神科以外の科でうつ病を発見した際にもこのような心理教育が行われることが望ましいが、精神科医療につなげるだけでも十分に大きな貢献といえる。

―b― コツ

■精神科以外の科でうつ病を発見

精神科以外の科でうつ病を発見する際のポイント
1. 活気のない表情、動作緩慢、小さな声（精神運動抑制）
2. イライラ、不機嫌、落ち着かない様子（うつ病ではイライラが強い場合がある）
3. 食欲低下、不眠（逆に過食、過眠のタイプもある）
4. 倦怠感、易疲労感
5. 身体症状の訴えに見合うような器質的異常がない
6. 問診：憂うつ感、喜び感の消失、興味・関心の消失

2 精神科受診は比較的早かったが、妻の理解不足で自殺未遂に至ったケース

　40歳代の男性会社員。

　会社のリストラに伴い、社員評価が厳しく行われるようになり、部下を評価することにストレスを感じていた。元来、人を悪くいうことができない性格であるうえに、自分が行う評価が部下のリストラにつながる可能性に恐怖を感じ、出社すること自体がおっくうになってきた。食欲低下と早朝覚醒も伴った。朝、家を出る時間になると吐き気が出現し、会社を休む日が多くなった。元気のない様子を心配した上司の勧めで産業医を受診したところ、うつ病の疑いといわれ、精神科に紹介された。

　精神科での診断もうつ病で、まず1週間の自宅療養と薬物療法が開始された。幸い上司に理解があり、患者が苦痛を感じていた部下評価の業務を外してもらう配慮がなされた。自宅療養で症状に改善がみられ、患者の希望もあり職場に復帰した。薬物療法は続けられたが、1カ月後、特に心理的な誘引なくおっくうさが増悪し、出社が困難になった。再び自宅療養の措置が取られたが、その2日後、妻から「怠け病」と罵られ、「もうすべてが嫌になり、カッとなって」処方薬3日分を服用した。すぐに妻に発見され、妻に伴われて来院し、胃洗浄を行い事なきを得た。このとき妻にうつ病に関する心理教育がなされ、以後は妻の態度に変化がみられ、家庭での患者のストレスは減じた。

a 考察

うつ病に対する職場の理解がよかったために、治療は比較的順調に進むであろうと思われたケースであったが、別の要因が自殺行動の直接の引き金になってしまった。その要因とは、うつ病に対する家族の理解不足である。家族がうつ病を「怠け」と誤解し、患者が苦しむことはしばしばあるが、特に壮年期男性においては、怠け者呼ばわりされることは非常に辛いことであろう。患者本人のみならず家族に対しても、うつ病ならびに自殺について心理教育を根気よく行うことが大切である。

b コツ

うつ病治療開始後できるだけ早い時期に、うつ病と自殺についての心理教育を家族にも行うこと。特に、自宅療養を行う際には、家族の理解と協力が非常に重要である。

3 夫婦で「二人組うつ病」に陥り、自殺未遂に至ったケース

■「二人組うつ病」

40歳代の男性会社員。

一流企業に就職して順調なキャリアと家庭生活を築いていたが、2年前に会社が他社と合併した。合併相手の方が規模の大きい会社であり、合併後は患者の属した会社の社員が冷遇された。患者も不本意な配置転換に遭い、給料も減額された。さらに、患者の属した会社の人間は段々と退職に追い込まれるという噂が出るようになり、患者はリストラ不安に怯えるようになった。妻は減給にショックを受け、自宅のローン返済をしきりに心配するようになった。半年ほど前からは、夫婦の会話はリストラ不安とローン返済の心配、子どもの学費の心配など、金銭問題に終始する状態となった。次第に妻が涙ながらに不安を訴えるようになり、そのことが患者をさらに滅入らせた。患者は事態を打開するためには自分が死んで生命保険を得るしか道はないと考えるようになり、一度妻にそれを打ち明けたところ、妻は黙って聞くだけであった。

1カ月ほど前から早朝覚醒をきたしていたが、その日、保険金の使い道を記した遺書を残し、自宅のベランダで首を吊った。幸いにも紐が切れ、尻餅をついた。その音で目を覚ました妻が救急車を呼び、来院するに至った。外傷は軽症であり、精神症状の評価のため精神科受診となった。大うつ病の診断がつく状態であったが、患者は「金銭問題で困っているだけで、病気ではない」と主張した。そして、保険金が入ればすべて解決すると言い、その結論に病的な思考過程が影響しているという認識のないまま、他の選択肢がみえない強い認知障害に陥っていた。治療者が根気よくうつ病の説明を行ったところ、ようやく自分が抑うつ状態にあることを認め、上記の経緯を打ち明けた。治療者はうつ病に対する入院治療を勧めたが、精神科入院が自分のキャリアに傷をつけてしまうと心配し、入院を拒否した。

妻の表情は陰うつで硬く、感情表出に乏しく、会話の深まりも得られなかった。夫の自殺未遂をどれほど深刻に受け止めているのか不明で、夫のうつ病と自殺の危

険に対する治療者の説明も、どの程度理解しているのか不明であった。夫の入院治療を勧めたが、「夫に任せる」としか答えなかった。妻が抑うつ状態にあることが強く疑われた。

　治療者から患者の兄に連絡を取り、患者夫婦の精神科治療について協力を要請した。結局、兄の監督の下、患者は外来治療を受け、自宅療養とクロミプラミン（アナフラニール®）の点滴静注によって2週間後には病的認知に改善がみられ、自殺念慮は消退した。その後、職場に復帰したが、「状況（リストラ不安）がよくならない限り、うつ状態は完全にはよくならない」という状態が続いている。なお、妻は別の医療機関で精神科治療を受けているとのことであった。

a 考察

　リストラによる家計の不安と挫折感が夫と妻の両方を襲い、2人ともうつ病に陥った。どちらが発端者であったかは判然としないが、互いのうつ病症状、特に病的認知が相互に作用し合って、うつ病の重症度が深まっていったと考えられる。リストラが万一避けられないとしても、だから自殺して保険金を得るしか道はないという結論に至る思考過程は、うつ病性の認知障害である。病的認知が「家族で死ぬしかない」という答えを出した場合には、夫婦心中や子どもを巻き添えにする無理心中に至る危険もある。

■無理心中

　本例のように夫婦が病的認知を共有する場合には、精神科治療につなげることが非常に難しい。幸い本例では兄の協力が得られ、患者自身も外来治療に同意したことから、治療者も外来治療を選択したが、完全に安心できる選択ではなかった。自傷の危険性を重視すれば、兄の同意を得て医療保護入院という方法もあったが（兄の同意がなければ措置入院）、この場合には本人の挫折感をさらに助長し、かえって自殺の危険を増す可能性も考慮せねばならない。自傷の恐れのために強制的な入院を行う場合には、入院後の自殺防止に十分配慮する必要がある。

b 注意点

　自傷の恐れは強制的な精神科入院の対象になる。但し、入院後の自殺防止に十分注意する必要がある。

4 自営業が倒産し、自己破産に至り、抑うつ状態が遷延化しているケース

　50歳代の男性。
　長年糖尿病を患い、数年前からインスリンの自己注射を行っている。小さな印刷会社を経営していたが、不況の煽りで数年前から借金による自転車操業の状態に陥っていた。気は滅入りがちになり、イライラすることも多く、夫婦仲にも影響し、2年前に離婚。妻子は家を離れた。半年前に倒産し、個人の負債を抱えた。事態の打開を図る気力が湧かず、友人やサラ金から借金を重ね、その場を凌ぐことを繰り返した。健康に気を配ることもなく、内科通院も途切れがちであった。食事や入浴にもおっくうさを感じていた。

借金の取立てが日ごとに激しくなり、「もう楽になりたい」と思い、自宅でインスリンを過量に注射した。数時間後、意識不明のところを家賃の請求に来た家主に発見され、内科に入院となった。意識回復後も糖尿病コントロールのために入院を継続したが、抑うつ状態のため精神科に紹介された。精神運動抑制が強い状態であったが、抗うつ薬への反応性が比較的良好で、ある程度症状は改善した。しかし、借金に苦しむ状況に変わりはなく、自暴自棄になりがちであった。

借金問題に関しては、うつ病にかかわる要因であることから、環境調整を求めてソーシャルワーカーに相談した。自己破産と生活保護受給の方向性が提案され、患者はこれを受け入れた。以後、インスリン自己注射を正しく行うようになり、退院となった。退院後、積極的な希死念慮は認められないが、「生きる目的がない」という状態が続き、精神科通院を続けている。

a 考察

事業の不振から抑うつ状態が始まっていたと推定され、その症状であるイライラが妻との不仲をもたらし、離婚がさらに抑うつを深めるという悪いパターンに嵌った症例である。自殺行動の直接の引き金は借金苦であったが、慢性疾患、離婚による妻子との別離、倒産などのストレス要因が自殺の準備状態（この場合、生の欲求不全）を形成していたと考えられる。自殺予防にとっては、うつ病治療に加えて、ストレス要因の除去・軽減が重要である。

本例の場合、手当て可能なストレス要因は借金問題であった。抑うつ状態にある患者では、認知障害や意欲低下などの症状のために、当たりまえのストレス対処法が取れていないことが多いので、多少過保護的な援助を差し伸べる必要がある。これによって少しでも環境調整が進めば、自殺の危険が和らぐ可能性がある。

b コツ

自殺の危機介入には環境調整も重要である。精神科医、臨床心理士、ソーシャルワーカーなど多職種による多面的アプローチが有効である。過保護的な手助けも必要なときがある。

5. まとめ

本稿では、壮年期として40歳代、50歳代の男性を中心に論を進めてきた。この世代の自殺が1998年に急増し、現在まで深刻な情勢が続いている。その背景要因として、経済不況が頻繁に指摘される。経済不況が会社員にリストラや倒産という形で多大な精神的ストレスをもたらす。また、自営業者に対しては、借金苦や倒産というストレスを課すことも容易に理解できる。このようなストレスが壮年期男性のうつ病と自殺の増加をもたらしていることはおそらく間違いない。

もう1点指摘しておきたいストレス要因は、企業の年功序列制と終身雇用制の崩壊と、それに代わる成果主義である。正確にはこれもリストラの一環といえるが、

日常的に用いられるリストラという言葉は、異動や転籍、退職、解雇など実際のネガティブな動きを指す。一方、年功序列・終身雇用の崩壊と成果主義のシステム変更は、このようなリストラの前段階である。しかし、前段階であっても、価値観を揺るがすようなシステムの変更は大きな脅威と不安をもたらす。このような精神的ストレスだけでも十分にうつ病発症の引き金になり得る。この点を企業は認識すべきであり、システム変更やリストラを実行するならば、同時に社員のメンタルヘルスに配慮することが求められる。

　2002年9月2日の日本経済新聞の記事によると、社会経済生産性本部が2002年3月に上場企業を対象に実施した調査で、「心の病は最近の3年間で増加傾向にある」とした企業が48.9%を占めた。相次ぐリストラや成果主義の人事・賃金制度の広がりによるストレスが「心の病」の引き金になっているとみられ、なお増加していく可能性がある。しかし、「心の病」に関して積極的に取り組んでいると回答した企業は3割程度であった。中堅・中小企業での取り組みはさらに遅れている。

　経済不況を打開することができないなら、せめてうつ病の予防と早期発見について、官民挙げての活動の普及が切望される。これによって、いくつかの自殺は防がれるだろう。多くの自殺にはうつ病ないし抑うつ状態が先行する。適切に精神科医療につなげられ、積極的なうつ病治療が行われることが大切である。しかし、自殺で命を落とす壮年期男性の精神科受診率は低い。うつ病を発見するシステムが企業に求められると同時に、本人ならびに家族もうつ病に対する認識をもつことが大切である。このためには啓蒙活動が重要である。この1、2年、精神科外来で壮年期男性の受診者数が増えてきた印象がある。中には、新聞や雑誌でうつ病の記事を読み、自分もそうではないかと疑って受診する人もいる。啓蒙活動が普及してきた証左であろう。

　精神科診療の立場からの自殺予防は、うつ病や抑うつ状態に対する積極的な治療である。薬物療法を十分に行うのはもちろんだが、必要なら通電療法も考慮する。また、ストレス要因の除去・軽減を目指して、可能な限りの環境調整を行う。精神科医、保健師、ソーシャルワーカー、臨床心理士など、多職種が協働して多面的に取り組むことが必要である。

　家族や友人などのサポートシステムもたいへん重要である。うつ病の発見、精神科受診への助言や同行に貢献するだけではなく、うつ病治療を支える大きな力となる。身近な人がうつ病を理解していれば、患者は安心を得る場を確保できる。逆に、家族から「怠け」と責められるような状況であれば、患者の行き場がなくなる。家族や身近な人たちとの心の絆は、直接的な自殺予防にもなる。筆者の調査では、希死念慮や自殺念慮を抱いた患者が、自殺行動を思い止まった理由として多く挙げたのは、家族への想いであった。この結果から推察すると、逆に家族との関係が不良なら、自殺行動が促進されてしまう。普段から身近な存在と助け合う関係を築いておくことが大切である。

（張　賢徳）

■ 参考文献 ■

1) 張　賢徳：自殺研究における多数例研究の意義．精神医学 38：477-484，1996．
2) 張　賢徳：中年の自殺の病理．医学のあゆみ 194：505-508，2000．
3) Maltzberger JT：自殺の精神力動；臨床的判断の精神力動的定式化．高橋祥友(訳)，星和書店，東京，1994．
4) 大原健士郎：働き盛りのうつと自殺．創元社，大阪，2001．

高齢者の自殺

●●●● **はじめに**

　心配や不安は人が老いるにつれ、なくなるものと考えられてきた。ところが事実はそうではなく、高齢者は自分が見捨てられた人として行動できないため、年老いてもなお、若さのためにあるいは若さに対抗して闘い続けようとする。それが、日常の状況的変化と結びつき、葛藤が生じ、中には自殺に至る場合がある。

■自殺に関する考え方

　自殺に関する考え方をひもとくと、紀元前古代ローマ時代では、寿命つまり長く生きることよりも、生きることの内容や質の方が、はるかに重要なものとみなされていた。5世紀、ローマの哲学者セネカは、「ただ生きることは大したことではないが、よく生きることは素晴らしいことである。したがって、賢者はできるだけ長く生きるのではなく、できるだけよりよく生きている。人生は量ではなく質を絶えず考えられるべきである」と述べている[1]。一方、キリスト教は迫害を受け、多くのキリスト教徒が殉死したことから[2]、聖アウグスチヌスが、自殺はモーゼの第六戒、「汝、命を奪うべからず」に反するゆえに、これを犯罪とすると唱えてから、西洋思想は大きく変わったといわれている。

　今日、高齢者自殺は世界的な規模で起こっている大きな問題である。全自殺者のうち高齢者が25％を占め、日本では男女がやや接近しているが、世界的には男性に多いことがきわだった特徴になっている(図1)。

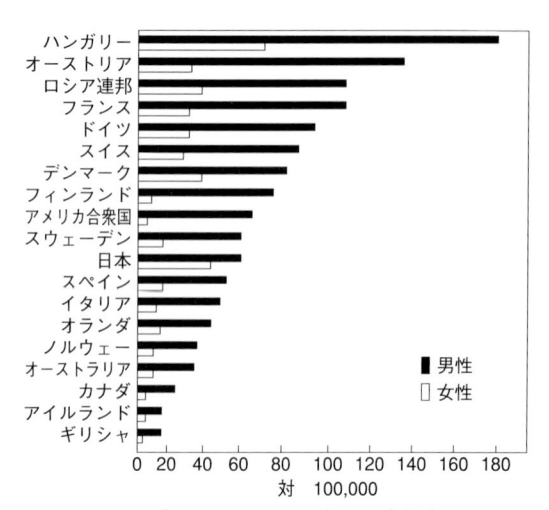

図 1. 先進工業国における75歳以上高齢者の自殺率

表 1. 高齢者の自殺に関する関連項目

- 人口的特徴
    男　性
- 社会的孤立
- パーソナリティー
- コーピングスタイル/アンヘドニア/厳格/感情狭窄
- 生活環境におけるストレス
    喪失/希望喪失
    身体疾患
- 精神疾患
    うつ病
    身体化障害
- ヘルスケアの利用
    プライマリ・ケアの受診直後

1. 高齢期の自殺における危険因子

　ある特定の因子が個人の自殺危険因子を高めることを明らかにするには、適切な非自殺対照群に比べ、自殺群においてその因子が有意に頻繁に観察されることを証明する必要がある。しかし残念ながら、高齢者の自殺についてこのような対照試験は実施されていない。配偶者との離婚、離別、あるいは死別のような疫学的に確認された危険因子以外では、高齢者において統計学的に検証された危険因子はない。それにもかかわらず、高齢期の自殺に関連すると思われる特性から、予防法を立てることは不可能ではないと思われる。これらの特性を**表1**に掲げた。この情報の多くは、心理学的剖検（psycological autopsy）と呼ばれる研究方法により収集されたものである。これは、自殺者の家族、友人、看護者との詳細な面接により、死亡数日前あるいは数週間前の自殺者の環境、症状、診断、行動を再構築する手法であり、若年者や中年者での自殺に関する多くの知見は、このような研究により得られているが、高齢者の自殺に対してこの方法はほとんど適用されていない。しかし、実施された数件の研究から、これらの因子は、高齢期の自殺にもなんらかの形で関係していると推定される。

■心理学的剖検

2. 社会的孤立

　1971年のBarracloughの報告によると、英国での研究において、自殺者の50%は65歳以上であり、さらに1人暮らしであった。一方、その居住地域全体では1人暮らしは20%であった[3]。Barracloughは、この高齢者における自殺は、ほかのどの社会的変数よりも1人暮らしと密接に相関していると述べている。英国の他の心

理学的剖検研究者である Sainsbury も同様の観察をしているが、社会的支援への理解と生活状況の関係が複雑なことは明白である[4]。これに反して、わが国では、核家族に比べ、社会的孤立感はないと思われる伝統的多世代同居家族の高齢者における自殺率が高い。これらを考慮すると、結果としての現れ方は異なるものの社会-経済的地位が自殺率の重要な媒介的役割を果たしていると考えられる。Clark は、シカゴの高齢自殺者を対象とした心理的剖検研究において、自殺者の半数弱は、死亡時1人暮らしであったが、その 60%には家族以外の面会者が毎週あり、98%が毎週友人や身内と連絡をとっていたことが判明した[5]。したがって、高齢者の社会的孤立を少なくすることは、高齢期自殺の有効な予防方法ではあるが、社会的支援が高齢期の自殺行動にどのように影響するかについては、今後のさらなる研究を待たねばならない。

■伝統的多世代同居家族

3. パーソナリティー

多くの心理学的剖検研究により、自殺者には DSM-IVにおける Axis II の人格障害の割合がかなり高いことが判明した。しかし、高齢者への DSM-IVの適用が確立されていなかったためか、高齢者の自殺について、Axis II診断を試みたこのような研究は行われていなかった。自殺者のパーソナリティー特性の心理学的剖検研究において、Duberstein らは、高齢自殺者は、生前、不感症的、感情抑制的と特徴づけられることが最も多いことを明らかにした[6]。若年自殺者は、興奮追求的であり、また非良心的であることと比較すると好対称である。これらのパーソナリティー傾向は、正常集団でも高い割合でみられ、単独では自殺の危険因子として特に有用ではない。しかし、他の危険因子が存在する場合は、自殺発生の一因である「過敏性」として考えると、有用かもしれない。

他の数種のパーソナリティー特性も、高齢者においては自殺の臨床的指標としてより直接的な可能性を示している。第一の特性は失望であり、Beck らによると、これは、精神病患者のプロスペクティブな追跡調査における自殺および自殺企図の優れた予知因子であった[7,8]。第二の特性は身体化、つまり精神的苦痛を身体で無意識に表現することである。特に新しい経験に対し寛容でない人は、ある状況において身体化が起こりやすいようである。永続的なパーソナリティー傾向と絶望的になる傾向、あるいは身体化に向かう傾向との関係を検討すると、自殺の危険因子と過程についての理解が深まる。

4. ストレスと生活の状況要因

自殺を試みる数カ月前に生活上のストレスなどの状況要因が増加しており、これはおそらく特に高齢者において多くみられる。高齢者における自殺に最も関連する

■喪失
■身体疾患

生活上の状況要因は、若年者の場合と異なる。若-中年者では、自殺の数週間前あるいは数カ月前の仕事、金銭、人間関係の問題が特徴的であるが、高齢者の特徴は、圧倒的に喪失体験と身体的疾患である。実際に、このことを確証するためには高齢対照者群に比べ自殺高齢者群においてこれらの状況要因が多いこと、すなわち、これらが自殺の危険因子であることを確証するための対照試験を行う必要がある。また、自殺の誘因になる特定の疾患、ならびに特定の種類の喪失体験に関する情報も必要である。

■プライマリ・
　ケア医

自殺の危険の高い高齢者への治療的な接近方法を推定することは、身体的疾患と自殺は予防方法の確立案において特に重要である。米国および英国における研究により、自殺者の多くが、自殺前にプライマリ・ケア医を訪れていることが明らかとなった。例えば、Barraclough[3]とClark[5]は、高齢自殺者の70%が死亡前1カ月間に、40%が死亡前1週間に医師を訪れていることを確認した。他の研究者も同様の結果を報告している。プライマリ・ケア施設への来院と自殺時期は時間的に接近しているため、このような高齢者の多くは来院時に既に自殺状態にあったと推測されるが、この所見は、高齢期における自殺の予防に重要である。受診者の危険はなんらかの理由で看過あるいは過小評価されていたといえよう。この所見が臨床的に生きるためには因果関係を今後の研究によって明白にする必要がある。予防対策を有効にするには、リスク群において変更可能な危険因子を確認する必要がある。プライマリ・ケア医への受診は、高齢自殺者と若年自殺者を区別する特徴の1つ、すなわち、危険のある高齢者に接近し、自殺予防に介入できる手段を示唆する特徴の1つである。

5. 精神疾患

多くの高齢者が精神科医を来訪する。自殺の危険がある患者とそうでない患者をどのように識別するか？　レトロスペクティブな心理学的剖検データには明らかな限界があるものの、この30年間に世界中で実施された心理学的剖検から、自殺企図者の90%以上に診断可能な精神疾患が存在することが示唆されている。高齢自殺者における精神疾患診断率あるいは診断の性質に関する研究は数少ないが、上記の所見が当てはまると思われる。また、この高齢者群での自殺を予防するためには、死亡時の年齢が高くなるにつれて、自殺者がうつ病に罹患している傾向にあるとの重要な所見もある。

1960年にDorpatとRipleyは、シアトルで心理学的剖検により検討した自殺例において、最も一般的な診断は、40歳未満の自殺者では統合失調症、40～60歳の自殺者ではアルコール中毒、60歳以上では精神病性うつ病であることを認めた[9]。同様に、1950年代のセントルイスにおける心理学的剖検では、若年自殺者に比べ、死亡時65歳以上の自殺者において、感情障害の診断が多く、アルコール中毒は少なかっ

た。ニューヨーク州において21歳以上の自殺者85例を対象に心理学的剖検を実施した最近の研究により、上記の結果は再確認された。被験者全体では物質乱用(薬物乱用あるいはアルコール中毒)が最も一般的な診断であり、次いで大感情障害、統合失調症であった。91％以上になんらかの診断可能なAxis I状態が認められた。しかし、年齢とともに診断分布に大きな変化がみられ、若年成人では物質乱用が最も多かった。死亡時の年齢が高くなるにつれ、統合失調症や非定型精神病のような原発性精神疾患は減少し、中年期から高齢期にかけて、情動症候群の割合が着実に増加した。さらに、高齢自殺者の感情障害には併存症としての物質乱用は少なく、感情障害が最初の疾患エピソードである可能性が高く、精神病的特徴は稀であった。したがって、高齢(≧75歳)自殺者の精神症候群は、精神病理学的所見のない非精神病性単極性うつ病の単一エピソード、すなわち、有効な療法があり、罹患患者の70～80％で治療が奏功するとされる精神疾患であった。

6. 気分障害と自殺

高齢者では、抑うつ症状とうつ病の診断は、男性より女性の方に多く認められ、一方自殺率は、女性より男性の方が高いことはよく知られている。

■自殺率

つまり自殺率については、男女で有意な性差が認められている。自殺率は、生涯を通して、男性の方が女性より高い。自殺率に関する性差は、加齢とともに顕著になり、超高齢者ではその性差は最高となる。

老年期では、気分障害の発現率が、男性より女性において高いことが知られているが、一方、自殺率は逆の性差がみられるとする原因については、説明することは困難である[10]。精神障害、高齢者では若年者に比して自殺企図の手段が、より過激で、したがって致死的結果となる可能性が高い。例えば、高齢者では国外では銃を使用して、国内では溢首によって自殺を企図する可能性が高いが、高齢女性では、薬剤の過量服薬によって、それも少量の錠剤を服用することによって自殺を企図することが多い[11]。

結婚状況は、年齢別のもう1つの自殺危険因子である。すべての年齢において、自殺率は、既婚者で最低であり、配偶者と死別した者および離婚者では高い傾向がある[12]。若くして男やもめになった男性では、自殺率が高い。社会的なつながりが、男性では、女性ほど広くないと考えた場合、孤独が、男性において自殺の危険性を増大させる因子である可能性がある[13]。自殺のまた別の危険因子としては、疫学的研究で十分に証明されてはいないが、身体疾患の合併、アルコール依存症、薬物依存症などがある[14]。これらの因子が、高齢女性に比して、高齢者において自殺の危険性を増大させている可能性があると考えられている。

■■ 7. 気分障害の治療と自殺対策

　高齢患者におけるうつ病の治療は、生物学的療法、精神療法および社会的療法に分けることができる。生物学的療法は医師から注目度が極めて高い。しかし、有効な治療とは、これらすべての療法を含むものでなければならない。

■抗うつ薬　　高齢者患者における重度うつ病の治療では、抗うつ薬投与を開始する。選択的セロトニン再取込み阻害薬(SSRI)は、選択薬であり、有効性は三環系抗うつ薬と同等であるが、投与中の副作用が少ない。SSRIの初回量を例として述べると、フルボキサミン、フルオキセチンでは10 mg/日、パロキセチンでは20 mg/日、サートラリンでは50 mg/日である。当該用量は、増量してもよいが、通常はこれらの初回量で、大部分の高齢者のうつ病治療には十分である。以下に述べるような副作用が原因で、SSRIを使用できない場合は、三環系抗うつ薬を処方してもよい。例えば三環系抗うつ薬の初回量は、ノルトリプチリンでは50 mg/日、デシプラミンでは50 mg/日である。トラゾドンも有効な抗うつ薬であり、通常の初回量は、50 mg/日である。三環系抗うつ薬も、トラゾドンも、SSRIの場合とは異なり、経時的に増量する必要がある。

■副作用　　SSRI投与の場合、臨床医は副作用に特に注意しなければならない。SSRI投与で高頻度に発現する長期副作用は、性機能障害である。高齢者では、性機能の減退に関して、多大に憂慮するが、特に医師が薬剤処方時に性機能障害の可能性があることを患者に告げていない場合、患者はそのことに関して医師に相談はしない。高齢者におけるSSRI投与では食欲も減退する。虚弱な高齢者では、体重減少がみられるので注意を要する。SSRI投与で体重減少の可能性が過度に認められる場合は、投与を中止し、三環系抗うつ薬に切り替えるべきである。激越は、SSRI投与で重大な問題となるもう1つの副作用である。SSRIの全種類において、激越が発現する可能性があるが、その中でもフルオキセチンが、激越発現の可能性が最も高い。フルオキセチンでは消失半減期が長いため、このような副作用は、数日間服用後にしか発現しないことがある。高齢者において、SSRIが自殺の危険性を増大させるという証拠はないが、重度の激越は、自殺の危険性である。したがって、SSRIを投与する場合には、医師による十分なモニタリングが必要である。

■電気痙攣療法（ECT）　　うつ病高齢者において、抗うつ薬に反応せず、重度の症状が認められる場合には、電気痙攣療法(ECT)が適応である。高齢者では、中年に比して、薬剤抵抗性が幾分増加するため、加齢に比例して高齢者患者の治療にECTを使用することが多くなる。さらに、老年期では、精神病性うつ病の頻度が高くなり、ECTにのみ反応することが多い。ECTにおける長年の経験に、最新技術が加わったことによって、ECTは老年期うつ病の治療法として、安全で、有効で極めて費用効果の高い治療法となった。かつては、高齢者にECTを実施する場合は数週間に渡り入院させる必要があっ

たが、今日では、高齢患者に対して外来診療でECTを実施する場合もある。ECT実施後、2〜3時間の観察期間を設定すれば、治療による厄介な副作用発現の有無を医師が確認するのに十分であり、したがってその後は家庭に帰して家族の監視下におくことができる。ECT使用の別の利点としては、維持ECTと呼ばれている治療法が繁用されるようになったことである。ECTに対する反応率は極めて良好で、80％を超えることが多いが、多数の試験において、再発率は50％以上である。ECTを間隔を開けて、数週間あるいは数カ月間に渡り実施することによって、再発率は大幅に低下する。維持ECT療法中を通して、高齢者は、治療日以外は、通常の日常活動を継続して実施することができる。

■精神療法

精神療法は、中等度〜重度のうつ病高齢患者の治療において、中心的役割を担っている。精神医学では、精神療法が廃止されて、薬物療法が開始されたと考えている人が多いが、多数の試験において、薬物療法と精神療法の併用が、中等度〜重度のうつ病高齢患者における外来診療での治療として特に有効であることが示されている[15)-17)]。メンタルヘルス従事者の間では、精神療法の中でも認知・行動療法および対人関係療法の2種類が主流となっている。

■認知・行動療法

認知・行動療法は、うつ病に関する認知説から導き出された治療法である。治療におけるこの教育的アプローチは、高齢者および高齢女性の両方のうつ病治療において、特にうつ病にメランコリー症状が併発していない場合に、有効であることが認められている。認知療法に極めて類似しているのが対人関係療法である。臨床試験において、対人関係療法とイミプラミン投与を併用したところ、最大の有効性が示された。対人関係療法を用いた治療戦略では、一般的にはうつ病高齢患者が関与しているネガティブな社会関係に焦点が当てられる。

■対人関係療法

高齢者における対人関係療法で焦点となる問題は、次のような4領域の問題である[14)18)]。第一の分野の問題は、役割の変動に伴ってしばしば発現する苦悩であり、これには寡(やもめ)になること、退職することなどさまざまな変動が含まれる。治療目標は、苦悩を和らげ、失った過去の関係に取って代わる関係に再び興味を抱かせるように患者を助けてやることである。第二の領域の問題は、対人関係における役割に関する論議であり、これは他人への期待が実現しないことから起こることが多い。例えば、高齢者が、息子とその嫁の家の近くのアパートに引っ越してきたとする。その高齢者は、息子の自分に対する支援と配慮が期待に添わないことで、怒りを感じ、抑うつ状態となる。このような症例での治療目標は、患者と息子との間の論争の性質を患者自身に認識させ、その関係を改善するための選択を行えるように患者を支援してやることである。役割の変化は、対人関係療法における第三の領域の問題である。当該治療目標は、高齢患者が、役割の変化とうつ病とが関連していることを認識するように支援することであり、例えば、高齢患者に、20年間住み慣れた家から退職者の居住施設に移転することがうつ病の促進因子であることを認識させることである。治療者は、次の段階で、高齢者が新しい役割をよりポジティブにみるこ

とができるように支援する。第四の分野の問題は、対人関係における欠如で、これは、高齢者においてうつ病の原因となる。対人関係における欠如としては次のようなものがある。①社会的な孤立、これは、社会関係が長期に渡り欠如している場合に発生する。②社会的関係の質における欠如、つまり高齢者において、社会的接触は十分にあっても、その接触から何も得るものがない場合である。そして、③社交術の欠如、である。これは例えば、長期に渡る対人関係パターンのために、新しく積極的に社会関係を形成することができない場合である。治療の主な目標は、患者を社会的に孤立させないようにすることである。

■家族との面接　　治療戦略全般において、高齢うつ病患者の家族と協力することは必須のことである。高齢患者では、家族の者の付き添いなしでうつ病の治療のために受診することは稀である。医師は、高齢患者を診察後に、その家族と面接することが必要である。家族との面接に先立ち、医師は、治療に関して相談するために家族と面接することの了承を、その高齢患者から得ておく必要がある。高齢患者では、医師が家族と面接するのを拒否することが稀にある。家族との面談では、医師は最初に疾患の性質を説明し、次に、疾患に関して家族が質問できる機会を与えるべきである。医師ならば直感的に判断できる多くのうつ病に関連した症状は、家族にとってはうつ病の症状であるかを判断することは難しいものである。家族に対しては、症状に関して理解する機会を与えることが極めて重要である。第二に、医師は、家族がうつ病患者と日々の交流をもてるように支援すべきである。例えば、その高齢患者が、過去には活動的で、支配力をもっていたが、現在では家庭内での決断事項、経済的な決断事項にさえ関与するのを拒否することがある。このような場合、家族の者にとって、高齢患者のこのような行動の変化にどのように対処すべきかに関して医師の指導が極めて有益であることがある。

　最後に、家族の者は、自殺の危険性に注意を払う必要がある。自殺の危険性が多大であると判断された場合、前述したように患者を入院させ、家族になぜ入院が必要であるかを告げる。入院が自殺の危険性によっても正当化されない場合は、自殺の危険性が多大なものでなくても、医師は自殺の危険性を低減させる手段に関して、家族と率直に話し合う。医師はまた、自殺の危険性を低減させる努力を行ったとしても、自殺防止が絶対的に保証されたことにはならないことを家族に明白に認識させるべきである。家族との率直な論議が、家族の者にとっては大きな慰めとなる。なぜなら、医師と相談することによって、家族の者は全責任を負わなくてもよくなり、それでいて、可能な限り自殺の危険性を低減させるように全力で努力することができるからである。このように医師と家族とが相談を行うことにより、患者のうつ病エピソードからの回復期間中における医師と家族との緊密な連係が確実なものとなる。

8. 介入の影響

予防用ガイドラインによると、介入の有効性は、部分的には危険因子と結果の因果関係の強さ、ならびに原因因子の変更可能性に関している。表1のように、高齢者では、精神科診断以外の多くの因子が自殺の危険に影響を与える。これらの因子のどれか1つの変更が自殺予防につながるかもしれない。一次的予防には、社会的孤立を軽減する福祉プログラム、過量服薬を減らすための薬剤処方用ガイドライン、致死手段への接近を減らすための他の法的対策、および自殺につながる身体的疾患発生の危険を減少させるための健康習慣促進プログラムなどがある。二次的予防として、高齢者をこのような高い危険状況に至らしめるうつ病に有効な治療介入、障害を認識し、治療を行う必要のある自殺しやすい集団への接近、ならびにプライマリ・ケア医のオフィスの利用を行っている。前述のように、プライマリ・ケア医が彼らの患者において治療可能なうつ病を看過することが多いことが判明しているため、プライマリ・ケア医が高齢期のうつ病に関する危険因子、現象学的所見および治療について精通するように教育することにより、うつ病関連の罹病率および死亡率は低下するであろう。うつ病罹病率を低下させる他の対策が失敗に終わった場合、入院、薬剤療法、ECT のような三次的予防が必要となる。

■予防戦略

9. 高齢者の自殺予防ガイドライン

Conwell (1995) ら[19]の予防ガイドラインを表2に示したが、ガイドラインの1では自殺予防することは疾患の有病率を低下し、重症化することを防ぐとしているが、これは今後自殺数は高齢人口の増加とともに減ることはないと見込まれている。自殺予防を支援する強力な論拠は、自殺者1例に対し、平均して「生存者」6例がその死を嘆いているという Shneidman[20]の見解である。自殺予防対策は、自殺率を低下させるだけでなく、先立たれたショックによる罹患や死から自殺者の身内や友人を救っている。

ガイドライン2は同じく表2に示されているが、社会が高齢者を受け入れ、個人が年齢を重ねることに対する心構えをつくり、高齢者が社会から礼賛される社会づ

表 2. 高齢者の自殺予防ガイドライン

1	自殺予防することは疾患の有病率を低下し、重症化することを防ぐ。
2	個人と社会の両者に有効な結果となるような疾患の予防の仕方を検討する必要がある。
3	高齢者において、予防方法が有効であるためには、高齢者の健康に影響を与える生物学的、精神的、社会的要因についても配慮する必要がある。
4	予防対策の有効性は、特定の個人あるいは集団の特徴的なリスク因子の確認、リスク因子と疾患の因果関係の強さ、その原因因子の変更の可能性に関係している。

くりが重要である。

　ガイドライン 3 は臨床医、基礎研究者および政策担当者が等しく、自殺が多くの因子により決定される行動、つまり多くの因子が関連して個人の痛みや悩みに耐えられなくなった最終的な結果だと理解することが重要である。

　アメリカにおける自殺学の父といわれている Edwin Shneidman は[21]、「悩みを軽くしてあげなさい。多くの場合、ほんの少し軽くするだけで、自殺企図者は生きる道を選ぶだろう」という実に簡単な臨床的規則を作りあげている。

　表 2 のガイドライン 4 については、臨床医の場合、特定の患者の危険因子、患者が耐えられない悩みの原因およびそれぞれの関与因子をタイミングよく変更できるかどうかを熟知したうえで最適な介入方法を決定する必要がある。老年期のメンタルヘルスの分野において、介入可能な臨床的自殺危険因子を明確にする必要があると強調している。これが判明すると、限られた予防保健医療手段を使用する際、どこに重点をおくかを合理的に決定することができる。

●●●おわりに

　一般的に、高齢者を自殺に追いやる危険が高いいくつかの要因がある。重症の身体的疾患や社会的孤立、愛する者の喪失、経済状態の窮迫、うつ病などである。これらの問題は高齢者に広く存在するので、65 歳以上の自殺率が極めて高く、65 歳未満の自殺率のおそらく 3 倍あることは不思議ではないと考えられている。

　横断的に調査結果を検討してみると、男性の自殺率は青年期から上昇し、その後年齢とともに直線的に増加する。高齢者の白人男性が他のどの集団より自殺する可能性が高く、自殺年齢のピークは 80〜84 歳までである。これに対して、白人女性の自殺率のピークは 50 歳以前にあり、その後着実に減り続ける。また一生を通じて男性の方が女性より自殺率は高いが、その差はオールド・オールドの時期に最大となる。最近は白人以外の男性においてもまた著しい増加が注目されている（Manton, Blazer, Woodbury, 1987）[22]。以上のことすべてが意味するところは、長生きする人が急速に増えるため、65 歳以上の集団における自殺の数が次の 40 年で 2 倍になるだろうと考えられる。

　高齢者は、若い人のように自殺の意図を伝えることが少なく、また企図の回数も少ない。そして、自殺を企図することは既遂につながることが多い。35 歳未満の人の自殺企図は既遂より未遂が多い。しかし 50 歳以上となると死に至る方が多く、65 歳を過ぎると、自殺しそこなうことはめったにない（Butler & Lewis, 1982）[23]。さらに、統計的数字は実数を下回っている可能性がある。高齢者は食事や服薬を拒否したりすることで自己を放棄し、より受身的な方法で自殺することが多いのである。また、高齢者の自殺は合理的で冷静な決断であることが多い（Butler, Lewis, 1982）[23]。例えば病気末期の避けられない苦痛に直面していて、しかも自分への医療のために、家族に経済的負担がかかっているとわかっている高齢者を考えてみると、

アルツハイマー病や他の衰弱に向かう病気をわずらう高齢者の何人かが、いかにして自殺の計画をしたかということのついて理解しておく必要がある。

高齢者の自殺を予防する介入は既に述べたことと同様である。一般的には、高齢者に起きている問題がそれほど絶望的でないとみなせるように説得する。高齢者においても危機が過ぎれば、大低は再び生きる機会がもてたことに感謝するものである。

高齢期における自殺の危険因子について検討すべきことは多い。この基礎知識が知られることによって、多くの段階での介入方法が改善され、危険のある高齢者の潜在群において特定の要請に応じた介入が実施されるようになる。専門的で具体的になれば、予防対策は臨床的により有用となるだけでなく、費用効果も期待できる。プライマリ・ケア分野において高齢者のうつ病を認識し、治療しようとする努力が最も有効な自殺予防対策であるということができる。

（笠原洋勇）

■ 文 献 ■

1) 村瀬孝雄（監訳）：異常心理学．p 261-276，誠信書房，東京，1998．
2) Heyd D, Bloch S：The ethics of suicide. Psychiatric ethics, Bloch S, Chodoff P(Eds), Oxford University Press, New York, 1981.
3) Barraclough BM：Suicide in the elderly；Recent developments in psychogeriatrics. Br J Psychiatry (Suppl. 6)：87-97. 1971.
4) Sainsbury P：Suicide in London. Maudsley Monographs No 1. London；Chapman & Hall, 1955.
5) Clark DC：Suicide among the elderly；Final report to the Medical Center, Foundation. Rush-Presbyterian, St Luke's Medical Center, Chicago, Illinois, 28 January 1991.
6) Duberstein PR, Conwell Y, Calne ED：Age differences in the personality traits of suicide completers；Preliminary findings from a psychological autopsy study. Psychiatry 57：213-224. 1994.
7) Beck AT, Brown G, Berchick R, et al：Relationship between hopelessness and ultimate suicide；a replication with psychiatric outpatients. Am J Psychiatry 147；190-195, 1990.
8) Beck AT, Steer RA, Kovacs M, et al：Hopelessness and eventual suicide；A 10-year prospective study of patients hospitalized with suicidal ideation. Am J Psychiatry 142：559-563, 1985.
9) Dorpat TL, Ripley HS：A study of suicide in the Seattle area. Comp Psych 1：349-359 ,1960.
10) Bradley W, Waluch V, Brandt D, et al：Patchy, periventricular white matter lesions in the elderly；A common observation during NMR imaging. Noninvasive Medical Imaging 1：35-41, 1984.
11) Adamek M, Kaplan M：Firearm suicide among older men. Psychiatr Serv 47：304-306, 1996.
12) Winokur G, Clayton P：Family history studies；II Sex differences and alcoholism in primary affective illness. Br J Psychistry 113：973-979, 1967.
13) Bek A, Rush A, Shaw B：Cognitive Therapy of Depression. Guilford, New York, 1979.
14) Blazer D：Life events, mental health functioning, and use of health care services by the elderly. Am J Public Health 70：1174-1177, 1980.
15) Hughes DC, DeMallie D, Blazer DG：Does age make a difference in the effects of physical health and social support on the outcome of a major depressive episode? Am J Psychiatry 150：728-733, 1993.
16) Sholomskas A, Chevron E, Prusoff B, et al：Short-term interpersonal therapy(IPT)with the depressed elderly；Case reports and discussions. Am J Psychother 37：552-565, 1983.
17) Slter E, VC：The Genetics of Mental Disorders. Oxford University Press, London, 1971.
18) Vezina J, Bourque P：The relationship between cognitive structure and symptoms of depression in the elderly. Cogn Ther Res 8：29-36, 1984.
19) Conwell Y, Duberstein PR：Prevention of late life suicide；When, Where, Why and How. Psychiatry

and Clinical Neurosciences (Suppl. 1) 49 : s 79-83, 1984.
20) Shneidman ES. Prologue : Fifty-eight years. nature of suicide, Shneidman ES (ed), p 1-30, On the Jossey-Bass, San Francisco, 1969.
21) Shueidman ES : Some essentials of suicide and some implications for response. Suicide, Roy A (ed), p 1-6, Williams and Wilkins, Baltmore, 1986.
22) Manton KG, Blazer DG, Woodbury MA : Suicide in middle age and later life ; Sex and race specific life table and cohort analyses. Journal of Gerontology 42 : 219-227, 1987.
23) Butler RN, Lewis MI : Aging and mental health ; Positive psychosocial approaches (3 rd ed). Mosby, St. Louis, 1982.
24) Ono Y, Tanaka E, et al : Epidemiology of suicidal ideation and helpe-seeking behaviors among the elderly in Japan. Psychiatry & Clinical Neurosciences 55 (6) : 605-610, 2001.
25) 高橋邦明, 佐藤 新：老年期の自殺の疫学. 老年精神医学雑誌 10(8)：932-939, 1999.
26) 高橋祥友, 木戸又三, 平沢秀人, ほか：高齢者の自殺予防に関する臨床精神医学的研究. 大和ヘルス財団研究事業績集 16, p 96-103, 1992.
27) 酒井 隆, 青葉安里, 寺崎 靖, ほか：老年期うつ病における全身麻酔下無けいれん電撃療法の有効性と安全性. 聖マリアンナ医科大学雑誌 19(1)：42-49, 1991.

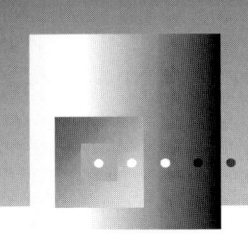

自殺の背景をなす精神障害

●●● はじめに―自殺の原因としての精神障害

自殺の原因として精神障害がどの程度にかかわりもつか、ということは自殺学の大きなテーマであり、これまでも長く議論が行われてきた。この問題は、はたして自殺とは健常精神が苦悩の末に取った自由意志の行動であるのか、あるいは病的精神による病理行動であるのか、といった古くからある、意見の二極化に常に関連するものである。

■エスキロール

19世紀の前半、フランスの精神医学者エスキロールは、自殺者とは精神障害にほかならないと述べたが、このような学説は、19世紀末に同じフランスの社会学者

■デュルケーム

デュルケームにより批判を受けた[1]。自殺死亡者の増加や減少には、季節性の変動や、社会的、経済的因子の影響があることは、最近でも社会学的、公衆衛生学的領域において検証されており、精神障害の存在だけで自殺という現象を説明できるものではないというデュルケームの考えは現代においても受け継がれている。

■Kraepelin

一方、近代精神医学の祖でもあるドイツのKraepelinは、精神病を原因とした自殺は全体の3分の1程度であろうと結論づけた[2]。また同じドイツの精神医学者で

■Gruhle

あるGruhleもそれまでの報告を踏まえたうえで、自殺者に占める狭義の精神障害の割合は10%～20%と考えるのが妥当であるとした[3]。それらの主張がおおかたの

■精神障害を原因とした自殺

定説となり、精神障害を原因とした自殺は、自殺全体からみれば、一部に限定されたものに過ぎないと長らく考えられてきたのである。

表 1. 心理学的剖検研究による既遂者中の精神障害の割合

		Robinsら[4]	Dorpat & Riplay[6]	Barracloughら[5]	Chynowethら	Richら[7]	Aratoら	Henrikssonら[8]
調査年		1956～1957	1957～1958	1967～1968	1973～1974	1981～1983	1985	1987～1988
調査地		セントルイス	シアトル	ウェストサセックス	ブリスベイン	サンディエゴ	ブダペスト	フィンランド
サンプル数		134	114#	100	135	133/150§	200	229
主診断の割合%	抑うつ性障害	45 —	30 PD(18)	70 —	55* ED(22)	35/52 MD(7/19)	64* MD+BP(58)	42 MD+BP(33)
	アルコール症	23	27	15	20	54/55*	20*	19
	精神病（精神分裂病）	—(2)	—(12)	4(3)	—(4)	17/11(5/2)	9(8)	13(7)
	診断不明	19	16	0	—	4/1	0	7
	精神障害なし	2	0	7	1	5/8	19	2

（文献9）より引用）

#：主診断は108サンプル中で算出、§：30歳未満のサンプル/30歳以上のサンプル、*：他の診断区分との重複を含む。PD：精神病性うつ病、ED：内因性うつ病、MD：大うつ病、BP：双極性障害。

■心理学的剖検法

ところが欧米において 1960 年前後より発展した、心理学的剖検法(**メモ1**)による自殺者研究は、それまでの定説をくつがえす結果となった。それらの結果において一様に最も衝撃的であったのは、自殺者の 80%〜100%になんらかの精神障害の存在が認められ、したがって精神障害に関連しない自殺は極めてわずかであることが明らかにされたことである(表1)[4]-[8]。自殺の原因となる病態は各報告ともほぼ共通している。第一に抑うつ性障害であり、続いてアルコール症であり、この両者が単独ないし合併して問題とされている。心理学的剖検研究の結果、自殺の最も強力な危険因子として精神障害の存在が改めて注目されることとなったのである。

■抑うつ性障害
■アルコール症

《メモ1》 **心理学的剖検法**
　心理学的剖検法とは、個々の自殺死亡者に関して、その家族や知人、周囲の関係者との面接、ならびに警察資料、医療機関資料などの調査による広範な情報から、個々の自殺の実態解明を試みるものである。この手法により、一定地域、一定期間に発生した一連の自殺者を調査したものとして 1959 年の Robins らによる研究以来いくつもの報告がなされてきた。

■■■ 1. 自殺失敗者の臨床研究

日本では規模の大きい心理学的剖検研究はいまだ行われていないが、筆者[9]は、自殺既遂者を対象とする心理学的剖検研究に代る方法として、救命救急センターにおける自殺失敗者の臨床研究を行った。自殺失敗者とは、生命的危険性の高い手段により自殺企図したが、未遂に終えた者を指している。したがって致死量を超えない大量服薬や浅い手首切傷などの軽度の自殺企図は含まない。辛うじて死をまぬがれた自殺失敗者の集団は、既遂者に近似した集団と考えることができる(**メモ2**)。したがって自殺失敗者の臨床研究は、既遂者を対象とした心理学的剖検法に代る方法論となりうるものである。

■自殺失敗者の臨床研究

■既遂者

■精神科診断(ICD-10)
■統合失調症(精神分裂病)

著者の研究の調査対象となった自殺失敗者 133 名の精神科診断(ICD-10)の割合をみると、統合失調症(精神分裂病)を中心とした精神病圏、内因性うつ病、アルコール・薬物性障害などの割合が増大しており、精神病圏、内因性うつ病、アルコール・薬物性障害を合わせた狭義の精神障害の割合は自殺失敗者で 75%と軽症自殺未遂者群の 48%を有意に上回っていた。

ところで周知のように精神障害の出現頻度は年齢によっても異なっている。そこ

《メモ2》 **自殺既遂者と自殺未遂者**
　一般に既遂者集団と未遂者集団とは、一部に重なりがあるとはいえ、集団としては異なる点が多い。例えば既遂者では中高年男性が多いが、未遂者では若年女性が多いことなどである。したがって未遂者研究をもって既遂者の実態を推し量ることには一定の限界がある。

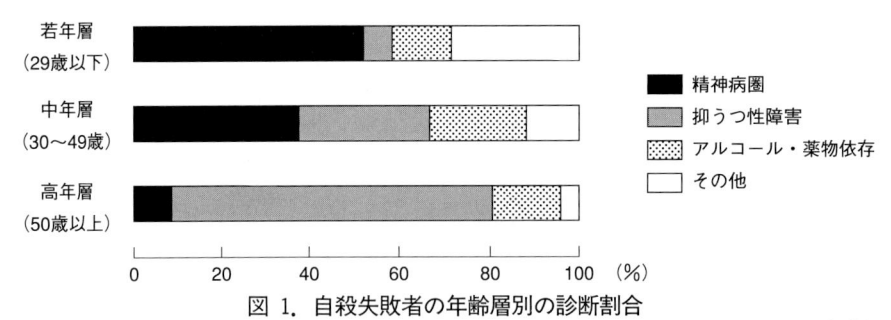

図 1. 自殺失敗者の年齢層別の診断割合
(Asukai N：Suicide and mental disorders, Psychiat Clin Neurosciunce 49, Suppl 1, 1995 より転載)

で特に自殺失敗者群について各年齢層別に診断区分の割合を比較した。自殺失敗者群を29歳以下の若年層、30歳から49歳までの中年層、50歳以上の高年層と3つに分けて、精神科診断区分の割合を検討した。その結果、年齢層により診断区分の割合に大きな差が認められており、高年層では抑うつ性障害が最も多く、若年層では精神病圏が最も多く、またアルコール・薬物性障害は中年層に最も多くなっていた(図1)。

■高年層
■若年層
■中年層

高年層では48%が内因性うつ病と診断され、反応性ないし神経症性抑うつ状態までを含めると72%と大多数を占めた。高齢者の自殺の原因として、うつ病が大きくかかわっていることは既に繰り返し報告されており、著者の調査の結果もそれらの先行研究の結果と一致するものであった。したがって日本においても、高齢者の自殺の多くには、内因性、反応性、神経症性を含め抑うつ性障害の存在が関連していると考えられた。

■うつ病

一方、若年層では、精神病圏が52%と最も多く、アルコール・薬物性障害が13%、抑うつ性障害は6%にとどまった。この点は若年層においても抑うつ性障害の割合が高いとする心理学的剖検研究の結果とは異なるところである。但し治療歴のない精神病圏の疾患を周辺の情報のみから正確に診断することには少なからぬ困難がある。「悩んでいる、元気がない、落ち込んでいる」などの一見抑うつ症状を思わせる状態は、家族や周囲の者にとっても比較的わかりやすいが、幻覚や妄想など精神病性の症状については判断が困難な場合は少なくない。筆者による研究[9]では、精神病圏の自殺失敗者のうち11名は精神科治療歴のない者であった。仮にそれらの者が既遂に終わっていたとした場合の事後診断を想定すると、企図前の言動や行動から統合失調症(精神分裂病)と確定できるのは2名、詳細不明の精神病3名、診断不能1名で、残りの5名は事後診断ではむしろ「うつ病圏」に分類されたであろうと考えられた。したがって事後診断に頼らざるを得ない心理学的剖検研究では精神病圏の割合が低く見積もられがちとなると思われる。

■精神病圏
■アルコール・
　薬物性障害

2. 既遂者中に占める精神障害の割合の推計

　上記の自殺失敗者の診断学的検討結果より、既遂者中に占める精神障害の割合の推計を試みた。算出方法は、著者の調査と同地域、同時期における行政資料による全自殺死亡者の年齢層別割合と、自殺失敗者の年齢層別の診断割合とをかけ合わせ合計したものである。その結果、主診断において、抑うつ性障害圏46%、精神病圏26%、アルコール症など精神作用物質性障害圏18%、三診断合わせて90%と推計された。この結果は、海外における心理学的剖検研究の結果と同じく、日本においても自殺既遂者のほとんどに精神障害が存在していることを示唆するものであった。
　この推計結果を踏まえれば、既遂者のほとんどにはなんらかの精神障害が存在するということから自殺予防の問題も考えざるを得ないものとなる。

3. うつ病と自殺

　GuzeとRobins[10]は諸報告を総括し、うつ病患者の15%は自殺を原因として死亡すると推定している。またGoodwinとJamisen[11]による30研究の結果をまとめた報告によれば、うつ病の自殺率は報告により9～60%にまでわたっていたが、平均は19%であった。30のうち13の研究では10～30%の間にあった。
　さて、うつ病における自殺未遂歴の割合は一般人口中と同じく女性の方が多い。ところが自殺率については報告により一定はしておらず、女性のうつ病患者の方が高い自殺率を示したという報告もある[11]。おしなべて男性と女性に大きな差はないようである。これは一般人口中や他の精神障害における自殺（既遂）では、ほとんど常に男性が優位であることを考えれば、極めて特徴的といえるであろう。

■単極型うつ病
■双極型うつ病

　一方、単極型うつ病と双極型うつ病による自殺率についても、現在のところ両者に大きな相違は指摘されていない。
　うつ病の経過において自殺の危険が最も高いのは早期の段階である。Weekeら[12]によればうつ病の自殺の40%は初回入院後から6カ月以内に起こり、50%は1年以内に起こるという。GoodmanとJamisenによれば、30%の自殺企図は発症時点か、初回病相の間であった。また深刻な自殺企図は発症後5年に生じることが多いが、それでも0年から27年にまでと長期にわたって生じていたという。

症例

　73歳、女性。
　元来、律義で几帳面な働き者で夫とともに小さな飲食店を切盛りしてきた。3年前、身体に無理がきかなくなり、体力に自信がなくなった頃から不眠がちとなった。近くの医院で睡眠薬の投与を受けていたが、多少改善する程度で気持ちのぐずつき

が続いていた。2カ月前から気持ちがふさぎがちで不眠と食欲低下がひどくなった。何かにつけ悲観的となり、ため息ばかりつくようになった。ある夜、睡眠薬を大量服用し、翌朝家族が発見して救急車で意識不明の状態で運ばれてきた。覚醒後、老年期うつ病と診断され、精神科入院となった。

本症例のように老年期では身体不調を1つの契機としてうつ病が発展し、深刻な自殺念慮につながる場合が少なくない。また本症例では同時に世代交代による役割の喪失もうつ病の誘因となっている。

● 症例

57歳、男性。

生真面目で責任感の強い会社経営者である。子どもたちは既に独立し、夫婦2人で暮らしている。最近数カ月間、会社の経営上の問題で悩みを抱えていた。また女性関係をめぐって妻から強く責められたこともきっかけとなり、気分が落ち込みはじめ、不眠、食欲不振が出現した。そのうちに、死にたいと口にするようになった。「仕事も会社ももう駄目だ。つぶれてしまう」と悲観的となり、包丁を持ち出して妻に突きつけ、無理心中を図った。妻が必死に抵抗すると今度は8階のベランダから飛び降りようとした。妻が隣人に助けを求め、なんとか取り押さえた。来院時には、すっかりうちひしがれた様子をしており、先行きの不安や悲観した心境を述べていた。

■メランコリー親和型

本症例のように、中高年では、生真面目で責任感が強いといったメランコリー親和型の性格者が、仕事や家庭における不利となる出来事を契機に心理的ストレス状況を強め、自殺につながることがある。このような場合も、その背景に既にうつ病が存在していることがほとんどである。

うつ病患者では診断や適切な治療の開始が遅れることにより、患者は悲観傾向、焦燥感や自責感を深め、自殺企図に至ることも稀ではない。自殺が最大の問題である(**重要項目**)。激越うつ病、焦燥感の強い重症例では、同じことをくよくよと思い悩んで、そのうちに落着かずうろうろしはじめ、苦悶様にうなり声をあげたり、自殺を口にし、実行しようとする。家族のなだめにも耳を貸さない。うつ病に特有の罪業、貧困、心気妄想による焦燥苦悶感が強く、不穏不眠が続く。治療に拒否的となることも多い。

■激越うつ病

対応のポイントとしては、まず十分に心身を休ませるように本人と家族に指示する。さらにうつ病が疑われること、継続して専門治療を受ける必要のあること、必ず回復することを説明する。

> 《重要項目》うつ病診断のポイント
>
> うつ病の症状は、抑うつ感、気力や意欲の減退、集中困難が、ほとんど1日中、少なくとも2週間以上毎日のように続いていることと、日常諸活動に対する興味や関心に明らかな低下がみられることである。通常は不眠と食欲低下を伴う。重症となると、言葉や動作は普段に比べのろのろと単調で、質問しても返答に時間がかかる（精神運動性制止）。あるいは焦燥が強く、周囲の者からみても、そわそわと落ち着かず、じっとすわってもいられないほどとなる。現実にそぐわないほどの自己卑下や罪責感、死への強い願望や自殺企図などを認めるようになる。
>
> しかしことに男性の中高年者では、抑うつ症状があっても、周囲に心配をかけまいとさとられないように振る舞い、家族にも打ち明けないことが少なくない。一見突発的にみえる中高年男性の自殺の背景には、しばしば本人が1人で抱え込んでいた抑うつ症状が存在している。

4. 不安障害と自殺

■パニック障害
■パニック発作
■アンヘドニア
■自殺未遂
■自殺念慮
■絶望感

不安ことにパニック障害も自殺の危険因子として注目されている。Fawcettら[13]は大うつ病患者954名の10年間に及ぶ追跡調査の結果、追跡1年目以内に生じた自殺に関連していたものとして、パニック発作、重度の精神不安、集中力低下、不眠、アルコール乱用、そしてアンヘドニアの6つの要因を認めた。一方、追跡1年目以降に生じた自殺と関連していたのは、過去の自殺未遂歴、自殺念慮、絶望感の3つの要因であったが、これらについてはいずれも先行研究でも指摘されてきたものである。またWeissmanら[14]の疫学調査では、パニック障害のうち20％ならびにパニック発作をもつ者のうち12％が自殺未遂を起こしていた。これらの研究結果は、パニック障害や重度不安が自殺の要因として重要であることを示唆するものであった。

しかし、これらとは異なる研究結果も出されている。Friedmanら[15]による外来通院患者調査の結果や、Henrikssonら[16]によるノルウェーでの心理学的剖検研究の結果では、パニック障害の自殺既遂者は、大うつ病、物質乱用ないしパーソナリティー障害などを合併しており、合併精神障害のない純粋なパニック障害は稀であった。

以上のように先行研究の結果では、うつ病や物質乱用ないしパーソナリティー障害などに合併していない純粋な不安障害やパニック障害が、自殺ことに自殺既遂の危険要因となるかどうかに関しては、その可能性はあるとしても、まだ明確な結論は出されていないといえよう。

5. 統合失調症（精神分裂病）と自殺

　統合失調症（精神分裂病）もうつ病ほどではないといえ自殺の危険性の高い疾患であることが知られている。Miles[17]はそれまでの各報告をまとめて、統合失調症患者の10%は自殺すると推定した。Caldwellら[18]も統合失調症の自殺率はおおむね10～13%としている。したがってうつ病と同様に、統合失調症においても、自殺は疾病経過中の大きな問題となる。

　男女差に関しては、Evenson[19]によれば、統合失調症の自殺率は10万人あたり男性では210、女性では90とされている。このように統合失調症の自殺率は女性に比べ男性の方が高い。一般的に自殺は男性に多いが、統合失調症の自殺では男性の優位性がさらに顕著となる。

　一般人口中における自殺者の年齢層は中高年に多いが、これまでの報告をみる限り、統合失調症患者の自殺は青年層に多い。つまりうつ病と比べてより若い年齢層が多いといわれる。

　これらの特徴は、男性統合失調症患者の方が社会的自立をめぐる心理社会的葛藤に早くから曝されやすいことと、女性統合失調症患者の方が社会適応の容易であることと関連している可能性が考えられる。

　自殺は慢性の統合失調症に多い。発病から自殺までの期間について、Royらの調査では男性では平均4.8年、女性では平均9.8年であった[20]。他の報告でも平均して発病後8～10年とするものが多い。

　自殺未遂歴の割合も高く、報告により37.5～73%に自殺未遂歴があったという。しかしケース対照研究では対照群においても自殺未遂歴は高く、自殺既遂者と有意な差には至らなかったという報告も多い。したがって統合失調症では自殺未遂歴の事実を知ることが必ずしも有効な予知指標となるわけではない。

　統合失調症の自殺の直接的原因については、近年では精神症状ないし統合失調症そのものの病理性に求めるよりも、実生活の困難からくる心理的葛藤ないし患者が障害の現実を目の前にしたときの抑うつ感情や絶望感に重きがおかれている[21]。また日本におけるこれまでの報告でも、幻覚妄想などの病的異常体験によらない心理的葛藤ないし抑うつ状態による自殺が多いとされてきた[22]。

■幻覚妄想
■病的異常体験

　一方、筆者[9]による前述の調査の結果では、統合失調症の自殺失敗者45名のうち、確認された企図時の精神状態をみると、67%（30名）で幻覚妄想などなんらかの病的異常体験が存在していたことが確かめられた。一方、病的異常体験を伴わない抑うつ状態のみの者は18%（8名）にとどまった。また慢性欠陥状態にあるほかは陽性症状、抑うつ症状とも認められず、これといった明白な動機がみられない者が11%（5名）、精神運動興奮状態の中での自殺企図が4%（2名）であった。

　安田ら[23]の報告においても、統合失調症の自殺未遂の74%は、被害迫害妄想や幻

聴に支配されたものであったとしている。さらにほとんどの例が再燃憎悪期にあり、生活上の心因が動機となったものはなかったと述べている。

　これらの報告は、病的異常体験の存在が統合失調症の自殺に大きく影響していることを示していると考えられる。しかし再燃による病的異常体験と、障害の現実を前にした抑うつや絶望感は、自殺の原因として決して二者択一にとらえるべきものではなく、双方の側面をともに理解しておくことが必要と考えられる。実際のところ統合失調症では、急性症状の再燃中に、妄想体験に支配されて自殺企図に及ぶ場合もあれば、病的異常体験を認めず、抑うつ状態と先行きに関する絶望から厭世的となり自殺に及ぶ場合もある。

　統合失調症患者における自殺の危険因子としては、若年男性、再燃と寛解を何度も繰り返した患者、自殺未遂歴、抑うつ状態の既往などが挙げられている。しかし現在のところそれらの危険因子をかけ合わせても有効な予知をするまでには至っていない。

　Heilaら[24]によるフィンランドでの研究によれば、統合失調症の症状活動期中に生じた自殺のうち、57%では薬物療法の内容が不適切か、服薬が遵守されていなかった。したがってことに症状活動期では、適切な薬物療法が自殺予防にとって重要であると述べている。

● 症例

　26歳、男性。

　大学在学中に強度の不安状態となり中退している。その頃、縊首自殺企図をしたことが一度ある。現在は精神科通院中であるが、2週間前から不安焦燥感、苦悶感が強まっていた。夜も眠らず、家の中を落ち着かずにうろうろと歩きまわるようになった。某日夜間、ふいと家を出たまま、近くの団地の4階踊り場より飛び降りた。下が植え込みであったため、打撲傷のみですみ、外科救急病院を経由して来院した。興奮気味であり、また「仏様から力を吸い取られてしまうんです。僕は彌勒菩薩なんですよ」と宗教的内容の妄想体験を語った。

　本症例は急性症状の再燃中に、妄想体験に支配されて自殺企図に及んだものである。一方、次の症例は病的異常体験を認めず、抑うつ状態と先行きに関する絶望から厭世的となり自殺企図に及んだものである。

● 症例

　52歳、男性。

　25歳頃に発病した慢性の統合失調症患者である。何度かの就労経験はあるがいずれも短期で、再発入院による中断を繰り返していた。最近は、幻覚妄想などの症状はすっかり消褪しており、2年前からはある地方の社会復帰施設に入居し、日中は共

同作業所に通所していた。某日、1カ月分の作業工賃を手渡されたが、これだけあれば東京に行けるとふと思った。そのまま施設には戻らず新幹線で上京した。あてもなく電車を乗り継いで都内をぐるぐると回った後、夜も更けて某駅のベンチで休んでいた。目撃者の話では、突然駆け出してホームから止まりかけていた電車に飛び込んだという。はね飛ばされはしたが打撲傷ですみ、警察官に伴われて来院した。「もう普通の仕事はできないし、このまま作業所でずっと同じ毎日を繰り返していくのかと思ったら、生きているのがいやになってしまった」とうつむき顔で述懐する。

6. 精神障害が疑われる自殺患者へ救急対応

■精神科救急

精神障害を背景とした自殺に最も頻繁に遭遇するのは精神科救急であろう。精神科救急では、自殺企図や企図を未然に防がれた場合、ないし深刻な自殺念慮などによる受診者の頻度が高い。また一般救急や高次救急から精神科コンサルテーションを要請される場合、最も多いのは自殺未遂である。初期救急や二次救急でことに多いのは過量服薬と手首自傷（リストカット）である（メモ3）。

■過量服薬
■手首自傷(リストカット)

自殺未遂が疑われたら、まず本人ないし家族に事実関係を単刀直入に確かめる。いたずらに刺激してしまうのではと心配するのは無用である。受傷機転に関しては得られた情報をうのみにせず、1つの手段に目を奪われず、例えば手首自傷の前に鎮

表2. 自殺未遂者の特徴

A．生命的危険性の乏しい軽症自殺未遂者 ・20歳代若年女性層が突出して多い。 ・手段としては、少量中等量の過量服薬、浅い手首自傷が大多数である。 ・神経症、軽症うつ病、パーソナリティー障害、通院中の精神障害者にみられる。 （非精神病群＞精神病群）
B．生命的危険性を伴った重症自殺未遂者 ・男性が女性より多く、中高年層が若年層より多い。 ・手段は、飛び降り、電車飛び込み、大量服薬、服毒、刃物、縊首、焼身、家庭用ないし排気ガスなど ・精神病圏、重症うつ病、アルコール症の割合が高い（60％以上） （精神病群＞非精神病群）

表3. 自殺未遂者への対応

A．良好例—簡単な精神的援助で足りる。そのまま帰宅させても大丈夫である。 ・言葉や表情が和らいで、自然な感情交流が可能である。 ・診察や処置に協力的である。 ・もうしない、助かってよかった、などの肯定的表現をしている。 ・家族は患者の行動を共感的にとらえている。
B．不良例—救急入院を含め向精神薬投与 ・言葉や表情に緊張が強く、自然な感情交流がみられない。おし黙っている、興奮が強い、不自然に冷静で他人事のよう、など。あるいは幻覚妄想状態、強いうつ状態を認める場合。 ・診察や処置に拒否的、ないし言葉や行動がまとまらない。 ・助かったことへの肯定的表現が出てこない。 ・家族は患者に対して拒否的、批判的態度が強い。

痛剤を大量服用していたなど複合的な手段を見逃さぬようにすることが身体治療上重要である。

救急場面で遭遇する自殺未遂者の特徴と対応のポイントを表2と表3にまとめた。

> 《メモ3》手首自傷症候群
> 　手首屈側のためらい傷や引っ掻き傷のような多数の浅い皮切は、手首自傷症候群をうかがわせる。これは本来自殺の意志は薄弱で、むしろ特有の症状機制に由来する自傷行為といえる。未熟、情緒不安定などの性格特徴をもつ若い女性がほとんどで、対人葛藤を誘因としている。具体的には家族や友人との些細な対立、周囲の人々から受け入れられなかったという誤解、親しい重要な人物の不在、別離など患者が孤独な状況に追い込まれたと感じた際に、人目を離れ独りとなったところで行為に及ぶといわれている。
> 　一方、一気に深く切られた創は、自殺意志の強さをうかがわせる。患者が表面上は落ち着いているようにみえても、深刻な精神的危機が存在すると考えておいてよい。
> 　数条ある創の深さが一定せず、あたかも乱切りのようになっているものは錯乱状態での衝動的行為をうかがわせる。したがって幻覚妄想などの精神病症状やせん妄の存在に注意する。本人が不穏錯乱状態にあるときは、まず処置の前に説得して気持ちを鎮めさせるか、必要ならば鎮静処置を行う。しかし実際のところ患者自身は「事をなしたあとの安らかな満足感」ともいえるようなおとなしい態度で処置されていることが多く、むしろ周囲の家族の方に動揺が大きい場合がしばしばみられる。
> 　手首自傷は創痕ケロイド、手指機能障害の後遺障害も少なくなく、当初の取り扱いが大事であり、創の程度をみて、無理をせずに外科などに紹介する。

●●●おわりに—自殺予防の問題

■自殺予防

自殺予防に関しては少なくとも2つの大きな問題がある[25]。第一は、自殺に至る生物学的ないし心理−社会学的な決定的要因がいまだ十分に明らかではないことである。自殺の予測や予防の可能性とも関連して、これまで危険因子や生物学的マーカーに関する研究を含め、自殺の危険性評価のさまざまな研究が精力的に行われてきた。しかし現在のところ、疫学的に意味のある危険因子は指摘されてはいるものの、臨床的に十分有用となる程度に自殺を予測しうる指標はいまだなく、この点は将来的にも決して容易ではないと考えられる。

第二は、一般に既遂者の10倍以上ともいわれる未遂者の存在である。ほとんどの未遂者は、自殺未遂を繰り返すことはあっても死に至ることはない。一方、自殺未遂歴は有力な危険因子ではあるが、実際の既遂者の中で自殺未遂歴のある者はごく一部に限られている。したがって未遂者の治療的ケアにより、自殺者の数を大幅に減少させることはあまり期待できない。さらに現在行われている未遂者へのコンサルテーションやアフターケアなどの精神医学的介入も、再自殺の防止効果を実証されるまでには至っていない。

これら2つの点を考慮すれば、現段階においては、既遂者のほとんどになんらかの精神障害が存在するという臨床的事実から自殺予防を考えざるを得ない。

近年におけるわが国の自殺は中高年層が優位である。そして中高年層の自殺では、その背景にうつ病が極めて高い割合で認められている。この点を考えれば、自殺予防活動としては、中高年のうつ病に対するプライマリ・ケアの段階からの早期発見と早期治療が極めて重要な課題となることが容易に想像されるところである。

■プライマリ・ケア

これについては高橋ら[26)]により優れた調査研究が行われている。新潟県の松之山町は豪雪地帯であり、またかつては高い自殺率が認められた。そこで1986年から1996年にかけて自殺予防活動が行われた。まず老人自殺の実態調査と老年期うつ病の疫学調査が実施された。そして改訂版の自己評価うつ病尺度(SDS)をスクリーニング施行し、60点以上の得点者の診断面接が行われた。そのほかにも診療所医師や保健師などからうつ病が疑われた事例を精神科医が面接した。うつ病と診断された者に対して必要な危機介入や治療が精神科医の指導のもとに診療所医師や保健師の協力を得て行われた。その結果、同町の老人自殺率は活動開始前の17年間では人口10万人あたり434.6人であったのが、活動開始後の10年間では123.1人に激減したという。

■自己評価うつ病尺度(SDS)

■危機介入

この研究により実証されたことは、地域ぐるみでのうつ病に対する取り組みが極めて有効な自殺予防対策となることである。

(飛鳥井 望)

■ 文 献 ■

1) デュルケームE:自殺論. 宮島 正(訳), 中央公論社, 東京, 1985.
2) Kraepelin E:Psychiatrie(8. Aufl.)Bd. I, Leipzig, Johann Ambrosius Barth, 1920.
3) Gruhle HW:Selbstmord. Geoge Thime, Leipzig, 1940.
4) Robins E, Murphy GE, Wilkinson RH, et al:Some clinical considerations in the prevention of suicide based on a study of 134 successful suicides. Am J Public Health 49:888-899, 1959.
5) Barraclough B, Bunch J, Nelson B, et al:A hundred cases of suicide;clinical aspects. Br J Psychiat 125:355-373, 1974.
6) Dorpat TL, Ripley HS:A study of suicide in the Seattle area. Compr Psychiat 1:349-359, 1960.
7) Rich CL, Young D, Fowler RC:San Diego suicide study. Arch Gen Psychiat 43:577-582, 1986.
8) Henriksson MM, Aro HM, Marttunen MJ, et al:Mental Disorders and Comorbidity in Suicide. Am J Psychiatry 150:935-939, 1993.
9) 飛鳥井望:自殺の危険因子としての精神障害;生命的危険性の高い企図手段をもちいた自殺失敗者の診断学的検討. 精神神経学雑誌 96:415-443, 1994.
10) Guze SB, Robins E:Suicide and primary affective disorders. Br J Psychiatry 117:437-438, 1970.
11) Goodwin FK, Jamisen RK:Manic-depressive illness. Oxford University Press, Oxford, 1990.
12) Weeke A, Vaeth M:Exess mortality of bipolar and unipolar manic-depressive patients. J affect Dis 11:227-234, 1986.
13) Fawcett J, Scheftner WA, Fogg L, et al:Time-related predictors of suicide in major affective disorder. Am J Psychiatry 147:1189-1194, 1990.
14) Weissman MM, Klerman GL, Markowitz JS, et al:Suicidal ideation and suicide attempts in panic disorder and attacks. N Engl J Med 321:1209-1214, 1989.
15) Friedman S, Jones JC, Chernen L, et al:Suicidal ideation and suicide attempts among patients with panic disorder;a survey of two outpatient clinics. Am J Psychiatry 149:680-685, 1992.
16) Henriksson MM, Isometsa ET, Kuoppasalmi KI, et al:Panic disorder in completed suicide. J Clin Psychiatry 57:275-281, 1996.

17) Miles P：Conditions predisposing to suicide：A review. J Nerv Ment Dis 164：231-246, 1977.
18) Caldwell CB, Gottesman II：Schizophrenics kill themselves too；A review of risk factors for suicide. Schizophr Bull 16：571-589, 1990.
19) Evenson RC, Wood JB, Nuttall EA, et al：Suicide rates among public mental health patients. Acta Psychiatr Scand 66：254-264, 1982.
20) Roy A, Chir B：Suicide in shizophrenia. Suicide, Roy A(ed), Williams & Wilkins, Baltimore, 1986.
21) Drake RE：Suicide among schizophrenics；A review. Compr Psychiat 26 90-99, 1985.
22) 上島国利，津村哲彦，大内美知枝，ほか：精神分裂病者の自殺について；既遂96例の分析から．精神医学 23：893-902, 1961.
23) 安田素次：精神分裂病患者の自殺について．精神神経学雑誌 94：135-170, 1992.
24) Heila H, Isometsa ET, Henriksson MM, et al：Suicide victims with shizophrenia in different treatment phases and adequacy of antipsychotic medication. J Clin Psychiatry 60：200-208, 1999.
25) Asukai N：Suicide and mental disorders. Psychiat Clin Neurosciences 49, Suppl 1, S 91-97, 1995.
26) 高橋邦明，内藤明彦，森田昌宏，ほか：新潟県頸城郡松之山町における老人自殺予防活動；老年期うつ病を中心に．精神神経学雑誌 100：469-485, 1998.

人格障害と自殺企図

●●●● はじめに

　人格障害における自殺および自殺企図は、他の精神疾患でみられるものと必ずしも同一の次元で理解し、対応できるものではない。もちろん、統合失調症やうつ病などと同様に、「強い死への希求」からの自殺企図も存在する。しかし、そのほかに近年欧米で汎用されるようになったパラ自殺 Parasuicide と呼ばれる行為が数多く含まれていることを忘れてはならないのである。パラ自殺とは、自殺未遂者が必ずしも自殺に失敗したということだけではなく、自殺の意志がはっきりしないものも多く含まれているという報告から、Kreitman が定義した用語である[1]。それは「自殺行動に類似しているが致死的な結果を招かない、自ら望んだ行動」とされ、現在は手首自傷のような自傷行為を含めた自己破壊的な行動を表現するものとして用いられている。ただ、実際の臨床場面では目の前にいる自殺企図者が「死への強い希求」のもとに行ったのか、それともパラ自殺と考えられる行為なのか判断するのに苦慮することも稀ではない。すなわち、人格障害の自殺企図は「強い死への希求」に基づくものからパラ自殺に至るまで、病理学的に幅広いスペクトラムをもった行動であるとの認識が必要であり、また、そのときの患者の心理状況を応じて対処することが重要である。

■ パラ自殺 Parasuicide
■ 手首自傷
■ 自傷行為

■■ 1. 人格障害と自殺企図

1　人格障害とは

■ 精神病質

　従来、人格障害は精神病質と呼ばれ、いくつかの概念が混在していた[2]。最初、Kraepelin E が正常と精神病の中間領域の疾患として中間概念を提唱し、Kretschmer E が精神疾患の病前性格としての気質論を提唱し、さらには K. Schneider の正常からの逸脱という変異概念を提唱した経緯がある[3]が、その使用しやすさから、世界的にも臨床で広く用いられてきたのは Schneider の分類であった。その後、1980 年にアメリカ精神医学会による DSM-III が他の精神疾患と並べて人格障害を入れたことから、様相が一変したといえる。つまり、これまでは治療の対象として考えられることがなかったが、II 軸とはいえ治療対象としての位置づけを得ることになったのである。そこでの定義は、DSM-IV によると、A．その人の属する文化から期待されるものよりは著しく偏った、内的体験および行動の持続的様式をもつも

表 1. 人格障害の診断カテゴリー

コード	診断名	コード	診断名
301.00	妄想性人格障害	301.20	分裂病質人格障害
301.22	分裂病型人格障害	301.70	反社会性人格障害
301.83	境界性人格障害	301.50	演技性人格障害
301.81	自己愛性人格障害	301.82	回避性人格障害
301.60	依存性人格障害	301.40	強迫性人格障害
301.90	特定不能の人格障害		

注）数字は診断コード　　　　　　　　　　　　　　　（文献4）より引用）

のとされている。そして、この様式は①認知(すなわち自己、他者、および出来事を知覚し解釈する仕方)、②感情性(すなわち、情動反応の範囲、強さ、不安定性および適切さ)、③対人関係機能、④衝動の制御の領域のうち、2つ(またはそれ以上)の領域に現れるものとしている。また B. その持続的様式は柔軟性がなく、個人的および社会的状況の幅広い範囲に広がり、C. 臨床的に著しい苦痛、または社会的、職業的、または他の重要な領域における機能の障害を引き起こしている[4]。いわば、ものの考え方、感じ方が通常より偏っており、普通、行動障害を中心にした病態であり、生活の破綻をきたしている状態ということができる。そして、持続的様式の違いによって表1に示す類型分類がなされている。但し、これらの人格様式が独立して存在するとは限らず、各人格障害が重複していることも多く、また、診断基準を満たさない特定不能な人格障害も少なくない。

2 自殺企図者に占める人格障害

　欧米では自殺企図者の約3割から6割程度に人格障害が認められるといわれる[5,6]。しかし、わが国における自殺企図の実態に関する資料は少なく、特に人格障害については従来の統計で診断カテゴリーとして取りあげられることはほとんどなかった。つまり、全国規模の自殺企図者に占める人格障害の割合は把握できていないのが現状である。単一の医療機関の報告としては、都立墨東病院救命センターの1996年度の統計において、自殺企図で入院となった患者のうち、ICD-10の疾患分類でF6：「成人の人格および行動の障害」(DSMの人格障害の診断基準と若干の差違はあるが、おおむね人格障害と考えてよい)が全体の37%を占め、最も多い診断であった。そして分裂病圏、うつ病圏の自殺企図者を併せると全体のほぼ9割にあたり、救命救急センターではこの三者の鑑別の重要性が指摘されている[7]。最近では、岸らが全国の大学病院を含めた救命救急センター9施設における自殺企図者の実態を合算して報告している。そのうち5施設でICD-10分類が行われており、施設によってばらつきはあるがF6の診断を受けたものが、平均12.2%であった[8]。これは比較的ハードな救急における割合だと考えられる。鈴木は日本医科大学の精神科時間外診療を受診した比較的ソフトな救急の自殺企図者の報告をしている。そこでは、F6が全企図者の25%を占めており、F4：「神経症性障害、ストレス関連障害および身体表現性障害」の37.5%に次いで2番目に多い診断であった[9]。また、柳

橋らは男女別に自殺企図者を検討し、94名中女性が59名と男性の約2.8倍と高値を示した。診断別には、男性では分裂病に次いで人格障害が19%を占め、女性では分裂病、神経症、うつ病、心因反応、神経性無食欲症に次ぎ、人格障害が3.4%であったと報告している[10]。つまり、男性の自殺企図者は絶対数では少ないが、そのうちに占める人格障害の割合は女性に比べ多いことを示している。

これらの報告から人格障害の自殺企図は救命救急医療を要する重症のものから、精神科外来で対応できる軽症のものまで幅広く存在し、医療現場では比較的頻度が高い重要な位置を占めるものといえる。

3 人格障害の診断別の自殺企図

■境界性人格障害

Pilipは人格障害の50%に[11]、またOverstoneは人格障害のうち男性は52%、女性は44%[12]にパラ自殺を含めた自殺企図が認められると報告している。これは人格障害の自殺企図が非常に高頻度であることを示すものである。自殺企図者の人格障害別の頻度としては、Caseyは自殺企図者の65%が境界性人格障害であったと述べている[13]。またMehlumらは境界性人格障害と他の人格障害および人格障害をもたない患者97名の自殺企図歴を比較検討した。その結果、自殺企図歴のある患者の76%が境界性人格障害であり、また、境界性人格障害の46%に自殺企図がみられ有意に他の人格障害より高頻度であったと報告している[14]。

パラ自殺という視点では、Soderbergは64名のパラ自殺によって入院治療を行った患者に対してDSM-IVの構造化された診断面接を施行し、人格障害の診断分類の結果(表2)を報告している[15]。これによるとパラ自殺による入院患者の55%が境界性人格障害であり、さらに人格障害のない14例を除いて比較すると、人格障害のうちでは境界性人格障害が70%を占めた。これは他の人格障害に比べるとはるかに高頻度といえる。

本邦においては人格障害の類型別の自殺企図に関するデータは筆者が調べた限りでは見受けなかった。しかし、最近の自殺の既遂者の資料によると74例の既遂者のうち、境界性人格障害が全体の8.1%を占めているものの、他の人格障害の診断は認められなかった[16]。これらのことから人格障害の自殺企図では境界性人格障害がそ

表2. Parasuicideにおける人格障害診断

	男 人数	女 人数	全体 人数	(%)
境界性人格障害	9	26	35	55
妄想性人格障害	1	4	5	8
回避性人格障害	2	2	4	6
強迫性人格障害	3	1	4	6
演技性人格障害	0	1	1	1.5
自己愛性人格障害	1	1	1	1.5
人格障害なし	7	7	14	22

(文献15)より引用, 筆者訳)

の中心的存在であることは間違いないであろう。そこで、次に境界性人格障害と自殺企図について取りあげる。

2. 境界性人格障害と自殺企図

1 境界性人格障害とは[17]

境界性人格障害の境界とは、従来、神経症と精神病、特に統合失調症（精神分裂病）との境界状態を示す概念に由来している。しかし、1968年代にKernbergが境界性人格構造という概念を提唱[18]して以来、一般よりも低い水準で機能している人格状態として捉えられるようになっている。基本的な人格特徴として、第一に感情が非常に未熟であることが挙げられる。それは、体質的に攻撃衝動が高く、攻撃的行動の結果に対する顧慮がないという未熟さ、抑うつ、怒り、恐怖感、罪悪感、無力感、虚無感といった感情が未分化のままに突出してくるという未熟さを伴った「見捨てられ抑うつ」という感情体験がある。第二は、不安定だということである。対象との関係がよいとき（愛情供給型対象関係ユニット rewarding object relation unit；RORU）は希望をもった自己像を描くことができる状態と、対象との関係が悪くなると（愛情撤去型対象関係ユニット withdrawing object relation unit；WORU）将来を悲観した絶望的な自己像しか描けなくなる状態とが、些細なきっかけで容易に交代するのである[19]。自傷・自殺傾向が生じるのは後者の状態であるが、Waldengerが"境界性人格障害とは手首の引っ掻き（wrist scratch）から致命的な過量服薬に連なる自殺行動に特徴づけられる致死的な疾患である"[20]としているほどに、感情状態もまたさまざまなのである。したがって、DSMの診断基準の中に「自殺の行動、そぶり、脅し、または自傷行為の繰り返し」が含まれているのは、境界

■「見捨てられ抑うつ」

■手首の引っ掻き
■過量服薬

表 3. 301. 83 境界性人格障害の診断基準 Borderline Personality Disorder

対人関係、自己像、感情の不安定および著しい衝動性の広範な様式で、成人期早期に始まり、種々の状況で明らかになる。以下のうち5つ（またはそれ以上）で示される。
(1) 現実に、または想像の中で見捨てられることを避けようとする気違いじみた努力。
　　注基準5で取りあげられる自殺行為または自傷行為は含めないこと。
(2) 理想化とこき下ろしとの両極端を揺れ動くことによって特徴づけられる不安定で激しい対人関係様式。
(3) 同一性障害：著明で持続的な不安定な自己像または自己感。
(4) 自己を傷つける可能性のある衝動性で、少なくとも2つの領域にわたるもの（例：浪費、性行為、物質乱用、無謀な運転、むちゃ喰い）。
　　注基準5で取りあげられる自殺行為または自傷行為は含めないこと。
(5) 自殺の行動、そぶり、脅し、または自傷行為の繰り返し。
(6) 顕著な気分反応性による感情不安定性（例：通常は2、3時間持続し、2、3日以上持続することは稀な、エピソード的に起こる強い不快気分、イライラ、または不安）。
(7) 慢性的な空虚感。
(8) 不適切で激しい怒り、または怒りの制御の困難（例：しばしばかんしゃくを起こす、いつも怒っている、取っ組み合いの喧嘩を繰り返す）。
(9) 一過性のストレス関連性の妄想様観念または重篤な解離性症状

（文献4）より引用）

性人格障害における臨床で、自殺企図がいかに重要な要因かを示している。

2 自殺企図の精神病理

　欧米では、境界性人格障害患者の70％以上が1回以上の自殺企図を行い[21)22)]、3回以上の自殺を企図するものが57％であるという[15)]。そして、患者の8～10％が自殺で死亡するとされる。これは境界性人格障害のもつ精神病理がいかに自殺と密に結びついたものであるかを示している。重要なのは、抑うつ傾向と不安定さであり、その背後にある傷つきやすさ（見捨てられ抑うつ）である。対人関係においては、対象の些細な仕草や言動に対して非常に敏感に反応し、離別や一時的な分離に強い見捨てられる不安や恐怖をもちやすい。そして、この感情を避けようとして、さまざまな手段を繰り出しては、対象との関係を維持しようとする。それは激しい怒りの表出であり、手首自傷、アルコール乱用、家庭内暴力、過量服薬、性的逸脱行為といった衝動行為である。しかし忘れてならないのは、こうした行為により対象はかえって拒絶的、嫌悪的となって距離をとろうとする。そのため患者の不安、恐怖はさらに高まり前述の衝動行為の激しさが増すという悪循環をきたしやすい。しかし、注意を要するのは、これらの衝動行為、自殺企図や自殺の脅しなどが対象を自分の意のままに操ろうとする対人操作であったり、あるいは抑うつや空虚感といった苦痛な感情体験を一時的に回避する手段であることである。それだけに対人操作に失敗して事態が悪化すると、自殺予防的行動が自殺完遂への足がかりとなるのである。母親に挑発的であるだけに母親が拒絶的となっていく過程で救急医の目前で首を切って死亡した症例があったが、これなどは格好の症例といえる。つまり、境界性人格障害における自殺には、1つに患者たちが抱えている環境がいかに劣悪な場合であることに留意しておく必要があろう。

■衝動行為

■自殺の脅し

　Gardnerらはこの自殺企図に及ぶ精神病理について以下の4つのカテゴリーに分類している（表4）[23)]。

a 抑うつ、絶望による真の自殺行為

　境界性人格障害を大うつ病の亜型として捉えたAkiskal HS以来[24)]、うつ病との関連が深いことが指摘されている。生物学的にも境界性人格障害患者は脳内のセロトニンが減少し、ノルエピネフリンが過剰であるとの仮説も示されており[25)]、Popeらは境界性人格障害の51％に大うつ病性障害の合併が認められると報告している。その後、この考え方に疑問を差し挟む向きもあって、そのまま認めること

表4. 境界性人格障害における自殺企図のカテゴリー

| 1. 抑うつ、絶望による真の自殺行為 |
| 2. 衝動的、虚無的あるいは自罰的な憤怒 |
| 3. 対人関係におけるParasuicide的なジェスチャー |
| 4. 自己不全感を回避するための自傷あるいは過量服薬 |

（文献23）より引用，筆者訳）

はできないが、境界性人格障害にうつ病が合併する可能性は否定できないのである。事実、うつ病合併例に自殺率が有意に高いとの報告は増加しているのである[26)-28)]。また、Kullgrenは境界性人格障害患者の自殺既遂例15例と未遂例13例について、背景因子とDiagnostic Interview for Borderline(DIB)の項目を比較検討した。その結果、背景因子との関連はみられなかったが、DIBの「感情の項目(抑うつなど)」で既遂者が高い傾向を認めたという[29)]。すなわち、境界性人格障害の抑うつの程度を評価することは自殺企図の予測や予防について重要な視点であるといえる。

b 衝動的、虚無的あるいは自罰的な憤怒

衝動性や激しい怒りの表出は境界性人格障害の中核的な症状であり、衝動性の高さは重要な自殺企図のリスクファクターと考えられている[22)]。彼らは些細なことに焦燥感やイライラを感じ、その行き場のない感情を衝動行為で解消させたり、また対処、コントロール困難な攻撃性や罪悪感を自己に向け、自虐的な自傷行為で一時的に鎮静させる方法を用いる。それはもちろん健康な行動とはいえないが、未熟ながらも混乱を生じかねない自己を防衛する手段として機能している。しかしながら、状況により、あるいは事故を伴って自殺の完遂させることもありうるのである。

■ジェスチャー

c 対人関係におけるParasuicide的なジェスチャー

前述したように境界性人格障害の対人関係のもち方は未発達で幼児的といえる。彼らは対象に対して満足を与える対象と不満をもたらす対象が同一人物であることを認識できず、非常に好意的か敵対的かの関係しか結べないという不安定な対人関係しか築けない。そして、根底には対象から常に見捨てられる不安をもっており、それを避けるため種々のしがみつきの行動をとる。手首自傷や致死量に及ばない過量服薬などのParasuicideは、対象に対して注目や関心を求めたり、あるいは脅迫の手段として対象を操作する目的に利用されることもある。この場合、内面にあるはずの切迫感や深刻な苦悩は表面化せず、自らとった行動の結果に対する顧慮のないことが特徴といえる。

■自己不全感

d 自己不全感を回避するための自傷あるいは過量服薬

■同一性の障害

境界性人格障害の自己像も非常に不安定であり、自己が存在しているという程度の感覚しかもてない同一性の障害を抱えている。特に、その中では悪い自己イメージが優勢であり、慢性的な空虚感や自己不全感、抑うつを感じやすい。そしてその不安定な自己像はさまざまな心理的負担などによって増悪し、耐え難い苦痛な感情を生じる。このようなとき、一過性に被害関係念慮などの精神病症状や解離性健忘、離人体験といった解離性の症状を示すこともある。しかし、そこまでに至る前に手首自傷を行い、血液を見る(痛みを感じないこともある)ことで自己の存在感を確認したり、あるいは苦痛な感情を離断しようと過量服薬して意図的に意識を混濁あるいは消失させるといった自虐的な対処法をとるのである。

以上、自傷、自殺の心理過程を概観したが、ここで注意を要するのは、実際の臨床現場ではこれら4つが独立に起こるのではないということである。これらの心理

的状況は互いに複合し、移行し合って揺れ動くものなのである。その点を踏まえ、治療者は患者の自殺企図にどのような意図があり、あるいは患者がどのような感情体験に曝されているのかを判断し対応することが必要になってくる。

3 自殺企図への対応

先に述べたように、境界性人格障害の自殺企図の対応で重要な点は正確な心理状況の把握にある。それには患者との面接はもちろん、必要によって周囲からの情報も有効な判断材料になる。ともあれ、境界患者に自傷、自殺が起こるのは、WORUの状況にあるときであることは間違いなく、対象に拒否されている、見捨てられているという心的状況に対象との分離体験をはじめ生活環境上の変化があって生じるものである。患者と直接関係ない家族内問題についても十分な関心をもつ必要がある。さらに、治療者との間になされた感情体験も忘れずに、取りあげ、分かち合うように努めなければならない。ことに、「今ここで」の感情を取りあげることは重要である。こうした対応が患者の混乱や不安を和らげ、安心感を生む治療環境をつくるのに役立つのである。

■緊急避難的な入院

次いで、抑うつの程度、切迫感、衝動性を評価し、必要により緊急避難的な入院を考慮する必要があろう。境界性人格障害の場合、家族の不適切な対応が患者の抑うつや混乱の原因となっていることも多く、家族環境を含めたストレス環境から一時的に分離するだけで速やかに安定することがある。そのため、短期間の入院でも自殺衝動の鎮静化や抑うつの改善に有効な手段の1つとなるのである。但し、1ヵ月以上の長期にわたる入院は、患者の退行を促進させ、不必要なスタッフとのトラブルが生じるなど治療関係を混乱させる可能性があるので、回避することが一般的となってきた[30]。また、切迫感の乏しい操作的なジェスチャーや自己不全感を回避するためのパラ自殺に対しても共感的に接することはもちろん、それがジェスチャーと明らかな場合であっても、決して安易に対応すべきではない。それはパラ自殺を含めた自殺企図を行った患者はその既往のないものより自殺の既遂率が高いわけであるが、このことは表面的には操作的でそれほど深刻とはみえないにしても内奥には深刻な心性を秘めていることが少なくないのである。さらに、パラ自殺による問題解決の方法は決して満足な結果をもたらすものではないことは明言する必要がある[31]。同時に、その状況を解決するためにはどのような対応が必要なのか、治療者側と一緒に考えていくことの重要性を伝えるとよい。これは、今後の精神科専門治療の導入にあたり、患者の動機づけを得るうえで1つの足がかりになるであろう。

4 自殺企図の予防

境界性人格障害において自殺企図の既往を有するものは再企図の危険性が高いといわれているが、その時期や状況を正確に予測することは困難である。それは慢性的に自殺念慮をもっていたり、些細なことで自殺念慮が急激に高まることがあるた

■自殺念慮

めである。しかし、その危険を最小限にするためにアメリカ精神医学会は境界性人格障害患者の自殺行動の危機管理指針をまとめている[32]。

　患者の自殺のリスクを注意深く監視し、また、自殺念慮や企図を促進する、拒絶される感情や見捨てられる恐怖、あるいは治療中の変化についての情報を集める。深刻な自殺の脅しに注目し、患者とともに対処する。急性の自殺の危機を予測させる深刻な自傷から患者を保護するために、例えば入院などの行動をとる。

　差し迫った危険がない慢性的な自殺念慮は治療関係の中において処理する。それは例えば自殺感情の内的体験に焦点を当てたり、患者に自分の行動に責任をもたせるために患者に今何をすべきかを取りあげて話し合うのである。もし、慢性の自殺念慮をもつ患者に急に希死念慮が強まった場合、臨床医は自殺を防ぐための行動を起こすべきことは論じるまでもない。いわば、WORU をいかに RORU に変換すべきかを心がける必要がある。

　さらに、合併する精神疾患を積極的に治療することも重要である。特に自殺のリスクに関与し増加させる大うつ病、躁うつ病、アルコール・薬物の乱用、依存などには注意を要する。

　現在、急性の自殺念慮が存在し、行っている治療的アプローチで反応が乏しい場合、同僚に意見を求めることも回避すべきではない。慢性的な自殺念慮がある場合、家族の協力を得ることを考慮する。急性の自殺念慮に対しても、家族の協力はもちろんのこと、実際の身体的損傷から患者を守るためには周囲の関係者の協力をもすかさず求めることを逡巡してはならない。

　自殺をしないという誓約書のような本人に安全を保たせるような約束は、注意深く完全な患者の記録を用いた自殺念慮の臨床評価の代理品として用いるべきではない。しかし経験のある臨床家は、自分の問題を自らの責任において解決していくのを治療者が支えるような方向づけをもった治療関係を形成しているもので、自己の安全をも自らの責任において保つように注意深くもっていくようにする。

　境界性人格障害の自殺企図の予防には以上の観点を踏まえ、基本となる枠組みをもった（構造化された）治療環境を構築し、安定した治療者―患者関係が維持されることが重要である。そして、その治療を通して未熟な発達段階にとどまる人格構造の成長を促すことが最終的な治療目標なのである。

●●●おわりに

　DSM-Ⅲに人格障害が収載されて以来、精神医学の中でも他の精神疾患と同じく、精神科医のみならずメンタルヘルス・プロフェッショナルの注目するところとなった。ことに自殺問題を考えるとき、境界性人格障害のもつ精神病理は看過できない状況にあるといわねばならない。

　そのため、本稿では境界性人格障害を中心にして論じた。この病態の理解が他の人格障害の理解に通じるものがあると思われるからである。つまり、自己愛性人格

■自己愛性人格障害

■反社会性人格障害 障害ならびに反社会性人格障害における自傷、自殺行動がみられた場合、うつ病の合併がない限り、そこに境界性障害の存在を考えた方がよいと思われるからである。

（和久津里行、牛島定信）

■ 文　献 ■

1) Kreitman N, Philip A, E. Greer S, et al：Parasuicide. Brit J Psychiat 115：746-747, 1969.
2) 牛島定信：力動精神医学における人格障害の位置づけ．精神経誌 103：142-147, 2001.
3) Schneider K：Die psychopathischen Persoenlichkeiten, 4 Aufl. F Deutcke, Wien, 1950（懸田克躬, 鰭崎 轍（訳）：精神病質人格．みすず書房, 東京, 1954）
4) American Psychiatric Association：DSM-IV Diagnostic and Statistic Manual of Mental Disorders. Washington DC, 1980（高橋三郎, 大野　裕, 染谷俊幸（訳）：精神障害の診断・統計マニュアル. 医学書院, 東京, 1994）
5) Roy A：Suicide. Comprehensive Textbook of Psychiatry, Vol. VI, Kaplan HI（eds）, pp 1739-1752, Williams & Wilkins, Baltimore, 1995.
6) Runeson B, Beskow J：Borderline personality disorder in young Swedish suicides. J Nerv Ment Disease 179：153-156, 1991.
7) 八田耕太郎, 高橋丈夫, 山城尚人, ほか：救命救急センターの自殺企図患者における抑うつ状態の鑑別．精神科治療学 13：191-195, 1998.
8) 岸　泰宏, 黒澤　尚：救命救急センターに収容された自殺者の実態のまとめ．医学のあゆみ 194：589-590, 2000.
9) 鈴木博子：大学病院精神科の時間外診療における自殺企図者の実態．医学のあゆみ 194：541-544, 2000.
10) 柳橋雅彦, 安田聖子, 井上俊宏, ほか：精神科時間外外来を受診した自殺企図患者の検討．臨床精神医学 22：1737-1745, 1993.
11) Pilip AE：Traits, attitudes and symptoms in a group of attempted suicides. Br J Psychiat 160：475-482, 1970.
12) Overstone IK：Spectrum of suicidal beheiours in Edinburgh. Br J Prev Soc Med 27：27-35, 1973.
13) Casey PR：Personality disorder and suicide intent. Acta Psychiatr Scand 79：290-295, 1989.
14) Mehlum L, Friis S, Vaglum P, et al：The Longitudinal pattern of suicidal behaviour in borderline personality disorder；a prospective follow-up study. Acta Psychiat Scandinavica 90：124-130, 1994.
15) Soderberg S：Personality disorders in parasuicide. Nordic J Psychiat 55：163-167, 2001.
16) 青山慎介, 白川　治, 保坂卓昭, ほか：1精神科診療所における20年間にわたる自殺症例の検討．精神医学 44：685-691, 2002.
17) 牛島定信：境界例の臨床．金剛出版, 東京, 1993.
18) Kernberg OF：Borderline Condition and Pathological Narcissism. Jason Aribson, New York, 1975.
19) Masterson JF：Treatment of Borderline Adolescent. Wiley-Interscience, New York, 1972.
20) Waldinger RJ：Assessing borderline personality. Medical Aspects of Human Sexuality 20：76-88, 1986.
21) Gunderson JG：Borderline Personality Disorder. American Psychiatric Press, Washinton, DC, 1984.
22) Soloff PH, LIs JA, Kelly Y, et al：Risk factors for suicidal behavior in borderline personality disorder. Amer J Psychiat 151：1316-1323, 1994.
23) Gardner DL, Cowdry RW：Suicide and parasuicide behavior in borderline personality disorder. Psychiatric Clinics of North America 8：389-403, 1985.
24) Akiskal HS：Subaffective disorders；dysthymic, cyclothymic and bilpolar II disorder in borderline realm. Psychiatric Clinics of North America, 4：25-41, 1981.
25) Siver LJ, Davis KL：A psychological perspective on the personality disorders. American Journal of Psychiatry 148：1647, 1991.
26) Friedman RC, Aronoff MS, Clarkin JF, et al：History of suicidal behevior in depressed borderline patients. American Journal of Psychiatry 140：1023-1026, 1983.
27) Fyer MR, Frances AJ, Sullivan T, et al：Suicide attempts in patients with borderline personality disorder. American Journal of Psychiatry 145：737-739, 1998.

28) Kelly TM, Soloff PH, Lynch KG, et al：Recent life events, social adjustment and suicidal attempts in patients with major depression and borderline personality disorder. Journal of Personality Disorders 14：316-326, 2001.
29) Kullgren G：Factors associated with completed suicide in borderline personality disorder. Journal of Nerv Mental Disease 176：40-44, 1988.
30) Kjellander C, Bongar B, King A：Suicidability in borderline personality disorder. Crisis 19：125-135, 1998.
31) Waldinger RJ：Intensive psychodynamic therapy with borderline patients；An overview. American Journal of Psychiatry, 144：267-274, 1987.
32) American Psychiatric Association：Practice guideline for the treatment of patients with borderline personality disorder. American Journal of Psychiatry 158(Suppl)：24, 2001.

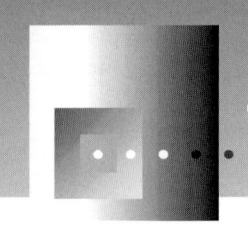

一般病棟における希死念慮・自殺企図

●●●● はじめに

■希死念慮

　一般に身体疾患に罹患すること自体は、自殺企図や希死念慮の重大な危険因子に数えられている[1)-3)]。しかし、自殺企図や希死念慮は、うつ病の症状の1つであり、うつ病と関係なく身体疾患患者に自殺企図や希死念慮がみられることの方がむしろ稀である。実際、岸らの調査によれば、急性期の身体疾患に合併したうつ病患者の約25%に希死念慮がみられたという[4)]。さらに、うつ病が軽快すれば希死念慮も消失すると報告されている[5)]。そこで、本稿では、まず身体疾患患者にみられるうつ病の頻度と特徴を明らかにして、それに対する対応について述べる。

■うつ病

■■ 1. 身体疾患患者のうつ病合併率

■うつ病の合併率

　身体疾患患者にみられるうつ病の合併率を検討する場合、どの時点でどんな方法を用いて評価されたかが問題となる。例えば、疼痛を有する患者の場合、急性期においては不安が中心となるが、慢性期(慢性疼痛)になれば、抑うつ症状が中心となる。冠動脈バイパス手術の場合、手術を受ける以前は不安症状が主であるが、術後抑うつ(post-operative depression)が最も一般的にみられる症状である。また身体的な外傷を受け、機能障害を有する患者の場合、ショックから否認、否認から抑うつ反応、抑うつ反応から自立に対する反応、自立に対する反応から適応というプロセスをとるといわれている。このようなプロセスは、がん告知から受容へのプロセスも同様であり、どの時点を評価するかによって、当然うつ病の合併率は異なるだろう。方法論上の限界は否めないが、これまでの報告をまとめてみる[6)]。

　心筋梗塞後にうつ病が合併することはよく知られている。Hanceら[7)]は、200名の心筋梗塞患者を面接したところ、その17%に大うつ病、別の17%に軽度のうつ病がみられた。その後1年間経過観察したところ、大うつ病患者の約半分は軽快しないままか再発し、軽度のうつ病患者の約半分が大うつ病に発展したことを報告している。

　また米国糖尿病学会編の「糖尿病診療のための臨床心理ガイド」[8)]によれば、糖尿病における大うつ病障害の頻度は15〜20%で、一般人口の約3倍であることが指摘されている。

　神経疾患患者でもうつ病はしばしば合併し、Coleら[9)]は外来通院中のパーキンソン病患者の13%にうつ病、10%に気分変調性障害がみられたことを報告している。

さらに、吉邨ら[10]の総説によれば、ほとんどの内分泌疾患患者で精神疾患合併率は高く、例えばクッシング症候群では62%がうつ病と診断でき、甲状腺機能障害では未治療のバセドウ病で69%、機能低下症で40%がうつ病であったという。

また、更年期障害のための産婦人科を受診した患者のうち構造化面接によれば、56%になんらかの精神科診断がついたことが報告されている。最も多い精神疾患はうつ病で、全体の26%であったという[11]。

脳血管障害後にうつ病がしばしば合併することはよく知られている。Atromら[12]は急性期には25%が大うつ病を合併するといい、Robinsonら[13]は27%が合併すると報告した。また、継時的にみるとAtromら[12]は3年目でも、まだ大うつ病の合併率は29%であったことを報告している。青木ら[14]は脳血管障害や脊髄損傷後のリハビリテーション患者の43%になんらかの精神疾患がみられたと報告し、全体の35%が大うつ病であったと述べている。

■がん患者

がん患者の場合、50名のがん患者と50名の良性疾患患者に対してDSM-IVに基づく構造化面接を行った結果、がん患者の28%、良性疾患患者の30%にうつ病がみられたという報告がある[15]。また、耳鼻科病棟に入院中の患者100名（50名は良性、50名は悪性疾患に対して、同様の調査を行った結果、うつ病は良性疾患の1名、悪性疾患の9名にみられたと報告されている[16]。さらに、血液・造血器系悪性疾患患者の約29%に精神疾患が合併し、その種類はうつ病や適応障害であると報告されている[17]。

他の研究でもほとんど同様の結果で、福江らは乳がん患者の42%に精神疾患が合併していると報告し、Okamuraら[18]は再発乳がん患者の43.2%に精神疾患が合併し、6.8%がうつ病、36.4%が適応障害であることを報告し、小細胞肺がんを除く進行性肺がん患者でも同様の面接を行い、その14.4%に精神疾患が合併し、1.0%がうつ病、13.4%が適応障害であることを報告した[19]。

■うつ病の有病率
■終末期患者
■せん妄

つまり諸外国の報告を含め、うつ病の有病率はがんの全病期を通じて10～20%という報告が多く、適応障害を含めるとがん患者の30～40%に抑うつがみられると報告されている。さらに、皆川ら[20]は緩和ケア病棟での終末期患者に対して同様の研究を行い、約66%に精神疾患が合併し、最も多い診断はせん妄や痴呆などの器質性精神疾患であることを報告している。

総じて、がん患者の30～40%にはうつ病・適応障害などがみられ、終末期になると、せん妄などの器質性精神疾患が加わるため、その有病率は70%にまで増加することになる。

表1には、主な身体疾患にみられるうつ病の有病率をまとめた[21]。悪性疾患でも良性疾患でも、身体疾患患者に精神的ケアが必要とされるのは、このような高いうつ病（抑うつ気分を呈する適応障害を含む）の合併率が示されているからである。

表 1. 身体疾患にみられるうつ病の有病率

身体疾患	有病率(%)
がん	20〜38
慢性疲労症候群	17〜46
慢性疼痛	21〜32
冠動脈疾患	16〜19
クッシング症候群	67
痴呆	11〜40
糖尿病	24
てんかん	55
血液透析	6.5
HIV 感染	30
ハンチントン舞踏病	41
甲状腺機能亢進症	31
多発性硬化症	6〜57

2. 一般病棟での対応

■一般病棟
■希死念慮

　そこで、まずは一般病棟に入院中の患者に希死念慮が疑われたときの、医療スタッフの対応について箇条書き的に説明する。

1　希死念慮についての質問は避けない

　一般に精神科以外の科では、希死念慮についての問診を回避する傾向が強い。それについて質問することが、患者の潜在的な希死念慮を意識化させてしまい、自殺企図に至らせてしまうのではないかと危惧するためである。しかし、希死念慮を有した患者は、希死念慮についての質問に対して「よく訊いてくれた」という安心感を抱き、救われたような気持ちになるものである。だから、医療者は企図後の患者に対しても、それをじっくり質問していかなければならない。具体的には、「〇〇さん、元気がない感じですね？」「気分がすぐれないですか？」「病気のことが心配ですか？」「病気のことを考えると、もうどうなっても構わない、というような気持ちになりますか？」「時々は、もう死んでもかまわないなんて思ったりしますか？」「もう死んでもかまわないとよく思いますか？」「もう死んでもかまわないといつも思いますか？」「今でも思っていますか？」「実際に自殺する手段まで考えていますか？」などと順番に質問していくのである。その際、患者自身は、希死念慮をもっていること自体に罪悪感を感じているので、そのような気持ちになってしまうのは「うつ病」という病気のせいであって、決して自分を責めてはいけない、というメッセージが患者に伝わるようにすべきである。

2　患者の気持ちをわかり過ぎてはいけない

　一般科の主治医や看護師は、落ち込んでいるようにみえる患者のことを、「こんな

病気になったのだから、少しくらい元気がなくても、食欲がなくても仕方がない」とわかってあげすぎる傾向がある。主治医やプライマリ・ナースにとっては、自分の受け持ち患者が精神科の病気まで合併しているとは思いたがらない傾向があるのはわかる。しかし、患者の気持ちを理解したり受容することと、この「わかってあげ過ぎる」ことはまったく異なるのである。

うつ病は診断さえ誤らなければ、薬物療法によって確実に治る病気であるが、病気として診断されて治療されないと、入院期間がいたずらに延長し、暗い毎日を過ごすことになり、患者のQOLは著しく損なわれることになる。だからこそ、正しい診断が必要なのである。

■QOL

3 うつ病を的確に診断すべきである

通常、うつ病は表2に示した症状について問診していくことにより、比較的簡単に診断できる。しかしこのうち、「3、身体症状」は、もとの身体疾患やその治療薬の副作用の症状と重なる部分があり、これを重視し過ぎると、うつ病でないのにうつ病と診断してしまうことになる。つまり、うつ病に関して擬陽性が生じてしまう

■うつ病の診断

表 2. うつ病の診断

1	抑うつ気分 （憂うつ、淋しい、悲しい、孤独だ、など）
2	精神運動性抑制 ・精神機能の抑制(頭がスッキリしない、考えがまとまらない、物忘れが多い、覚えられない、集中力がない、持続力がない、など) ・運動性の抑制(何をするのも億劫、何もする気になれない、など)
3	身体症状 （食欲不振、体重減少、疲れやすい、肩凝り、頭重感、不眠、便秘、など）

表 3. DSM、Cavanaugh および Endicott のうつ病診断基準項目

		DSM 診断基準	Cavanaugh 診断基準	Endicott 診断基準
1	抑うつ気分	○	○	○
2	興味・喜びがない	○	○	○
3	体重の増減または食欲の増減	○		
4	不眠または睡眠過多	○		
5	精神運動制止または焦燥	○	○	○
6	易疲労性または気力減退	○		
7	無価値観または罪悪感	○	○	○
8	思考力・集中力の減退または決断困難	○	○	
9	希死念慮	○		○
10	身体機能に比べ日常生活が劣ったりケアに参加しない		○	
11	心配あるいは抑うつ的な表情			○
12	ひきこもりまたは会話数の減少			○
13	くよくよ悲観的			○
14	簡単には反応しない			○
	うつ病の診断	9項目中5項目以上 （1、2は必須）	7項目中5項目以上 （1、2は必須）	9項目中5項目以上 （1は必須）

ことになる。そのため、この身体症状に関する項目を除外したり、他の精神症状に置き換えた診断基準も工夫されている。**表3**には、うつ病の代表的な操作的診断基準DSM(Diagnostic and Statistical Manual of Mental Disorders)を示し、CavanaughおよびEndicottによって修正された診断基準項目を示した[22]。

■操作的診断基準DSM

4 希死念慮を有するうつ病の治療は専門家に任せる

最近では副作用の少ない抗うつ薬が数多く開発されたので、うつ病の治療は一般科でも十分に可能になってきた。しかし、依然として原則として、希死念慮を有するうつ病と、妄想を有するうつ病(心気妄想・罪業妄想・貧困妄想・微小妄想はうつ病の四大妄想である)は、精神科に依頼した方がよいと思われる。また、うつ病の自殺は、治りかけた頃に多いということは言い古されたことであるが、臨床的にはとても重要である。

3. 自殺企図後の一般病棟での対応

次に二次・三次救急施設では、自殺企図の患者が搬送されることがあり、そのほとんどのケースは身体的な治療のためにも一旦は一般科の病棟に入院するので、そこでの対応についても述べる。

1 自殺企図では全例、精神科にコンサルトする

自殺企図に関しては、それが軽はずみの自殺であろうと、搬入された直後から明るい表情であったとしても、全例、精神科にコンサルトするようにしなければならない。しかし、わが国の総合病院には、その46%にしか精神科が設置されていない。企図後できる限り早く精神的な診察が必要であること、退院後になって他の精神科の病院やクリニックを受診するのにはかなりの勇気や動機づけがないと難しいこと、などからやはり常勤の精神科医、あるいは少なくとも非常勤の精神科医くらいは救急施設を有した総合病院にはほしいものである。もしそれが不可能なら、少なくとも紹介できる精神科クリニックなどが近隣にあったり、非常時には往診してもらえるような精神科医を確保して頂きたい。

■総合病院

2 患者のメッセージを否認してはいけない

自殺企図者は、自殺の直前に医療者と接触していることが多いという事実がある。何かのメッセージを主治医に伝えようとしていたわけであるが、医療者の側に、患者の希死念慮を無意識的に否認しようとする心理機制がある。だから、自殺企図後に患者がカタルシスなどによって一見、明るくみえ、「もうしませんよ」と自ら口にしたり、医療者の「こんな馬鹿なことはもう二度としちゃダメだよ」という説得に明るく「ハイ」と答えるような場合には、医療者側が無意識的に抱いている再企図

■カタルシス

への不安感はかき消されてしまうことになる。医療者が心のどこかで、「ちょっと危ないなあ」とか「また、やるような気がする」と思っていたとしても、カタルシス後の患者の明るさがその不安を否認させてしまうのである。

3 じっくり話を聞いてあげなければならない

　死、特に自殺は医療者にとっても不快で嫌なテーマである。だから、自殺企図者に対してはできるだけ表面的な部分で、できるだけ明るく接していたいという心理機制がある。だから静かなところで、自殺に至った背景を聞いていくのは、自分自身にとっても不快であるし、何よりも、患者を内省させ後悔させ、再企図への方向に導いてしまうような不安感を抱いてしまいがちである。しかしやはり、患者に最初に遭遇するスタッフはそのような無意識的な心理機制を自己分析し、患者や家族に接していかなければならない。

■心理機制

　次に、自殺企図に至った経緯についてもできる限り聞くようにする。直後の興奮した状態では無理かもしれないが、まずは付き添ってきた家族や友人から自殺企図に至る背景を聴取しておき、必ず患者からも聞いておく必要がある。患者にとっては、医療者の専門性よりも、まずは自分を助けてくれた医療者であるため、患者にとっては話を聞いてもらうことによって初めて安心できるはずの絶好の機会である。わずかな時間でもかまわないから、患者と1対1になり話を聞き、面接の終了時には、「そのことはみんなで考えていこう」と保証することが必要である。これが「危機介入」であり、これがうまくいくと、患者は「初めてわかってもらえた」という安心感が得られるものである。

■危機介入

4 個人的な偏見を入れてはいけない

　そして、話を聞くときに一番大事なことは、自殺企図は極めて個人的な問題から派生しているわけであるから、患者の言葉を即座に否定したり、単純に戒めたり励ましたり、といった表面的で独りよがりな価値観からの反応は慎むことである。さらに、説得や説法といった態度も慎むべきである。そのことで、自殺企図率が低下したという研究報告はどこにもない。一方で、企図者は意識的にも無意識的にも、自殺企図に関連した罪悪感を有しているため、「なぜ死のうとしたんだ」という意味の話し方は避け、むしろ「みんなに迷惑をかけて、という気持ちはあるかもしれないが……」という意味の言葉をはっきりと言語化して罪悪感を明確化してあげるべきである。

■罪悪感

5 現在の希死念慮についても頻繁に質問する

　さらに、現在における希死念慮についても頻繁に質問していった方がよい。希死念慮については日々変化するのも理由の1つであるが、入院中の再企図は絶対に避けなければならないからである。一般に精神科以外の科では、希死念慮についての

■希死念慮

問診を回避する傾向が強いことは既に述べた。搬入されて処置後に精神安定剤などによって熟眠できた翌朝には、患者の精神状態はかなり安定することが多いが、そのようなときでも希死念慮については否認せずに質問していかなければならない。

●●●おわりに

希死念慮や自殺は一般科の医療スタッフにとっては、なるべく遠ざかっていたい言葉である。自分の受け持ち患者が希死念慮どころか、うつ病を合併していることさえも否認したいのはごく自然な反応である。しかし、本稿では受け持ち患者の3人に1人には軽症を含めてうつ病が合併していること、うつ病は治る病気だから正確な診断が必要なこと、希死念慮についての質問はむしろ患者を安心させること、自殺企図患者に対して個人的な価値観や偏見で接しないことなどを述べた。自殺は社会的な問題である。身体疾患に罹患すること自体が自殺の危険因子になっていることを考えると、私たちは今一度、身体疾患患者に対して、うつ病とか希死念慮という観点から考え直さなければならない。

(保坂　隆)

■希死念慮
■うつ病

■文献■

1) MacKenzie TB, Popkin MK：Suicide in the medical patients. International J Psychiatry in Medicine 17(1)：3-22, 1987.
2) Kontaxakis VP, Christodoulou GN, Marveas VG, et al：Attempted suicide in psychiatric outpatients with concurrent physical illness. Psychother Psychosom 50：201-206, 1988.
3) Bostwick JM：Suicidality. in Textbook of Consultation-liaison psychiatry. Second edition, Rundell JR, Wise MG (eds), p 218-220, American Psychiatric Press, Washington DC, 2002.
4) Kishi Y, Robinson RG, Koiser JT：Suicidal ideation among patients with acute life-threatening physical disease. Psychosomatics 42：382-390 2001.
5) 岸　泰宏：希死念慮のあるうつ病．今日の治療 9：1141-1144, 2001.
6) 保坂　隆, 小島卓也：身体疾患患者にみられる精神疾患合併率．総合病院精神医学 12：189-193, 2000.
7) Hance M, Carney RM, Freedland KE, et al：Depression in patients with coronary heart disease. A 12-month follow up, Gen Hosp Psychiatry 18：61-65, 1996.
8) 米国糖尿病学会(編)：糖尿病診療のための臨床心理ガイド．中尾一和, 石井　均(監訳), p 157-167, メジカルビュー社, 東京, 1997.
9) Cole SA, Woodard JL, Juncos JL, et al：Depression and disability in Parkinson's disease. J Neuropsychiatry Clin Neurosci 8：20-25, 1966.
10) 吉邨善孝, 宮岡　等：内分泌・代謝疾患とうつ病．臨床精神医学 28：157-162, 1999.
11) 室岡　守, 早川達郎, 富山三雄, ほか：婦人科と精神科の連携による更年期障害の臨床的研究．精神科治療学 14：877-881, 1999.
12) Atrom M, Adolfson R, Asplund K：Major depression in stroke patients- A 3-year longitudinal study. Stroke 24：976-982, 1993.
13) Robinson RG, Starr LB, Lipsey JR, et al：A two-year longitudinal study of post-stroke mood disorders；dynamic changes in associated variables over the first six months of follow-up. Stroke 15：510-517, 1984.
14) 青木孝之, 渡辺俊之, 保坂　隆, ほか：リハビリテーション科患者の精神科的評価．総合リハ 22：763-765, 1994.
15) Hosaka T, Aoki T：Depression among cancer patients. Psychiatry Clin Neurosci 50：309-312, 1996.
16) Hosaka T, Awazu H, Aoki T, et al：Screening for adjustment disorders and major depression in

otolaryngology patients using the Hospital Anxiety and Depression Scale. Intern J Psychiatry Clin Practice 3 : 43-48, 1999.
17) Hosaka T, et al : Emotional states of patients with hematological malignancies ; Preliminary study. Jpn J Clin Oncol 24 : 186-190, 1994.
18) 福江真由美, 内富庸介 : 患者心理のがんの臨床効果に及ぼす効果. がん治療と宿主 6 : 153-158, 1994.
19) Okamura H, Akechi T, Kugaya A, et al : Depression in patients with advanced cancer. In Current perspectives and future directions in palliative medicine, Eguchi K, Klastersky J, Feld R (eds), p 67-76, Springer-Verlag, Tokyo, 1998.
20) 皆川英明, 内富庸介 : 終末期がん患者の精神疾患罹患率に関する報告. 第 7 回日本総合病院精神医学会, 1994.
21) Rundell JR, Wise MG (Eds) : Textbook of Consultation-Liaison Psychiatry. American Psychiatric Press, Washington DC, 1996.
22) 福西勇夫, 保坂 隆, 堀川直史, ほか : 身体疾患患者にみられるうつ病の診断学的問題 ; 特に身体症状の特異性の欠如について. 総合病院精神医学 11 : 153-160, 1999.

精神病院における自殺
―統合失調症患者の自殺を中心にして―

●●●はじめに

■死因統計

　1997年の死因統計[1]によれば、精神障害が全自殺に占める割合は18.9%である。自殺をいかに防止するかという問題は、精神科治療の最も重要な課題の1つである。とりわけ最も手厚い治療を受けるべき入院患者の自殺は、治療にかかわる者に言いしれぬ無力感と後悔の念を生じさせる。精神病院での自殺に関して、Steblaj Aら[2]はその論文で、すべての自殺のおよそ5%が精神病院内で起こっていると述べている。さらに、最近のいくつかの研究が、自殺の危険因子の1つに統合失調症の罹患を挙げている[3)-5)]。また単科精神病院で入院治療をしている患者の多くは統合失調症患者である。したがってここでは、精神病院での入院治療に関連した自殺の実態とその予防について、統合失調症患者に焦点を当て、われわれが行った調査研究[6)7)]を中心にして、最近の諸研究による知見も交えながら述べることにする。

■自殺の危険因子
■統合失調症
■単科精神病院

■■■1. 自験例による精神病院における自殺の実態

　われわれの研究は、単科精神病院に入院治療中ないし退院後外来通院中に自殺既遂に至った統合失調症および分裂感情障害（診断はいずれもDSM-III-Rによる）の患者80名（男性61名、女性19名）を対象とした。また、これらの自殺群と性および罹病期間を統制した統合失調症患者80名を対照群として、両群を比較検討した。なお、自殺企図の既往のある者は対照群から除外した。

─a─ 年齢、罹病期間

■自殺時の年齢

　自殺時の年齢は、10歳代から60歳代にわたっていて、平均年齢は36.2±12.1歳であった。年齢分布をみると、20歳代が最も多く、30歳代、40歳代と続いている。年齢分布に性差は認められなかった。発病から自殺に至る期間の分布を図1に示す。

■平均罹病期間

　平均罹病期間は11.4±10.2年であった。

─b─ 自殺既遂時の治療環境、自殺場所

■自殺時の治療形態
■自殺の場所

　自殺時の治療形態は、入院治療中が38名、外来通院中が42名であった。入院患者の治療環境については、38名中22名が開放病棟、16名が閉鎖病棟入院中であった。自殺の場所は、病院の敷地外が23名、敷地内が15名で、敷地内の場所は、隔離室内が4名、病棟内の洗面所が3名、病室内が4名、その他4名であった。敷地外で自殺した者のうち、許可を取った外泊中の自殺が8名、無断離院が11名であった。また、外来通院中の患者のうち11名が自宅で自殺をしていた。

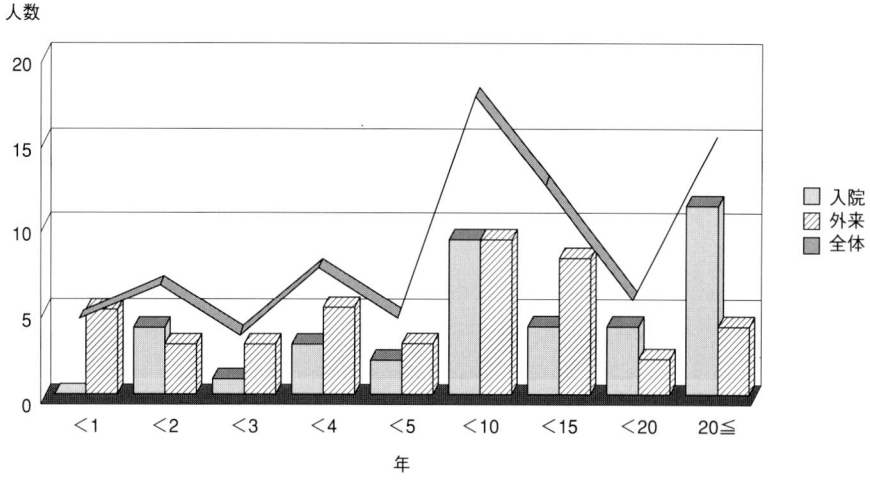

図 1. 発症から自殺までの期間

表 1. 自殺手段

	外来患者	入院患者	全体
致死性の高いもの			
縊首	6	21**	27
飛び降り	15	10	25
列車への飛び込み	3	2	5
焼身	1	2	3
入水	1	0	1
電気ショック	1	0	1
致死性の低いもの			
切傷	2	1	3
過量服薬	4	1	5
ガス	5*	0	5
不明	5	0	5

*p<0.05　**p<0.01

c 自殺手段

表1に自験例における自殺手段を示す。一般的に致死性が高いとされる縊首と投身が全体の65%に達している。外来通院患者ではガスによる自殺が多い。隔離室内での自殺はすべて縊死であった。また自殺の手段に性差は認められなかった。

d 自殺念慮の有無、自殺企図の既往

自殺群では、全体の67.5%に自殺念慮が存在していた。自殺企図の既往は全体の43.8%に認められた。また、自殺者の中で、遺書ないしそれに類似したものを残した者は、6名に過ぎなかった。

e 自殺徴候の有無

これについては、自殺直前に明らかな状態の変化が観察されていたか、あるいは診療録に自殺の危険性を予測するような記載があるかを調査した。あくまで遡及的な検索ではあったが、約30%の症例になんらかの兆候が認められていた。

自殺直前の状態変化としては、まず第一に、幻覚・妄想などの精神病症状の再燃

■死を強要する　が挙げられる。また、「死を強要する幻聴」の存在が自殺の直接的な誘因であると考
　幻聴　　　えられる症例が2例認められた。自殺の直前に、自傷行為や自殺企図あるいは自殺
　　　　　　念慮の高まりが認められた者も少なくなかった。一方、少数ではあるが、症状が鎮
　　　　　　静化し退院や復職を考えている最中の自殺もあった。

f 自殺時の生活状況

■単身生活者　単身生活者は全体の21%で、入院患者に多い傾向が認められた。生計は本人以外
　　　　　　の収入に依存している者が多く、全体の80%に及んだ。自殺者本人が主たる生計者
　　　　　　である比率は、外来患者が入院患者に比較して有意に多かった。自殺時の婚姻状態
　　　　　　については、未婚者が圧倒的に多く、就労状況は、外来群で68.3%が、入院群では
　　　　　　81.8%が無職であった。

g 外来通院中の自殺者における入院の既往と通院状況

42名中34名に過去1回以上の入院歴を認めた。平均入院回数は、男性が2.7±1.5回、女性が3.1±2.0回で両者に有意の差は認められなかった。自殺直前の外来通院状況をみると、74%が規則的に通院していた。

h 最終退院から自殺までの期間、最終外来通院から自殺までの期間

最終退院から自殺既遂までの平均期間は、35.3カ月で、退院後1カ月以内の自殺が全体の15%、1年以内が56%であった。また最終外来通院から自殺既遂までの期間は平均11.7日であり、約60%が10日以内に自殺していた。

i 自殺時の入院回数、最終入院の期間

入院群の平均入院回数は4.0±3.9回で、そのうち、初回入院が26.3%、2〜5回が52.6%、6〜10回が15.8%、11回以上が5.3%であった。最終入院期間の平均は、42.6日で、1カ月以内に全体の26.3%が、1年以内に57.9%が、そして5年以内に
■長期入院者の　81.6%が自殺していた。一方、6年以上の長期入院者の自殺も18.4%に達した。
　自殺

j 生活上の出来事(life events)

■生活上の出来　80名中40名に、自殺の1年以内になんらかの非日常的な生活上の出来事が起
　事　　　　こっていた。具体的には、失業、退学、重篤な病気への罹患、対人関係の重大な問
　　　　　　題、親族の死などであったが、これらは対照群に比較して有意に多かった。

k 統計的に抽出された自殺の危険因子について

■陽性陰性症状　自殺群と対照群について、人口統計的変数、陽性陰性症状評価尺度(PANSS)に
　評価尺度　　よる遡及的な症状評価などによって自殺の危険因子の予測を行った。その結果、表
　(PANSS)　　2に示すような自殺と密接に関連するいくつかの因子が取り出された。
　　　　　　まずPANSS以外の変数についてみると、「同胞順位が中間子であること」「波状
　　　　　　経過をとること」「精神的解体に関する不安をもつこと」「死を強要する幻聴の存在」
　　　　　　「自殺念慮の存在」「過去1年間に生活上の出来事を経験していること」が、自殺群
　　　　　　では対照群に比較して有意に多かった。PANSSによる評価で対照群と有意の差が
　　　　　　認められた項目は、「敵意 Hostility」「情動の平板化 Blunted affect」「情緒的ひき
　　　　　　こもり Emotional withdrawal」「不安 Anxiety」「罪責感 Guilt feeling」「緊張

表 2. 自験例からみた自殺の危険因子

・同胞順位が中間子である
・経過が波状型である
・死を強要する幻聴が存在する
・自殺念慮が存在する
・精神的解体に関する不安が存在する
・過去 1 年以内に Life events が存在する
・PANSS による評価(自殺群の得点が高いもの)
　　敵意(hostility)
　　不安(anxiety)
　　罪責感(guilt feeling)
　　緊張(tension)
　　抑うつ(depression)
　　衝動性の調節障害(poor impulse control)

Tension」「抑うつ Depression」「意志の障害 Disturbance of volition」「衝動性の調節障害 Poor impulse control」の 9 項目であった。このうち、「感情の平板化」「情緒的なひきこもり」「意志の障害」の 3 項目については、対照群の得点が有意に高いという結果が得られた。すなわちこれら 3 項目は自殺に対する阻止因子として働いていると考えられる。

■自殺に対する阻止因子

2. 自殺の防止に関係する諸問題

　自殺の兆候を早期に掴み、適切な手段を講じることによって自殺を未然に防止することは臨床家に課せられた大きな課題である。先に述べたように自殺者の 30％強になんらかの兆候が認められた。しかしこれはあくまで遡及的な結果であり、実際に自殺を予見するためには、さまざまな困難を伴う。この章では、自殺と関連するいくつかの要因を取りあげ、最近の研究成果をも踏まえて、自殺防止に関する諸問題を考えてみたい。

■自殺の兆候

1　疾患の経過と自殺の関連について

　罹病期間と自殺の関連については、これまで、発症初期ないし急性幻覚妄想状態のもとでの自殺が多いとされてきたが、近年、慢性状態にある患者の自殺が増加していることが指摘されている。自験例でも発症後 20 年以上経過した症例が全体の 19％に達していた。一方、図 1 に示したように発症後比較的早期の症例も多く、Heila H ら[8]の指摘するように、自殺は疾患の経過のあらゆる段階で起こりうると考えておかなければならない。慢性期患者の自殺が増加した理由に関しては、山上[9]が、薬物療法の発展と関連して説明している。

■薬物療法の発展

　笠原[10]はかつて、疾患の経過において、急性期から慢性期に移行する時期に自殺が起きやすいことを指摘した。自験例でも発症 5 年から 10 年の時期に自殺のピークがあった。したがって、急性期の動揺が一応終息し、慢性段階に移行する時期は、自殺の危険ゾーンとして特に注意を払わなければならない。

■自殺の危険ゾーン

2 自殺の手段、場所などについて

　自殺の手段に関しては、自験例では**表1**に示したようであるが、諸外国の報告でも大きな違いはないようである。例えば、Blain PA ら[11]のイギリスでの実態を報告した論文では、縊首と高所からの飛び降りが全体の64％に達している。一方、服薬による自殺企図は縊首や飛び降りに比較して一般に致死性が低いと考えられている。実際に、大量服薬が、周囲の注目を自分自身に集めるための操作的、演技的な行為であることも少なくない。しかし、客観的にはとうてい致死量に達しない量を服用していても、それは薬物についての知識の乏しさに拠るもので、死に対する意志は非常に強い場合もある。こうしたことから、自殺未遂者が再び自殺を決行する可能性に関しては、手段の客観的な致死性とともに、自殺企図者の「死への意志の強さ」を慎重に評価しなければならない。

■死への意志の強さ

　入院患者の自殺場所に関しては、上島[12]は、屋外が多いが、トイレや洗面所などの人目につきにくい場所での自殺も少なくないと述べている。最も細心の注意を払うべき隔離室内での自殺既遂についても、数は多くはないが報告されている[12)13]。さらに自殺は、準夜帯や深夜帯の人手の少ない時間、あるいは勤務交代時で病棟全体に注意が行き渡らない時間などに多い。したがって自殺の危険性があると思われる患者に対しては、こうした時間帯においても常に注意を怠らないことが必要である。

　平山[14]は、外泊、無断離院など、それまで医療従事者の監視下にあったものが解放され自由になった直後に自殺することが多いことを指摘している。自験例では、入院例の50％が外泊中ないし無断離院をして自殺している。この点については、外国でも同じような傾向が指摘されている。例えば、Shah A ら[3]は、メルボルン大学精神科病棟で21年間に自殺した62例中40％以上が無断離院中であったと報告している。また、Lloyd GG[15]は、対象とした27例中13例が無断離院中の自殺であったと述べている。したがって、自殺の危険が予測される患者の場合は特に、無断離院の防止について十分配慮する必要がある。同様に、外泊許可に先立って個々の患者について、自殺の危険性を注意深く吟味しなければならない。

■無断離院

3 治療環境の変化と自殺の関連について

■治療環境の変化

　外来治療から入院治療へ、あるいは退院して外来通院へといった治療環境の変化は、自殺と密接に結びついている。自験例では、入院後1カ月以内に38例中10例（26.3％）が既遂している。

　入院直後を危険ゾーンとする報告は多く、例えば、Copas J ら[16]は、入院後1週間が最も危険であるとし、Blain PA ら[11]も、報告した50例のうち3分の1以上が入院後1週間以内の自殺であり、また自殺時の入院回数では、初回入院が4分の1以上を占めていると述べている。初回入院で入院直後は、患者の把握が十分でないといった治療者側の事情がある。さらに、患者が慣れ親しんだ生活空間から疎外さ

れるという入院それ自体のもつ自殺に対する潜在的な危険性も十分考慮しなければならない。

　退院直後に自殺の危険ゾーンがあることを指摘する研究も少なくない。例えば、Goldacre Mら[17]は、入院治療からの退院後最初の28日間の自殺率が非常に高いと述べ、McKenzie Wら[18]も、精神病院をかつて退院した77症例の自殺例の検証により、4分の1が精神科入院治療後に自殺し、そのうちの4分の1が退院後3週間以内に起こっていることを報告している。自験例でも退院後1カ月以内に15%が自殺している。したがって、退院後早期は患者の状態を十分観察し、自殺の徴候の把握に努めなければならない。最終外来通院日から自殺までの期間については、自験例では平均11.7日であったが、安田[19]の報告では13.8日であり、最終受診日の直後に自殺する傾向が高い。自験例からもわかるように、患者の多くは規則的に通院している。安田が指摘するように、患者は治療に忠実である反面、外来治療時でも企図直前まで予告徴候や自殺念慮を捉えることは困難な場合が少なくない。

　さらに、長期在院患者の自殺にも留意しなければならない。津村[20]は、統合失調症では入院後5年以上経過した後の自殺が少なくないことに注意を喚起し、病的症状が残存することへの不安、病識の出現、現実に直面することによる将来への不安が自殺と密接に関連していると述べている。自験例でも、危険因子の1つとして、精神的解体への不安が取り出されている。このように、長期入院患者の自殺は、疾病要因に比較して社会心理的要因の影響が大きい。したがって、この時期の自殺の防止は、生活障害をいかに取り除くかということが大きな課題となる。

■社会心理的要因

4　疾病要因による危険因子

　ここでは主として統合失調症患者の自殺の危険因子について、内外の研究のいくつかに目を通しておこう。

　いうまでもなく自殺防止の最も重要な課題は、自殺の予兆を把握し、適切な時期に危機介入することである。われわれの遡及的な調査では、約30%の症例になんらかの兆候が認められていたが、不幸にしてそれが自殺の予防に結びつくことはなかった。Heinlich K[21]は、統合失調症患者を含む入院患者の自殺について、約半数で既遂前になんらかの予兆があったが、個々の症例に即して差し迫った自殺の危険を正しく判断することは困難であると述べている。安田[19]もまた、統合失調症患者の自殺は、他の疾患と比較して、第三者には客観的な葛藤状況が不明なまま行われ、動機自体が明らかでないことが多いことを指摘している。

　それでもこれまで多くの危険因子に関する研究が行われ、かなり共通の結果が得られている。**表3**に最近のいくつかの研究によって取り出された危険因子を挙げておく。これらは**表2**に示したわれわれの結果と大きく異なることはない。したがって、これらの要因が認められる場合には、自殺の危険性を念頭におき、患者の状態の把握に努めなければならない。

表 3. 精神分裂病患者の自殺の危険因子

```
Roy A[22)
    若年男性、急性増悪を伴う慢性経過、うつ病エピソードの既往、うつ病の治療歴抑うつない
    し自殺念慮による入院、抑うつ状態、治療形態の変化の直後、失業
Caldwell CB, et al[23)
    若年男性、頻回の急性増悪を伴う慢性経過
    重篤な精神病理や機能障害をもって入院した直後
    精神機能の解体の現実的認識と将来に対する妄想的ではない評価
    将来の精神的解体に対する不安
    治療への過剰な依存ないし治療に対する信頼の喪失
Dassori AM et al[24)
    うつ病、攻撃性、薬物依存、適応機能の重篤で進行する障害
Hattori T, et al[25)
    家庭内葛藤の存在、離婚ないし失恋、家族の死ないし重篤な疾患
    単身で生活することでの孤独(男性)
    配偶者の死と3世代家族の内部の家庭内葛藤(女性)
Gupta S, et al[26)
    頻回のうつ病エピソード、若年発症、比較的若年での初回入院
```

●●●おわりに

精神病院での治療中に起こる自殺について、統合失調症患者を中心としたわれわれの研究から得られた知見を示し、併せて自殺と関連するさまざまな要因についての諸家の研究を紹介した。自殺を未然に防ぐことがまず第一に必要なことではあるが、不幸にして既遂に至った場合は、その症例についての心理的解剖をきちんと行い、そこから得られる経験を積み重ねていくことが、自殺の防止をはかるうえで非常に重要である。

■心理的解剖

《重要事項》
①自殺は疾患の経過のどの段階でも起こりうる。
②治療環境の変化の直後には自殺の危険性が高まる。
　入院後1カ月以内・退院後1カ月以内が要注意
　規則的に通院していても自殺の予兆を掴むことが困難な場合がある。
③外泊中または無断離院後の自殺が多い。
　外泊許可を出す前には状態を正確に把握しておくことが必要
　無断離院の既往がある患者は注意が必要

《自殺の危険性を評価する際の注意点》
①表面に現れている精神症状や感情状態だけに基づいて評価しないこと
②共感や直感だけに基づいて評価しないこと
③患者がこれまで強く依存してきた援助源を過小評価しないこと
④治療者側に生じた逆転移がもたらす敵意や嫌悪感を過小評価しないこと

(Maltsberger JT[27)による)

(舟橋龍秀)

■ 文　献 ■

1) 国民衛生の動向．厚生の指標 46(臨時増刊)，1999．
2) Steblaj A, Tavcar R, Denovsek MZ：Predictors of suicides in psychiatric hospitals. Acta Psychiatr Scand 100：383-388, 1999.
3) Shah A, Ganesvaran T：Suicide among psychiatric in-patients with schizophrenia in an Australian mental hospital. Med Sci Law 39：251-259, 1999.
4) Huebner-Liebermann B, Spiessl H, Cording C：Patientensuizide in einer psychiatrischen Klinik. Psychiatr Prax 28：330-334, 2001.
5) Roy A, Draper R：Suicide among psychiatric hospital in-patients. Psychol Med 25：199-202, 1995.
6) Tatsuhide F, Ibuki Y, Domon Y, et al：A clinical study on suicide among schizophrenics. Psychiatry Clin Neurosci 54：173-179, 2000.
7) 舟橋龍秀：精神分裂病者における自殺について；その実態と危険因子および予防．医療 55：159-163, 2001.
8) Heila H, Isometsa ET, Henriksson MM, et al：Suicide and schizophrenia：a national wide psychological autopsy study on age-and sex-specific clinical characteristics of 92 suicide victims with schizophrenia. Am J Psychiatry 154：1235-1242, 1997.
9) 山上　皓：精神分裂病者の自殺．臨精医 8：1269-1278, 1979.
10) 笠原　嘉：精神科医のノート．p 50-66, みすず書房，東京，1976.
11) Blain PA, Donaldson LJ：The reporting of in-patient suicides；identifying the problem. Public Health 109：293-301, 1995.
12) 上島国利，津村哲彦，大内美知枝，ほか：精神分裂病者の自殺について；既遂 96 例の分析から．精神医学 23：893-902, 1981.
13) 志村　豁：精神病院における自殺．臨精医 8：1289-1297, 1979.
14) 平山正実：分裂病と自殺．精神経誌 82：769-770, 1980.
15) Lloyd GG：Suicide in hospital；guidelines for privention. J R Soc Med 88：344-346, 1995.
16) Copas J, Robin A：Suicide in psychiatric inpatients. Br J Psychiatry 141：503-511, 1982.
17) Goldacre M, Seagroatt V, Hawton K：Suicide after discharge from psychiatric inpatient care. Lancet 342：283-286, 1993.
18) McKenzie W, Wurr C：Early suicide following discharge from a psychiatric hospital. Suicide Life Threat Behav 31：358-363, 2001.
19) 安田素次：精神分裂病患者の自殺企図について．精神経誌 94：135-170, 1992.
20) 津村哲彦：精神科入院自殺既遂例の検討；自殺状況と前兆について．精神医学 34：773-776, 1992.
21) Heinlich K：入院治療を受けた精神科患者の自殺予見性の問題について．精神医学 33：883-890, 1991.
22) Roy A：Suicide in chronic schizophrenia. Br J Psychiatry 141：171-177, 1982.
23) Caldwell CB, Gottesman II：Schizophrenics kill themselves too；a review of risk factors for suicide. Schizophr Bull 16：571-589, 1990.
24) Dassori AM, Mezzich JE, Keshavan M：Suicidal indicators in schizophrenia. Acta Psychiatr Scand 81：409-413, 1990.
25) Hattori T, Taketani K, Ogasawara Y：Suicide and suicide attempts in general hospital psychiatry；clinical and statistical study. Psychiatry Clin Neurosci 49：43-48, 1995.
26) Gupta S, Black DW, Arndt S, et al：Factors associated with suicide attempts among patients with schizophrenia. Psychiatr Serv 49：1353-1355, 1998.
27) Maltsberger JT：SUICIDE RISK；The Formulation of Clinical Judgment(高橋祥友(訳)：自殺の精神分析．星和書店，東京，1994).

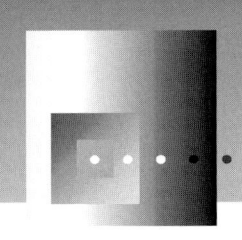

ターミナル・ケアにおける自殺と予防

●●●● **はじめに**

■ターミナル・ケア

「ターミナル・ケア」のターミナルとは、終点、限界などを意味するラテン語のterminusに由来する言葉である。ターミナル・ケアとは、主として末期がんの患者を対象とした終末期の看取りのことであり、従来のような延命治療を目指すのではなく、患者にとってさまざまな苦痛を軽減するとともに家族をも支えることを目的としている。そこでは麻薬による積極的な疼痛緩和や心理的、社会的、spiritualな面から全人的なケアを行い、死に至るまでその人らしく生きられるように援助するという、患者の「生命の質」を考えた取り組みをチーム医療で行っている。このようなケアは患者とその家族を対象にホスピスや緩和ケア病棟で行われるのが理想であるが、現実的には約90％以上のがん患者は一般病棟で最期を迎えている。では、末期がんの患者の苦痛とはいったいどのようなものなのか？

■末期がんの患者の苦痛

このことについては、大きく3つの視点から捉えることができる。

第一は、がんの末期にみられる激しい肉体的な苦痛

第二は、「死に至るまで」の苦しみや、心の葛藤などの心理的苦痛、社会的な苦痛

第三は、自己の存在を失うという「死そのものに対する恐怖」であり、spiritualな苦痛

第一の苦痛については、麻薬の使用法がマニュアル化されるなどがん性疼痛に対する対策は十分図られているが、終末期後期にみられる全身倦怠感、呼吸困難などの身体的な苦痛は患者に死の恐怖を抱かせやすい。

第二の「死に至るまで」の苦しみや心の葛藤、第三の「死そのものに対する恐怖」いわゆるspiritualな苦痛、これら「死への恐怖」は患者にとって最大の心の苦悶である。

このような死に直面した患者の心をどのように「共感」し「受容」していくかが末期がん患者のケアに携わる者にとっては重要である。窪寺[1]は「死を目の前にした患者は、一度は絶望の淵に立たされ悩み苦しむ」という状態をspiritual painといい、そこから解き放すための援助がspiritual careであり、肉体的な苦痛の除去と同様に重要で意味のあることと述べている。心の危機に対する十分なケアがなされなければ、患者は苦しみを1人で抱え込み、孤独感・絶望感に陥り、生きる意欲や生きる意味を見失う。

■spiritual pain
■spiritual care

終末期では「孤独や絶望感」「心理的な死」「うつ状態」は自殺企図の危険因子となる。本稿では、事例を通じて心理的危機にある末期がん患者への対応、自殺企図の危

険因子、予防因子について検討し、併せてターミナル期での自殺企図に関するアンケート調査[2])の結果も述べたい。

1. 心理的危機にある患者への対応

■ターミナル期

ターミナル期とは、一般的には生命の予後が6カ月以内と考えられている時期をさす。この時期では肉体的苦痛と精神的苦痛が重なって、いわゆる total pain として現れる。

この時期の患者は心の苦悶をどのような形で現すのだろうか？　また、どのような対応が適切なのであろうか？

1 末期がん患者の心の苦悶とは

■死への恐怖
■孤独感

患者の心の苦しみの中核は「死への恐怖」であり「孤独感」である。

しかし、多くの患者はこの一番恐れ悩む気持ちを素直に表現できず「不安」「焦燥」「怒り」「痛み」「不眠」などさまざまな症状に転化されて現れる。日中は気持ちを紛らわすことができるが、夜になると「この世から自分がいなくなる」「この先自分はどうなってしまうのか」という漠然とした不安や恐れ、孤独感が襲ってくる。また、経済的な不安や家族への思いが「眠れない」「苦しい」などの症状として現れることもある。

病状が悪化して人への依存度も増してくると「人に迷惑をかけてまで生きたくない」、苦しみが続くのなら「早く死にたい」「楽になりたい」と、死を希求する気持ちも出てくる。しかし、それは同時に「助けてほしい」「生きたい」という声にならない心の叫びでもある。これから述べる事例は一般病棟で当たりまえに行われているケアであると思うが、患者の心の叫びを通して患者の心理的危機への対応を述べてみたい。

【事例1】「個室に入ったら魂から死んでいく」と叫んだAさん

Aさんは肺癌の末期状態にある55歳の主婦。家庭的に複雑な事情を抱えており、夫や義理の娘も見舞いに来ることはあまりなかった。

Aさんは医療者に対し多くを語らず、時折沈み込む様子から、主治医からカウンセラーへ精神的サポートの依頼があった。Aさんは面接当初は押し黙っていたが、話が病気に及ぶと目に涙を浮かべ自分はもうあきらめていると話した。その後、Aさんは病状が急変して個室に変わり、私が部屋に入ると天井の一点をじっと見つめていた。

Aさんの側へ行きそっと手を握ると、その手を強く握り返し「先生たちは、私が生きているか何度も確かめにくるの」「看護婦さんは大部屋では声をかけてくれたのに、今は何も言わずに血圧だけ測って帰っていくの」「個室に入ったら患者はみんな魂から先に死んでいく、みんな黙って我慢しているだけなんだ」と大声で泣き出し

た。

私は、Aさんが医療者の行為から自分の死期が近いことを感じ取り、突如目の前に死が迫ってきているように感じているのではと思い、Aさんの手をしっかり握りながら「不安で、まるで魂から死んでいくような、そんな気がしたのね」と伝えると、涙をポロポロこぼしながら「うん、うん」と何度もうなずいた。

Aさんは「まだ生きたい、生きる希望をもってもいいよね」と懇願するように私の目を見つめた。私が大きくうなずくと安堵の表情をみせた。次第にAさんの目には力が宿り、食欲が増し、回復して個室から出ようとする意欲がみられ始めた。その後、Aさんは驚異的に回復して大部屋に戻るまでになったが、日常生活ではまだ酸素吸入を片時も手放せない状態であった。Aさんの次の生きる目標は丹精込めて育てた30鉢の花を見るために家へ帰ることであった。Aさんは酸素吸入なしで過ごす時間を増やしていき、3カ月後には酸素吸入を必要とせず日常生活を過ごせるまでになり、楽しみにしていた外泊をした後、「花がとっても綺麗でね。まるで自分を待っていてくれたようだった」と話していたが、その3日後急変し家族に見守られ静かに息を引き取った。Aさんは人間は死んだら「無」になるという死生観をもっており、生きている間は自分らしくありたいと願っていた。

■生きる目標

【事例2】「助けて下さい」と筆談で哀願したBさん

Bさんは42歳の女性。頭頸部癌の末期状態で再発により声帯も失っていた。

Bさんは「眠れない」「死にたい」と訴えるようになり、主治医からカウンセラーへ精神的なサポートの依頼があった。私が部屋へ入ると、Bさんと母親との間には張りつめた空気が感じられた。面接ではBさんの手を握り「あなたの気持ちをどんな方法で伝えてもいいですよ」と語りかけると、Bさんはノートに「苦しいです、助けて下さい」と震えるような字で走り書きした。Bさんはがんにより顔半分が腫張、変形し、頸部の腫瘤も大きくなっていた。私にはBさんが死の恐怖にさらされている様子がひしひしと伝わってきたので「死が迫ってきているような…苦しい気持ちでいるのね」と伝えると、Bさんはノートに「自分は死を覚悟していたはずなのに、今はいつ襲ってくるのかと思うと、恐ろしくて恐ろしくてたまらない、眠るのも怖い」「自分はがんばってきたのに」「悲しくて辛い」と書き涙を流した。

私がBさんのあふれる涙を拭いながら、Bさんの苦しみ、心の叫び、切なさなど思いの丈を聴いているうち、Bさんは落ち着きを取り戻し「今まで人前で泣いたり弱みをみせたことがなかった」と筆記で語った。それ以後、母親にも心を委ねていった。

■心を委ねていった

面接後からBさんは穏やかな状態が続いた。「死」については「自分が死んだら神様のもとへ行くと思うが、遺骨の一部は海に流してほしいと思っている。潮に乗ってイタリアへ行きたい」と大好きなイタリアへ思いを馳せていた。痛みが強くなりモルヒネを増量すると「自分は、生きているのか死んでいるのかわからない。少し痛くても生きている実感がほしい」と訴え、主治医は患者の希望を受け入れた。日

中は母親とずっと語り合っていた。クリスマスにはもう一度会いたい人がいるといって、その友人に会った数日後、家族の見守る中静かに息を引き取った。

2 「死の恐怖」を和らげるコミュニケーションとは

末期がん患者の死の恐怖を和らげるために私たち医療者ができることは、患者の苦しみに耳を傾けてその心に共感していくことである。患者はそのような心の支えがあってこそ、自らの苦しみや心の葛藤を表出することができ、その中で生きている意味や存在の意味、自分の人生を考える大切な時間をもつことができる。患者は、自分の苦しみや辛さを理解してもらい「わかってもらえた」という体験を実感することで心の苦しみが和らいでいく。医療者としては、患者が心の底から話ができるような「安心できる関係」(表1)を築いていくことが必要である。患者が心を閉ざしてしまうことは心理的危機に陥ることになる。

■安心できる関係

a 医療者に必要な「客観的理解」「共感的理解」

コミュニケーションとは、意思の伝え合いであり、相手を理解することである。吉田[3]は、このような患者の理解の仕方として「客観的理解」と「共感的理解」を述べている。「客観的理解」とは患者の訴えや症状に対して専門的知識や技術で客観的に理解、判断、評価することであり臨床的理解である。

■客観的理解
■共感的理解

「共感的理解」とは相手の言っていることや訴えていること、そのときの気持ちのままに理解することであり、相手の感情に焦点を当てた心理的理解である。

医療の場では、この「客観的理解」と同様に患者の気持ちを理解する「共感的理解」が重要である。

柏木[4]は、末期がん患者の「私はもうだめなのでしょうか」という言葉に対して、医療者(医師572名、ナース478名)がどのような対応をするのかを調査した。

ナースは「どうしてそんな気持ちになるの」と聞き返す調査型が最も多く、励まし型と理解型がそれに次いだ。医師(心身医学関係)は励まし型が断然多く30.9%を示し、その中でもがんの専門医は励まし型が際立ち、理解型は0であった。

これらの結果から、実際の臨床の場では、患者の気持ちに対して「励まし型」と「どうして」と原因を追究する調査型が多いことが伺われた。

ここでいう「理解型」とは「もうだめなんだな…と、そんな気がするんですね」と患者の気持ちに添うかかわり方であり「共感的理解」を意味している。

「共感的理解」とは、患者の気持ちに添ったかかわりであり、相手の思いをまるで自分のものとして理解する方法で、相手の感情からズレることなく相手が一番伝え

表 1. 「安心できる関係」を築く4つのポイント

a．患者の苦しみを感じようとする「共感する心」
b．ありのままのその人を受け止めていくという「受容」
c．患者の言葉の背後にある気持ちにまで注意を傾けながら聴く「積極的傾聴」
d．その人を大切に思う「温かい心」

たい気持ちを理解することである。どれだけ深く相手の気持ちを理解するかという「深い聴き方」をすることである。ここで大切なことは、相手の気持ちに耳を傾けて一生懸命に聴こうとする医療者側の姿勢であり、それは自分の気持ちを相手に重ねて同情することとは異なる。

b 「受容」〜ありのままのその人を受け止めていく

終末期を迎えた患者はさまざまな感情に駆られる。死に対する恐れや不安の感情が怒りとして現れたり、抑うつとして深い悲しみの感情となって現れたり、寡黙になったりと、感情が大きく揺れ動く。医療者は、相手のどのような感情(憎しみ、悲しみ、恐れ)に対してであれ、その人が感じたままを批判せずありのままを受け止めていくことが必要である。自分の悩みや苦しみを聴いてもらい理解してもらえた、自分の気持ちが「わかってもらえた」という実感が患者の心の苦しみや不安を和らげていく。

c 「積極的な聴き方」(Active listening)

ここでいう「聴く」とは、耳で音や声を「聞く」というのではなく、患者の言葉にじっと耳を傾けて、言葉の背後にある感情にまで気持ちを向け一生懸命に聴こうとする姿勢をいう。カウンセリングの中で用いられる方法であるが、自分の気持ちと混同せずに相手を理解することである。「傾聴」は「共感的理解」をするための大切な手法である。

d 「温かい心」〜患者の心に寄り添うかかわりとは

「相手を尊重しその人をとても大切に思う」という心の在り方である。

前述のAさんは夜中に痛みに耐えかねてナースを呼んだとき、坐薬を挿入してくれたナースが「辛かったでしょう」といって、身体中をさすってくれたその手の温もりが忘れられず「人間本当に辛くなると人肌が恋しくなる」といって涙を流していた。

■ノンバーバル(非言語的コミュニケーション)な関係

人が深い悲しみや苦しみのさ中にいるときは、側にいて手を握ったり身体をさすったりなどのノンバーバル(非言語的コミュニケーション)な関係が大切になってくる。

患者は、その中において初めて苦しみを苦しいと、辛さを辛いと表現できてくる。

しかし、実際には終末期の患者の苦しみに共感していくことはそう簡単なことではなく、側にいることさえ辛くなり患者から自然と足が遠のいてしまう。医療者は、患者とどう向き合ってよいのか、何を話したらようのか、戸惑ったり、または何もしてあげることができないという自己の無力感に悩まされる。

■共感関係

共感関係とは無力であるがせめて患者の側に留まり続け心に寄り添う気持ちから始まる。

■霊的(魂)な痛み

e spiritual pain、spiritual care

spiritual painとは直訳すると「霊的(魂)な痛み」とやや宗教的なニュアンスを

もった言葉である。患者が死に直面し、自分の存在の意味、生きている意味を見失ってしまったときに感じる絶望感、苦悩、心の痛みを spiritual pain と捉えるなら、このような spiritual pain をもった人々が再び生きる意味を見い出せるようなかかわり(援助)が spiritual care といえる。spiritual care はこれまで述べてきた a〜d について医療者が心を尽くすことにほかならない。またこのことは必ずしも宗教的なケアではない。

【事例3】 死に対する心の葛藤〜Sさんの自殺例を通して

Sさんはホスピスで肺癌の末期の告知を受けた65歳の女性。

余命1カ月前後と予測され、がん告知後、地元での療養を希望して当院へ転院となった。

■心理的危機　　入院経過を心理状態(心理的危機)により3期に分け、自殺に至るまでの心の動きを検証していきたい。

第1期：諦めから希望が生まれるまでの時期(91日間)

Sさんは胸水の貯留、血痰、咳嗽、呼吸困難から酸素吸入をして車いすで面接に来た。「夜、目を閉じると棺桶に入っている自分の姿が浮かんできて眠れないの。今は死ぬことばかり考えてしまう」と告知後のショックと絶望感で泣いていた。「結婚生活は夫と姑に仕え緊張の連続だった。人に心も許さないで生きてきた35年間だった」と語った。

■イメージ療法　　またSさんは胸水の貯留で苦しんでいたので、私はサイモントンのイメージ療法[5]を実施した。その内容はリラクセーションを伴った方法で、癌細胞死滅後胸水が体内に吸収されるというものであった。肺癌の治療は左肺門部の放射線照射治療を行っていた。

イメージ療法はSさんに心身の安らぎをもたらした。Sさんはお世話になった人に手紙を書き、娘にはこんな葬儀をしてほしいと伝え、死の準備をしていた。また、自分が死んだら一番星になって家族を見守り続けたいとも語っていた。その一方でSさんは、生かされている自分と命が湧き出るような感動と生命力を感じ「命の輝き」と題してラジオや新聞に投稿していた。その後、病状も驚異的に回復し外泊して家事をするなどよい状態が2カ月ほど続いたが、退院目的の外泊後、肺炎を併発した。

第2期：希望喪失と心の葛藤(32日間)

肺炎併発後、全身状態の悪化から酸素吸入をしてベッドで臥床することが多くなった。この時期、呼吸改善のための気管内ステント挿入を予定したが、困難とわかりSさんの中から一縷の望みが絶たれた。Sさんはイライラし「もう生きられないと思ったら、死を待つばかりのあのときの気持ちへ逆戻りした」という喪失感に覆われたが、なんとかして「生きたい」と願っていた。死ぬことは家族の中から自分がいなくなるので淋しいと涙を流した。

■家族カウンセリング

この時期、夫がＳさんにとって心の支えになっていないと感じたため、家族カウンセリングの機会をもった。その後、夫が付き添いをした朝、Ｓさんの表情が輝き「自分の中から何かが抜け落ちた感じがする」と、食欲がみられ生きる気力が出てきた。家族と十分な時間をもてるようにと個室へ転室した。

第3期：絶望から自殺の時期(16日間)

この時期より背部痛が強くなり経口麻薬に加え麻薬の注射が開始された。胸水除去(2,110 mℓ)後ドレーン留置。Ｓさんは「痛みが襲ってきて身体が苦しくなると何もかもがいやになり、自分の強情な一面が出てきて気持ちをどうすることもできなくなる」と述べたため、面接では気持ちの転換をはかったが、Ｓさんは辛さから思考が狭窄しており自殺念慮がうかがわれた。カンファレンスでは患者を励まさずに傾聴と共感、ベッドサイドでのケアに重点におき、自殺の危険から家族に昼夜付き添ってもらうよう配慮した。抗不安剤、四環系の抗うつ剤などが投与されたが、この頃から夜になると背部痛の訴えが強くなり麻薬の投与量も増えた。ある夜中、患者はＩＶＨを抜去し自殺企図。果物ナイフを胸に突き刺そうとしたが死ぬ勇気がなかったと話し、それ以後寡黙となり目を閉じたまま医療者に一切心を閉ざした。

■自殺念慮

翌日、ナースから連絡があり病室へ入るとＳさんは目を閉じ、硬い表情をしていた。

私は手を握り「苦しかったのね」と身体をさすると、消え入りそうな声で「自分はもう死にたい、苦しいのはもういやだ、楽に死なせてほしい」と述べた。私は、死を切望しているＳさんの気持ちに対して「辛くてたまらなかったのね」「…楽になりたかったのね」「死ぬこと以外考えられなかったのね…」と、その気持ちに共感し受容していくうちにＳさんの顔に生気が戻ってきた。

■共感と受容

少し落ち着いてから医師とナースも面接に加わった。Ｓさんは夜中になると痛みが襲ってきて1人で悶々としていると辛くて「もういい」と思ったと、自殺企図に至った気持ちを語った。医師はＳさんの気持ちにじっくり耳を傾け「夜も眠れるように、Ｓさんが苦しくないようにするからね」と伝えた。面接後のＳさんは顔に生気が甦り、その後の面接からは娘を同席させるようになり、娘の前で涙を見せたりありのままの姿を表した。

それ以後は娘と夜を徹して話をするなど娘に心を委ねていった。夫から「妻を楽にしてあげたい、安楽死の容認はできないか」となんども医師に相談があったが、医師は安楽死は認められていないと説明した。この頃から咳嗽が激しくなり呼吸困難のため「苦しいからなんとかして」と悲痛な訴えが多くなったが、落ち着くとナースに「自分はまた馬鹿なことを考えてしまう」と話したり、夫に対しては「今はお父さんに苦しいとか、死にたいと言える」とやっと心を委ねられる関係となっていた。ある朝、患者は気分が良いから散歩をしたいといいベッドのまま院内を一巡し、外の景色を見て「外はいいわね〜」とつぶやいた。その午後、ナースが病室を見回った後、Ｓさんは家族の交代時間の隙をみはからって縊死した。

3 事例の考察と自殺予防策

事例1は、心理的介入で患者は心の苦悶を表出でき、心が支えられたことで危機を乗り越え生きる力が生まれ「生きる意味」を見い出した。事例2は、心理的介入で人に心を開くことができ、それが契機となり母親に心を委ねることができ親子の溝が埋められていった。また遺骨を海に流すことにより死後の世界は魂が自由になるという患者の気持ちを支えていった。これらのかかわり方が患者の spiritual care につながったものと思われた。

■spiritual care

事例3は、疼痛や不眠が患者を孤独に陥らせ、苦悶が死への恐怖となった。自殺企図のメッセージは苦しみを「わかってほしい」、苦痛から「逃れたい」ということであった。患者は、自殺企図を契機として家族に心を委ねられる関係となっていった。しかし、終末期の苦痛が患者を襲い、逃れるには自殺しかないという思考の狭窄に陥った患者の心の苦痛をわれわれが受け止めきれず、また患者を支えきれなくなった夫への精神的 support も不十分であった。うつ病対策も十分とはいえなかった。

■自殺念慮のみられる患者の対応

これらの事例を振り返ってみると、自殺念慮のみられる患者の対応として以下のことが考えられた。

①患者の心理的危機への対応と spiritual care、②個室の患者の孤立・孤独に注意を払う、③「死にたい」との訴えには傾聴と共感で対応、④「お世話になりました」(自殺前徴候)などの言動に注意を払う、⑤不安、焦燥感後の「穏やかな状態」(自殺前徴候)に注意を払う、⑥うつ状態の早期発見、早期対応、⑦自殺が起きたときには群発自殺を避けるために周囲に気を配る(同じ病気、同室者など)、⑧家族の支援および家族への support、⑨自殺の道具(刃物、コード、ひも類)になりうるものをおかない、などである。

2. ターミナル期における自殺企図の実態調査

わが国ではターミナル期での自殺企図に関する研究報告は現在までほとんどなされていない。今回、著者は、自殺の予防という立場から、自殺の発生の現状、自殺企図に至った要因、自殺前徴候、自殺の危険因子を知る目的でアンケート調査を行った。

■アンケート調査

対象は2001年9月までに承認されたホスピス・緩和ケア病棟89施設のうち88施設で、2002年4月にアンケートを実施した。回収が得られたのは57施設(64.8%)であった。

1 ホスピス・緩和ケア病棟における自殺件数と自殺の要因

自殺企図は57施設のうち23施設(40.3%)、件数では36件あり、うち既遂は10

図 1. 自殺企図の原因（全36件）

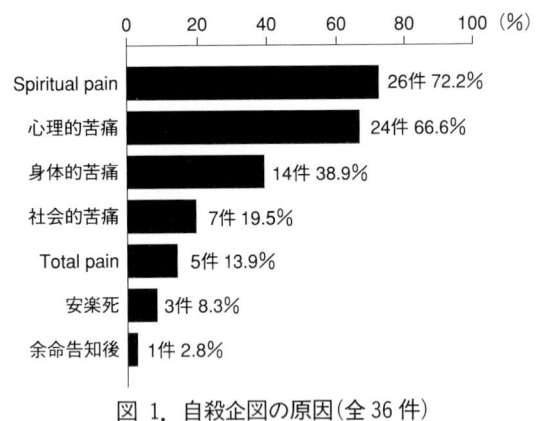

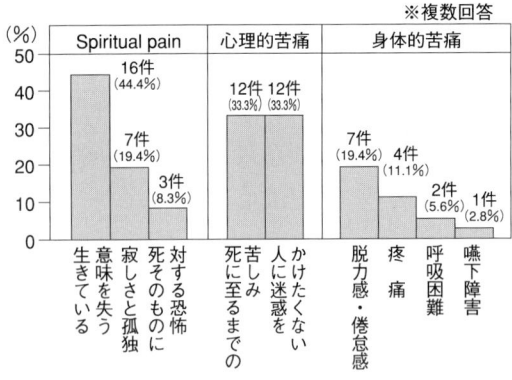

図 2. 自殺企図の原因の内訳（全36件）

施設で11件であった。自殺の方法は薬物、刃物、縊死、飛び降り、その他であった。

自殺企図の原因を図1に示す。第一はspiritual pain 26件（72.2%）、第二は心理的苦痛24件（66.6%）、第三は身体症状における苦痛14件（38.9%）、第四は社会的苦痛7件（19.4%）、以下、total pain 5件（13.9%）、安楽死3件（8.3%）、余命告知後が1件（2.8%）であった（複数回答）。図2には原因の上位3項目の内訳をグラフに示した。自殺企図36件の背景にうつ状態が認められたのは21件（58.3%）、うち約半数の10件に自殺念慮が認められた。うつが認められなかったは10件であった。

2 ターミナル期での自殺の危険因子

ターミナル期での自殺の危機にある人を早期に発見するには、患者の性格傾向、精神状態、葛藤状態などを把握し自殺前徴候や自殺の危険因子を早期に察知することが重要である。今回のアンケート結果などからターミナル期での自殺の危険因子を表2にまとめた。

■自殺の危険因子

3 自殺の危険因子への対応

ターミナル期での自殺企図の重要な危険因子として、spiritual pain、心理的苦痛が挙げられる。身体的苦痛は麻薬などによりコントロールが可能となったことから最大の危険因子ではないものの、疼痛緩和に対しては最善を尽くすことが肝要である。以上のことからターミナル期の患者の気持ちは「死」という本質的な問題へ向いており、今後、自殺防止の立場から、心の危機に対しての心理的ケアやspiritual careの重要性が示唆された。また、精神症状として自殺企図の背景の約6割にうつ状態が認められそのうち約半数に希死念慮が認められることから、うつ状態の早期発見と希死念慮への対応が重要であることが示唆された。

■心の危機

■うつ状態
■希死念慮

表 2. ターミナル期での自殺危険因子

```
A．精神症状
   1．自殺未遂の既往歴
   2．抑うつ状態（強い不安・焦燥感、孤立感、絶望感、自己の無価値感など）
   3．幻覚妄想状態、せん妄
   4．希死念慮を表明（自殺前徴候）
        直接的言動：「死にたい」など
        間接的言動：「お世話になりました」など
        行動面の変化：身辺整理、大切にしているものを人にあげる
                    不安、焦燥感後の「穏やかな状態」など

B．心理的危機
   1．spiritual pain：生きている意味の喪失、孤独、死そのものに対する恐怖
   2．心理的苦痛：死に至るまでの苦痛や不安、人に迷惑をかけたくない

C．身体的苦痛
   1．主に身体症状における苦痛、機能喪失後の身体症状における苦痛

D．環境要因
   1．社会的苦痛：家族間の葛藤、経済的問題
   2．援助組織の欠如：離婚、死別など
```

●●●おわりに

　ターミナル期にある患者の心の苦悶と、この時期の望ましいコミュニケーションの在り方について事例を通して述べ、併せてアンケート調査の結果から自殺防止について検討した。患者は、自殺念慮と同時に「助けてほしい」という両価的な気持ちを抱いていることが多く、そのような揺れ動く気持ちに対してわれわれ医療者が患者の苦しみに耳を傾けその心に共感していくことと、適切な治療を行うことにより多くの自殺企図は避けることができると思われる。ターミナル期における自殺の予防については、さらなる研究と実践の蓄積が必要と感じている（事例に関してはプライバシー保護のため一部内容を変更している）。

（渋谷節子）

■文献■

1) 窪寺俊之：spiritual care 入門．p13，三輪書店，東京，2000．
2) 渋谷節子：ターミナル期における自殺企図の実態調査．死の臨床 40：179，2002．
3) 吉田　哲：看護とカウンセリング．p28，メディカ出版，大阪，1988．
4) 高橋祥友：精神医学から考える生と死．p31，金剛出版，東京，1997．
5) サイモントン：がんのセルフ・コントロール．創元社，大阪，1982．
6) 高橋祥友：自殺の危険．金剛出版，東京，1992．
7) 内富庸介，皆川英明，ほか：終末期がん患者のコンサルテーション—リエゾン精神医学．臨床精神医学 24(2)：149-159，1995．
8) Tanaka-Hideo，ほか：癌患者の自殺リスク1センターにおける1978年から1994年までの経験．Japanese Journal of Cancer Research(0910-5050)90(8)：812-817，1999．
9) 森田達也，角田純一，ほか：終末期癌患者にみられる希死念慮の危険因子と動揺性．臨床精神医学 27(11)：1371-1378，1998．
10) 保坂　隆：がん患者の家族への精神療法的介入．精神療法 23(5)，452-458，1997．
11) 岡安大仁：ターミナルケアの原点．人間と歴史社，東京，2001．
12) デーケンA（編）：日本のホスピスと終末期医療．春秋社，東京，1991．
13) Mキャラナン，Pケリー：死ぬ瞬間の言葉．二見書房，東京，1992．
14) 友田不二男ほか：ロジャーズ全集．わが国のクライエント中心療法の研究 18，岩崎学術出版社，東京，1991．

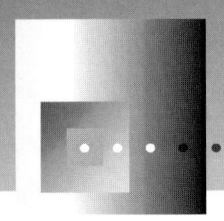

がん患者の自殺

●●●● はじめに

■がん

　がんは1981年にわが国の死亡原因のトップとなり、以降もその死亡者数は増加傾向にある。2000年には、がんによる死亡者数は、29万人あまりを数え、総死亡の30.7％を占めている[1]。このように、がんはわが国における致死的な疾患の代表的なものであり、それ故、がんに罹患するということは極めて大きなストレスとなり得る。一方で、現在、がんの約半数は治癒が可能となり、「がん＝死」というイメージは払拭されつつあるのも事実である。しかし、半数の患者にとっては依然として致死的疾患であることに変わりはなく、さらには長期生存患者にも身体的な機能障害、社会的な再適応の必要性などさまざまな問題がみられることが明らかにされてきた。それ故、がん患者の経験する苦悩は深く、がん医療の現場では、患者から、「早く死んでしまいたい」、「早く逝かせてほしい」、「安楽死させてほしい」などの言葉が聞かれることは決して稀ではない。また、時として自殺という悲痛な結末を迎える事例も経験される。わが国では、1998年以降3年連続して自殺者が3万人を超えた。自殺率は高齢者になるにつれ高率になり、遺書に記された原因としては健康問題が最大の要因であったことが示されている。

■安楽死
■自殺幇助

　さらに、近年、医学のみならず法的、倫理的、また社会的にも注目を集めているトピックスに安楽死や自殺幇助などに関する問題がある。これらは現在国際的にも非常に注目されている問題であるのみならず、がん医療、特に終末期医療の現場では、患者をケアするうえで極めて難しい問題を露呈する。わが国においては、これら医療行為は原則的に違法であるが、実際には、わが国のがん専門医の2.0％が安楽死を行った経験を有することが示されている[2]。

　それでは、実際にがん患者は一般人口に比して自殺が多いのであろうか？　がん患者の自殺の背景にある要因は、痛みなどの身体的要因なのであろうか？　自殺という悲痛な結末を迎えた場合に、家族に、その他の患者に、そして医療スタッフにどのような対応を行うべきであろうか？　治癒が望めない状況においてがん患者が早い死を望むのは合理的で自然なことなのであろうか？　また、このような患者をどのようにケアしていけばよいのであろうか？

　これらは、多くの医療スタッフが抱いている切実な疑問である。本稿では、がん患者の自殺、希死念慮や安楽死の問題を考察することにより上記の臨床的問題点に言及する。

1. がん患者と自殺

1 がん患者における自殺率に関する疫学的研究

■がん患者の自殺率

　がん患者の自殺率に関して検討を行った疫学的研究を**表1**にまとめた。先行研究の多くは、がん患者の自殺率は一般人口に比べて有意に高いことを示している。また、これら結果からは、がん患者の自殺率は概ね0.2%程度であることが推測される。1994年に報告されたメタアナリシスの結果からは、がん患者の自殺率は、一般人口に比べて1.8倍有意に高いことが示されている[9]。また、これらの研究のいくつかでは、診断時に既に進行がんであること、および診断から間がない時期において特に危険率が高いことが共通して示されており、今後、がん患者の自殺予防を考えるうえで貴重な知見を与えている。これらのデータから示唆されることは、がん患者における自殺率は一般人口に比べて「有意に高い」が、その危険性は2倍程度にとどまっており、高い自殺率が報告されている、てんかん、AIDSなど他の疾患に比べるとむしろ低い水準にあるという事実であろう[12]。

《メモ1》がん患者における自殺率は一般人口の2倍程度である。

表1. がん患者の自殺に関する追跡研究

著者(年)	国	追跡症例数(人)	がん患者自殺数(人)	自殺の割合(%)	一般人口に対する危険率(p値または95%信頼区間)	自殺の危険率を高める要因
Louhivuori (1979)[3]	フィンランド	28,857	63 (男49、女14)	0.22	男1.3(p<0.01) 女1.9(p<0.05)	消化器癌、診断時の進行癌、治療を受けていない患者
Fox (1982)[4]	アメリカ	144,530	192 (男160、女32)	0.13	男2.3(p<0.005) 女0.9(NS)	診断直後(男)
Allebeck (1989)[5]	スウェーデン	424,127	963 (男645、女318)	0.23	男1.9(1.8-2.1) 女1.6(1.5-1.8)	肺癌、胃腸系の癌(男)、診断後1年以内
Allebeck (1991)[6]	スウェーデン	59,845	144 (男84、女60)	0.24	男2.4(1.9-3.0) 女2.7(2.0-3.5)	肺癌、胃腸系の癌(男)、大腸癌(女)、診断後2年以内
Levi (1991)[7]	スイス	24,166	55 (男39、女16)	0.23	男2.8(2.0-3.8) 女2.2(1.3-3.6)	診断後1年以内
Storm (1992)[8]	デンマーク	296,331	568 (男352、女216)	0.19	男1.5(1.3-1.6) 女1.3(1.1-1.5)	進行癌、診断後2年以内
Harris (1994)[9]	(メタアナリシス)	記載なし	1,625 (男女別の記載なし)	記載なし	全体1.8(1.7-1.9)	診断直後
Crocetti (1998)[10]	イタリア	27,123	41(男31、女10)	0.15	男2.3(1.5-3.2) 女2.7(1.3-5.0)	診断6カ月以内
Tanaka (1999)[11]	日本	23,979	48 (男女別の記載なし)	0.20	男1.2(0.8-1.8) 女1.5(0.9-2.3) 全体1.4(0.99-1.8)	診断3、5カ月後、50歳代、診断時の遠隔転移、生殖器系の癌、退院直後

2 自殺したがん患者の心理学的剖検

■心理学的剖検
■うつ病

自殺したがん患者の心理学的剖検研究は極めて限られているが、既存の報告を症例報告を含めて表2に示した。Henrikssonらは、自殺したがん患者60例を非がんの自殺症例60例と比較した結果、両群ともに自殺の最大の原因となっていた精神疾患はうつ病であったが、がん患者の自殺群では、非がんの自殺群に比べて、アルコール依存が少なかったという結果を報告している[17]。本結果は、自殺を促進する要因として、がん、非がんに限らず、うつ病が重要である一方で、アルコール依存など一般人口の自殺の原因としてよく知られた要因に関しては、がん患者ではそれほど顕著ではないことを示唆している。また、Filibertiらは、在宅緩和ケア受療中に自殺した終末期がん患者5例に関して検討を行い、ほとんどの症例に、身体的苦痛のみならず、抑うつをはじめとした精神的苦痛が並存しており、全例に共通してみられた要因として、自律(autonomy)および自立(independence)を失うことに対しての懸念および他者への依存の拒絶がみられたことを示した[18]。

■自律
■自立
■依存

表2. 自殺したがん患者の心理学的剖検研究

著者(年)	国	対象	背景	結果
Conwell* (1990)[13]	アメリカ	8例(1例は未遂) (50歳以上)	全例男性、大腸がん3例	・5例は大うつ病(DSM-ⅢR) ・6例は死別(4例の配偶者はがん死)あるいは離婚 ・多くは頑固で自尊心が高い人格傾向 ・精神疾患の既往は全例なし
Filiberti** (1991)[14]	イタリア	入院中に自殺したがん患者の1例	48歳、男性、転移性大腸がん	・患者には身体障害を持つ娘が存在し、患者のケアのために、配偶者がその娘のケアを十分にできなくなることを恐れての自殺と考えられた。その患者は、精神的には穏やかで、痛みもコントロールされていた。
Hietanen (1991)[15]	フィンランド	自殺したがん患者60例	終末期18例、寛解期25例	・がんが寛解状態で自殺した症例では、本人・家族の精神疾患の既往、本人の自殺企図の既往、家族の自殺が多く、84%は抑うつ状態であった ・終末期で自殺した症例では、全例に痛みをはじめとした身体症状が存在し、83%が抑うつ状態であった
Hietanen (1994)[16]	フィンランド	自殺したがん患者60例(対照群:非がんの自殺60例)	同上	・自殺したがん患者群は、対照群に比べて、痛みおよび身体機能の障害が高度で、精神疾患の家族歴が少なかった。また、家族や親密な人はがん患者群で存在する頻度が高かった。
Henriksson (1995)[17]	フィンランド	自殺したがん患者60例(対照群:非がんの自殺60例)	70歳代(32%)、60歳代(28%)、50歳代(15%)、40歳代(12%)	・自殺したがん患者群のDSM-ⅢR診断:大うつ病(32%)、特定不能のうつ病性障害(30%)、不安障害(13%)、アルコール依存(13%)、適応障害(12%)、人格障害(3%)、診断なし(5%) ・がん患者群、非がん患者群ともに大うつ病が最も多いが、がん患者群では非がん患者群に比べて、アルコール依存、人格障害の頻度が少なかった
Filiberti (2001)[18]	イタリア	在宅緩和ケア受療中に自殺した終末期がん患者5例	既婚4例、カソリック4例	・全例にみられた特徴:自律性と自立を失うことに対しての懸念、他者への依存の拒絶 4例にみられた特徴:身体機能の障害、痛み、強い性格(strong character)、終末期であることの認識、家族の重荷になっているとの気持ち、抑うつ状態、過去に自殺の可能性について言及 ・全例に自殺に関連した脆弱性が複数、同時に存在

*本研究は、がん患者のみでなく、がんに罹患していると信じていた患者も含んでいる(がん患者は4例)。
**本報告には、厳密な心理学的剖検の手法に関しての記載はない。

これらの結果を概観すると、自殺したがん患者の多くが耐え難い身体症状や精神症状を有している一方で、一般人口における自殺同様、精神症状として最も重要なものはうつ病であることが示唆される。また、終末期に特有の問題として、身体状態の悪化に伴う自立性の喪失、依存の増大など実存的苦痛ともいえる症状が自殺に寄与する要因として推測される。

■実存的苦痛

《重要事項》がん患者の自殺の最大の原因はうつ病である。

3 がん患者の自殺の予防

がん患者の自殺を予防するうえで最も重要なことは、がん患者における自殺を促進するさまざまな要因を理解し、これらを看過することなく治療することである。前項で、自殺したがん患者の心理学的剖検研究に触れたが、その他、がん患者の自殺の危険因子としては、がんの病期などがんそのものに関連する要因、がんに罹患することにより二次的に生じる身体症状および精神症状、がん罹患に先行する精神医学的問題など異なるいくつかの要因が重要であることが示唆されている(表3)[19]。本結果から推測されることは、一般人口で知られている自殺の危険因子の十分なモニタリングに加え、特にがんの診断時に既に進行がんであった症例に対しては、痛みをはじめとした十分な身体症状の緩和に加え、うつ病をはじめとした精神症状の積極的緩和を継続して提供することである。しかし、これら要因の重要性が明らかになる一方で、がん医療の現場では、痛みが適切にコントロールされておらず、また、医療スタッフはがん患者の精神症状、中でもうつ病を適切に認識することができていないことが繰り返し報告されており[20,21]、現時点では、疼痛コントロールをはじめとした良好な緩和ケアの普及、がん医療に携わる医療スタッフに対しての精神症状に関しての適切な情報提供、およびトレーニングシステムの確立などが急務であろう。がん患者の自殺予防法に関して、国際的にコンセンサスの得られた方法があるわけではないが、前述した結果をもとに、現時点において可能なストラテジーを考えてみると、身体、精神、社会、実存的側面など患者の苦悩の源となっている諸種の苦痛に対して、さまざまな職種の専門家が協力して、患者に良好な包括的ケアを提供することが最も有用な方法であろう[22]。実際に、イタリアにおける経験として、多職種からなる在宅緩和ケアを受けていた終末期がん患者は、一般人口に比べても、自殺率が低かったことが報告されている[23]。

■がん患者の自殺の危険因子

表 3. がん患者の自殺の危険因子

がんに関連	進行がん、予後不良
身体症状	痛み、衰弱・全身倦怠感
精神症状	うつ病、絶望感、せん妄
その他	がん診断から数カ月以内、自殺企図の既往および家族歴、がん罹患以前から存在する精神医学的問題

>《重要事項》がん患者の自殺予防には医療チームによる包括的なケアが不可欠である。

4 自殺後の対応

■自殺後の対応

　医療スタッフがどんなに努力を続けていても、実際には自殺に遭遇することは避けられないのが現実である。それでは、現実に、自殺という悲痛な結末を迎えた場合、家族に、その他の患者に、そして担当していた医療スタッフに対してどのような対応を行うべきであろうか？　これらは、極めて重要な問題であるにもかかわらず、こういった問題に焦点を当てた先行研究は非常に限られている。本稿では、文献的考察[24)-29)]にわれわれの経験、実践を交え、自殺後の家族やその他の患者、医療者への対応の在り方について言及する。

a 家族

　愛する家族の突然の予期せぬ死に直面することは、家族に極めて大きな衝撃をもたらすことはいうまでもない。先行研究によると、これら家族はその後に、うつ病や外傷後ストレス障害などに罹患する危険性が高くなることが知られている[30)]。

　自殺後の家族への対応としては、医療スタッフが可能な限り早期に面談を行い、家族の抱く辛い感情の表出を促し、それに共感することが重要である。また、その際、医療スタッフが感じている気持ちもオープンに伝えることが、家族の感情表出を容易にさせることが示唆されている。また、家族には医療スタッフが治療に最善を尽くしたことを伝えることも重要である。家族の心理的な反応はさまざまであろうが、悲嘆が非常に強い場合は、精神科医(できれば担当医以外)や臨床心理士など精神保健の専門家への受診の手助けをすることも必要である。その他、状況が許せば家族の了承を得たうえで葬儀に出席することも家族、医療スタッフ双方にとって喪の作業をすすめるうえで有用である可能性も示唆されている。実地臨床においては、実際にこれらの作業にあたる医療スタッフは担当医や看護スタッフであることが多いと思われるが、精神科医をはじめ精神保健の専門家がいる場合は、これらの情報を担当スタッフに適切に伝えるなどの援助を行うことが重要であろう。

b 周囲の患者

　特に入院中に自殺が生じた際には、自殺した患者と親しい関係にあった患者や同室の患者など他の患者への影響を考慮する必要がある。1人の患者の自殺を契機として短期間の間に同じ病院や病棟で複数の自殺が生じる事例(いわゆる群発自殺)が知られており、このような事態を防ぐためにも、親しい関係にあった患者や前述した自殺の危険因子を有する患者を把握し、注意深くモニタリングする必要があろう。

C 医療スタッフ

i. 担当医および看護師

担当していた医師や看護師の心理的衝撃も極めて大きい。一般的には、特に同様の経験を有する信頼できる同僚や上司に相談し、孤立感や自責感を軽減するなど自分自身に対する援助を積極的に求めることが推奨されている。精神保健の専門家が、自殺の発生を知らされた場合は、その事例に直接関与していなくても、医療スタッフの衝撃を和らげるために、心理的な援助を提供するなど積極的に働きかける必要があろう。

精神科医が自分の関与していた患者の自殺を経験した場合、その衝撃はさらに深刻なものであることが知られている。実際に、多くの精神科医は患者の自殺を経験しており、その後の心理的反応として、驚愕、否認、孤立感、離人感、自責感、自信の喪失、不安感、怒りなどさまざまなものが経験されることが示されている。個々の患者の自殺の危険性を事前に的確に予測することは極めて難しいことが示されていることからも、同僚や上司の精神科医は、自殺に遭遇した精神科医を適切にサポートするべきであろう。

■自殺の予測

ii. 国立がんセンターでの取り組み

国立がんセンターで自殺に遭遇した際のわれわれの対応について紹介する。なお、これは、精神科に依頼されていた入院患者が自殺した場合を想定したものである。自殺が起こった際には、精神科グループとして複数のスタッフで対応している。まず、担当精神科医は、担当医、看護スタッフと協力し、家族のケアにあたり、他の精神科スタッフが、医療スタッフのケアや症例検討会の開催などのコーディネートを行うようにしている。症例検討会は、担当医、担当看護師、当該病棟の看護師長をはじめ関係医療スタッフの出席を可能な限り促し、できるだけ早期（自殺後1週間以内）に開催するように心がけている。この際、司会は可能な限り直接の担当ではない精神科スタッフが行い、医療スタッフの抱く複雑な感情の表出を助け、特定の医療者がスケープゴートにされないように十分な配慮を行いながら、率直に治療経過を振り返るようにしている。その際に、自殺に関する一般事項にも触れながら、あくまで今後の患者ケアに生かせるような結論に収束できるような進行を心がけている。また、個々の医療スタッフに関しては、必要に応じて個別的な面接を行うが、精神医学的問題が顕在化している場合や予防的な介入が望まれる場合は、職場に十分再適応可能となるまでフォローアップしている。

■症例検討会

> 《メモ2》自殺は家族、周囲の患者、医療スタッフにさまざまな心理的影響を与え得る。したがって、自殺が起こったあとには、その心理的な衝撃を理解したうえでの、迅速で適切な心理的援助が不可欠である。

2. がん患者の希死念慮および安楽死

1 希死念慮や安楽死要請の背景要因

　先行研究からは、進行・終末期がん患者の10%から30%程度に希死念慮を有する患者や安楽死を望む患者が存在することが示されている(**表4**)。

　Chochinovらは、終末期がん患者200人を対象として希死念慮の頻度とそれに関連する臨床的要因に関する検討を行った[39]。その結果、8.5%が中等度以上の希死念慮を有していたが、これらの半数以上が大うつ病であり、痛みの存在、Beck Depression Inventoryで評価したうつ状態、家族からの社会的支援(ソーシャルサポート)の乏しさが希死念慮に有意に関連することを報告した。またこれら要因の相互関係を検討し、希死念慮に最も直接的に関係する症状はうつ状態であり、痛みと家族のサポートはうつ状態を介して間接的に希死念慮に寄与している可能性を示唆した[51]。さらに絶望感(hopeless)と希死念慮の関係について追加検討を行い、絶望感はうつ状態とは独立した関連因子であるのみならず、絶望感がより強い要因である可能性を示した[40]。さらに彼らは、終末期がん患者の生きる意志(will to live)とそれに関連する要因を経時的に追跡し、生きる意志を阻害する予測要因としては、不安、抑うつや呼吸困難などがあり、がんが進行するにつれて有意な予測因子が、不安−抑うつ−呼吸困難と精神的要因から身体的要因に推移することを示した[44]。

　Breitbartらは、92名の終末期がん患者を対象として、希死念慮に関連するより広範な要因の検討を行い、これら患者の17.4%に希死念慮が認められ、独立した関連要因として、うつ病、絶望感、身体機能、ソーシャルサポートを示した[45]。

　われわれは、自殺企図、安楽死の要請など自殺に関連する理由で国立がんセンター精神科に紹介されたがん患者を後方視的に検討し、93%になんらかの精神医学的診断が認められ、最も頻度の高かった診断は大うつ病、適応障害をはじめとしたうつ状態(64%)であり、次いでせん妄(29%)が続いていたことを報告した[52]。また、うつ病と診断されたがん患者の50%以上に希死念慮が認められ、希死念慮の促進要因としては、うつ病そのものの重症度に加え、身体的機能の低下が重要であることを示した[48)53]。さらに、進行肺癌患者を対象とした検討から、がんの診断病名の説明(告知)から6カ月後の時点における希死念慮の頻度は軽度のものも含めると15%であり、その危険因子は、診断病名の説明後・初期治療前の痛み、ならびにその後のうつ状態(適応障害およびうつ病)への罹患であることを示した[50]。さらに、終末期がん患者150名を対象とした検討から、9%に明らかな希死念慮が認められ、Hospital Anxiety and Depression Scaleで評価した抑うつが有意な関連要因であることを示した[49]。

　これら先行研究の概要を表に示したが、多くの研究が、希死念慮や安楽死の希望

表 4. がん患者の希死念慮、安楽死/自殺幇助の希望とその関連要因

著者(年)	対象	症例数	評価方法	評価項目(頻度)	関連要因*
Silberfarb (1980)[31]	再発乳がん	52	Psychiatric Status Schedule	希死念慮(5.8%)	(記載なし)
Brown (1986)[32]	終末期患者(1名を除きがん患者)	44	面接	希死念慮(22.7%)	大うつ病(DSM-III)
Breitbart (1990)[19]	痛みを有するがん患者	185	(記載なし)	希死念慮(17%)	(記載なし)
同上	希死念慮等で精神科に紹介されたがん患者	71	(記載なし)	—	適応障害、大うつ病、脳器質性精神障害、人格障害
Coyle (1990)[33]	支持療法プログラムに紹介された進行がん患者	90	患者の自発的訴え、または面接	希死念慮(20%) 自殺の計画(4%) 安楽死の要請(4%)	倦怠感(希死念慮を有する全例)、うつ病(自殺の計画を有する全例)
Baile (1993)[34]	安楽死の要請等で精神科に紹介されたがん患者	4	(記載なし)	—	痛みと苦悩、器質性精神障害、大うつ病、自己愛的/演技的人格
Owen (1994)[35]	腫瘍科で治療を受けているがん患者	100	面接	希死念慮(時々7%、いつも7%)	乏しいサポート、絶望感
Seale (1994)[36]	がんで死亡した患者	1980	遺族への面接	希死念慮(23%)、安楽死の希望(5.2%)	痛み(希死念慮と関連)
Ginsburg (1995)[37]	化学療法または放射線治療を受けている肺がん患者(診断後3カ月以内)	52	(記載なし)	希死念慮(13%)	(記載なし)
Hunt (1995)[38]	ホスピスに入院した終末期患者(生存期間平均17日)	331	患者の自発的な訴え	希死念慮(11%)、早い死の要請(12%)	(記載なし)
Chochinov (1995、1998)[39,40]	緩和ケア病棟に入院した終末期がん患者(生存期間中央値43日)	200	面接	希死念慮(8.5%)	抑うつ、絶望感
森田 (1996)[41]	ホスピスに入院した終末期がん患者	143	患者の自発的な訴え	希死念慮(18.2%)	身体的苦痛、抑うつ、実存的苦痛、せん妄
Emanuel (1996)[42]	無作為抽出されたがん患者	155	電話による面接	安楽死または自殺幇助の要請を考えた経験(27.3%)、医師や家族と実際に話し合った経験(11.9%)	抑うつ、身体機能(実際に話しあった経験と関連)
Kissane (1998)[43]	安楽死法の制定下で実際に安楽死を要請したがん患者	7	担当医との面接、診療録	—	社会的孤立、抑うつ
Chochinov (1999)[44]	緩和ケア病棟に入院した終末期がん患者	168	Visual Analogue Scale	生きる意思(will to live)(頻度は評価せず)	不安、抑うつ、呼吸困難(負の相関)
Breitbart (2000)[45]	緩和ケア病棟に入院した終末期がん患者(生存期間平均28日)	92	Schedule of Attitude Toward Hastened Death	希死念慮(17.4%)	大うつ病(DSM-VI)、絶望感、身体機能、ソーシャルサポート
Wilson (2000)[46]	緩和ケアを受けている終末期がん患者(生存期間中央値44.5日)	70	面接	安楽死の希望(11.6%)	大うつ病(DSM-IV)、絶望感、眠気、倦怠感、自己コントロール感の欠如
Emanuel (2000)[47]	予後が6ヶ月以内と推定される終末期患者(がん患者は全体の52%)	988	面接	安楽死または自殺幇助の要請を真剣に考えた経験(10.6%)	痛み、抑うつ、ケアの必要性の高さ
Akechi (2001)[48]	精神科に紹介され大うつ病と診断されたがん患者	220	半構造化面接	希死念慮(51.4%)	大うつ病の重症度、身体機能
明智 (2001)[49]	緩和ケアを受けている終末期がん患者	150	半構造化面接	希死念慮(9.3%)	抑うつ
Akechi (2002)[50]	進行肺がん患者(がん診断から6カ月後)	89	Hamilton Rating Scale for Depression	希死念慮(15%)(強いものは5%)	痛み、適応障害/大うつ病

*統計学的な検討を行っていないものも含む

■大うつ病
■せん妄

の背景には、大うつ病、せん妄をはじめとした精神医学的問題が存在することを示しており、進行・終末期がん患者を精神医学的に援助する重要性を示している。一方では、痛みなどの身体症状や絶望感、ソーシャルサポートなど他の次元の要因が独立して関与することも示されており、がん患者の希死念慮の背景に存在する要因の複雑さが示唆される。しかし、現時点で示されている結果からは、希死念慮を有する患者に対しては、特にうつ病の評価が不可欠であり、終末期であっても、希死念慮を安易に合理的なものと考えることの危険性が示されている[54]。一方では、明確な精神医学的問題がみられない一群やうつ病であっても限られた予後、重篤な身体状態におけるうつ病治療の困難さなどの問題点もあり、さらなる検討が必要である。

《重要事項》終末期がん患者であっても希死念慮は必ずしも合理的とはいえず、その最大の原因はうつ病である。

2　死を望むがん患者のマネージメント

　がん患者が希死念慮を表明したときには、どのような場合においても、その意味するところを十分に扱う必要がある。最初に行うべき最も重要な対応は、避けることなくこの問題に関しての話し合いを行う姿勢を示し、オープンなコミュニケーションを可能にすることである[55]。医師や看護師の中には、死について患者と話し合うことは、患者の死への願望を容認してしまうことになるのではないか、自殺を促進してしまうのではないか、といった懸念を抱くスタッフもいるが、実際には、このような事実が示されているわけではなく、むしろ、このような話し合いを避けること自体が患者の苦悩をより深いものにしてしまう可能性を有している。次に重要なのは、患者の病気に対しての理解および苦痛に感じている症状を把握することである。希死念慮を契機として精神保健の専門家に依頼がなされた場合は、これら専門家が、患者の苦痛を適切に理解する最後のゲートキーパーであることも稀ではないので、うつ状態などの精神医学的問題のみならず、十分にコントロールされていない身体症状や背景に存在する社会的問題に関しての評価も行うことが望まれる。これらを通して治療可能性のある症状を明らかにし、可能な限り、これらすべてに対する包括的なケアを提供できるような医療チームとしての体制を整えるべきである。現時点における知見からは、死を望むがん患者のマネージメントとして、精神保健の専門家が担う最も重要な役割は、前述したようにうつ病の評価と治療であろうが、その他にも終末期におけるせん妄の適切な診断とマネージメント、および「死を望む」心理状態の背景に存在する複雑な精神力動の理解と援助、時に生じうる医療スタッフの患者に対する逆転移感情への対応なども重要であることを付記しておきたい。

■逆転移感情

《重要事項》死を望むがん患者のマネージメントの第一歩は、オープンコミュニケーションである。

《メモ3》死について患者と話し合うことが、自殺を促進することは通常ない。

■■■ 3. がん患者のうつ病への対応

前述してきたように、がん患者の自殺予防の最も重要なキーワードはうつ病の適切なマネージメントである。しかし、担がん状態にある患者のうつ病をマネージメントするにおいては、いくつか特別な配慮が必要となる。ここでは、がん患者のうつ病の診断と治療のポイントについて概説する。

1 診断

■大うつ病の診断基準

表5に米国精神医学会の大うつ病の診断基準を示した。がん患者のうつ病を診断するうえでの問題点の1つは、がんによる身体症状が、食欲低下や倦怠感などうつ病の身体症状と鑑別困難なことである。現在提唱されている診断基準を大別すると、食欲不振、全身倦怠感などの身体症状が存在すれば病因の如何を問わず診断基準に含める inclusive criteria、身体疾患に起因すると思われる身体症状を除く etiologic criteria（DSM-Ⅳはこれにあたる）、身体症状項目を除く exclusive criteria、DSMの診断基準から身体症状項目を除き代替項目に差し替える substitutive criteria などがある。いずれの診断基準にも長短が存在するため、身体疾患を有した患者のうつ病診断に際しては現在ゴールドスタンダードと考えられるような診断基準は存在しないが、臨床的観点からはうつ病を見逃さないことがより重要であるので、たとえ疑陽性症例が若干含まれても inclusive criteria に基づいて診断し、うつ病症例を過小評価しない方が望ましい[56]。

■inclusive criteria

■がん患者の大うつ病のスクリーニング

一方、がん患者の大うつ病を簡便にスクリーニングする方法の開発も試みられているが、わが国においては、Hospital Anxiety and Depression Scale の有用性

表5．うつ病診断基準（米国精神医学会（DSM-Ⅳ））

診断基準	具体的な症状
1．抑うつ気分	気分が沈んで、憂うつだ。落ち込む
2．意欲・興味低下	何をしてもつまらない、興味がもてない
3．罪責感・無価値観	まわりに迷惑をかけている。人生には意味がない
4．焦燥感・制止	いらいらしてじっとしていられない
	何かをしようと思っても身体が動かない
5．希死念慮	早く逝ってしまいたい。死にたい
6．睡眠障害	夜眠れない。朝早く眼が醒め、その後眠れない
7．食欲低下	食欲がでない。何を食べてもおいしくない
8．思考・集中力低下	決断できない。物事に集中できない
9．易疲労性・気力減退	疲れやすい。だるい。気力がでない

注；1または2が必須で、5つ以上の症状が2週間以上存在。診断基準項目の6～9はがんそのものによる身体症状としても出現しうるが、現実的にはがんによるものかうつ病によるものか判断が容易でないことが多い。したがって、病因がはっきりしない場合は、うつ病を看過しないためにも診断基準に算入する方法が推奨されている。

が示されている[57]。

2 治療

　がん患者のうつ病に対しての治療の柱は、一般的な精神科臨床と同様に精神療法と薬物療法であり、これらを併用する方法が推奨されている。

a 精神療法

■支持的精神療法

　最も一般的で、そして有用なのは支持的精神療法である。支持的精神療法は、がんに伴って生じた抑うつ、喪失感をはじめとした情緒的苦痛を支持的な医療者との関係、コミュニケーションを通して軽減することを目標とする。その基本は、患者の言葉に対して批判、解釈することなく、非審判的な態度で支持を一貫して続けることにある。最も重要なことは、患者をよく理解することであり、この理解することこそが、患者のために治療者がなしうる最も支持的なことなのである。したがって、現在の問題、過去の問題、そしてこれまでの患者が歩んできた人生の歴史を十分に聴くことが重要である。特にがん患者の面接にあたっては、個々の患者における病気の意味に視点をおくことが重要である。これらの面接を通して、病気が患者の生活史に与える衝撃の意味を理解し、患者の感情と苦しみは今まさに正しく理解されつつあると患者に言語的あるいは非言語的に伝えられることが治療的に働くのである。

　実際的には、「病気を受容すること」を目標にするのではなく、患者がその人なりの方法でがんを理解し適応していくことを援助することが有用であることが多い。このために医療者はまず、患者に関心を寄せ、病気とその影響について患者が抱いている感情の表出を促し、それらを支持・共感しながら現実的な範囲で保証を与えていく。保証に関しては、非現実的なものは治療的に働かないので、患者個人をよく理解したうえで、そのニーズを十分くみ取り行う必要がある。自分の感じるままを言葉にしても常に支持しようとする医療者に接することはがん患者にとって非日常的な体験であり、患者の自己評価を高め、対処能力を高めることが期待される。

　また、がん患者は比較的高齢であることが多く、がんに罹患することはそれ以前に経験された喪失に喪失を重ねることでもあるため、自己評価を高めるために面接を通してライフレビューを行い、折にふれその誇りの部分を扱うとより有効であることも多い。

■力動的精神療法

　力動的精神療法は、その治療目標がパーソナリティーの再構成であり、症状からの解放や行動変化はその結果として現れてくるものである。したがって、がん患者においては、自分の内面の深い理解を望む患者に対しては、力動的精神療法が有用な場合もあるが、実際に適応となるがん患者は特に進行・終末期では少ない。また、身体状況によっては禁忌ともなりうるので（身体的な危機状況、高度な不安など）、施行する場合は特殊なケースに限り専門的なトレーニングを受けた治療者が、明確な目標設定のもとで行うべきであろう。但し、これは患者を力動的に理解すること

が無用であることを示すものではなく、患者を深く理解するうえで、力動的な解釈は有用であることも付記しておきたい。

> 《メモ4》実地臨床において、がん患者のうつ病を診断するうえで推奨されている方法は、身体症状が存在すれば病因の如何を問わず診断基準に含める inclusive criteria である。

> 《重要事項》明白なライフイベントであるがん罹患後のうつ病であっても、治療は十分に可能であり、その柱は、精神療法と薬物療法である。

b 薬物療法

がんに罹患するという明白なライフイベント後に生じたうつ病に対して薬物治療は有用であろうか？ これは、時として、精神科医からも耳にする疑問であるが、がん患者のうつ病に対しての抗うつ薬の有用性に関するメタアナリシスの結果からも、抗うつ薬の有用性は示されている[58]。

■抗うつ薬

一方、がん患者は比較的高齢でがんに伴うさまざまな身体症状を有していることが多いため、薬物投与に際して、特別な配慮を必要とする。担がん状態にある患者に対しての抗うつ薬の使用法については、国際的にコンセンサスの得られたものは存在しないので、現時点においては、前述したがん患者の大うつ病治療に関しての無作為化比較試験の結果に加え、他領域（例えば、他の身体疾患患者や高齢患者における抗うつ薬の無作為化比較試験の結果）における研究結果の応用、そして実際に治療するがん患者の個別性を総合的に評価して、薬物選択および投与量の設定を行うことが重要であろう。一般的には、投与経路（経口投与が可能か否か）、患者の身体状態（特に現に存在する苦痛の原因となっている身体症状の把握）、推定予後（週単位か、月単位か）、併用薬剤（相互作用を有する薬物が使用されていないか）、抗うつ薬の作用・副作用プロフィール（無用な身体的負荷を避けるために特に副作用プロフィールが重要）などを総合的に判断して、治療方針を決定する。また、特に予後が限られた状況など、うつ病の完全な治癒を望むことが現実的には難しいと考えられる場合であれば、うつ病の症状の中でも標的症状を定めて、部分的ではあっても可能な限りの症状緩和を行うことが重要である。

次に、がん患者に抗うつ薬を投与する際のより具体的な注意事項に触れる。まず、いずれの薬剤も精神科一般臨床における通常使用量より少量から開始し、状態をみながら漸増していく。例えば、三環系抗うつ薬は 10〜25 mg/日程度の少量で開始し、副作用をみながら数日から週単位で漸増していくが、がん患者には 50 mg/日程度の比較的少量で有効であることが多い。モルヒネを服用しているがん患者の多くに便秘などがみられるため、三環系抗うつ薬の中では抗コリン性の副作用が比較的少ないノルトリプチリン（ノリトレン®）が推奨されている。一方、抗コリン性などの副作用の出現がコンプライアンスに大きく影響することが想定される場合には、

選択的セロトニン再取り込み阻害薬(SSRI)、セロトニン・ノルアドレナリン再取り込み阻害薬(SNRI)、アモキサピン(アモキサン®)、四環系抗うつ薬[マプロチリン(ルジオミール®)、ミアンセリン(テトラミド®)など]などの使用を考慮する。しかし、この際においても、SSRI使用時における悪心・嘔吐などの消化器系副作用、SNRI使用時における悪心・嘔吐や排尿障害(特に前立腺肥大を有する男性患者)、アモキサピン使用時における錐体外路性副作用の出現［特に制吐剤としてハロペリドール(セレネース®)が併用されているとき］、脳転移を有する患者へのマプロチリン使用(けいれん誘発)などに対しては十分な注意を払うことが必要である。また、もともとなんらかの身体症状を有していることが多いがん患者の治療にあたっては、いたずらな不安を抱かせぬよう、抗うつ薬の効果発現上の特徴(効果発現までに2〜4週間を要し、副作用が効果に先行して出現することが多い)を患者に十分に説明したうえで用いる。また、身体状態の悪化している状態に抗うつ薬、中でも三環系抗うつ薬が投与された場合、せん妄の誘因になることも稀ではないため、慎重な判断が必要である。

このように、がん患者に抗うつ薬を投与する際には、患者の身体状態や各薬剤の有する特徴を十分踏まえたうえでの投与計画と投与後のきめ細かいモニタリングが必須である。

●●●おわりに

がん医療の現場では、中でも治癒が望めない終末期がん患者から希死念慮が表明されたとき、多くの医療スタッフは医学、倫理、法律、個人的な人生観などさまざまな見地の狭間で強いジレンマに苛まれる。しかし、これら背景に存在する要因として、一般人口における自殺や希死念慮の危険因子同様、うつ病が重要な要因であることが明らかにされており、治癒が望めない終末期がん患者であっても、「死にたい」という言葉を安易に合理的なものであると考えるべきではない。一方では、終末期という特別な状況下では、うつ病の評価および治療など特別な配慮が必要である。

死を望むがん患者を前に、われわれ医療者は時として無力である。しかし、医療チームの一員として患者を支え続けることは可能であり、この支え続ける営みが患者の希望を支えることにつながり得る。現時点においては、自殺の完全な予防は不可能であることに加え、終末期がんのような特別な状況によってはその合理性を支持するものもいる。しかし、経験的な知見ではあるが、がん医療に携わる医療スタッフとして心にとめておきたいことは、治癒が望めない終末期のがん患者であっても、身体症状が最大限緩和され、心理社会的側面に対しても適切なケアが十分提供されていれば、患者が自ら死を望むことはほとんどないという事実である。

(明智龍男、中野智仁、内富庸介)

■ 文　献 ■

1) がんの統計編集委員会：がんの統計 2001 年版．財団法人がん研究振興財団，東京，2001．
2) Morita T, Akechi T, Sugawara Y, et al：Practices and attitudes of Japanese oncologists and palliative care physicians concerning terminal sedation ; a nationwide survey. J Clin Oncol 20：758-764, 2002.
3) Louhivuori KA, Hakama M：Risk of suicide among cancer patients. Am J Epidemiol 109：59-65, 1979.
4) Fox BH, Stanek EJ, Boyd SC, et al：Suicide rates among cancer patients in Connecticut. J Chron Dis 35：89-100, 1982.
5) Allebeck P, Bolund C, Pingback G：Increased suicide rate in cancer patients-a cohort study based on the Swedish cancer-environment register. J Clin Epidemiol 42：611-6, 1989.
6) Allebeck P, Bolund C：Suicides and suicide attempts in cancer patients. Psychol Med 21：979-84, 1991.
7) Levi F, Bulliard JL, Vecchia CL：Suicide risk among incident cases of cancer in the Swiss Cancton of Vaud. Oncology 48：44-47, 1991.
8) Storm HH, Christensen N, Jensen OM：Suicides among Danish patients with cancer ; 1971 to 1986. Cancer 69：1507-1512, 1992.
9) Harris EC, Barraclough BM：Suicide as an outcome for medical disorders. Medicine 73：281-296, 1994.
10) Crocetti E, Arniani S, Accia S, et al：High suicide mortality soon after diagnosis among cancer patients in central Italy. Br J Cancer 77：1194-1196, 1998.
11) Tanaka H, Tsukuma H, Masaoka T, et al：Suicide risk among cancer patients ; experience at one medical center in Japan. Jpn J Cancer Res 90：812-817, 1999.
12) Mann JJ：A current perspective of suicide and attempted suicide. Ann Intern Med 136：302-311, 2002.
13) Conwell Y, Caine ED, Olsen K：Suicide and cancer in late life. Hosp Community Psychiatry 41：1334-1339, 1990.
14) Filiberti A, Ripamonti C, Saita L, et al：Frequency of suicide by cancer patients at the National Cancer Institute of Milan over 1986-90. Ann Oncol 2：610, 1991.
15) Hietanen P, Lonnqvist：Cancer and suicide. Ann Oncol 2：19-23, 1991.
16) Hietanen P, Lonnqvist, Henriksson M, et al：Do cancer suicides differ from others? Psycho-oncology 3：189-195, 1994.
17) Henriksson MM, Isometsa ET, Hietanen P, et al：Mental disorders in cancer suicides. J Affective Dis 36：11-20, 1995.
18) Filiberti A, Ripamonti C, Totis A, et al：Characteristics of terminal cancer patients who committed suicide during a home palliative care. J Pain Symptom Manage 22：544-53, 2001.
19) Breitbart W：Cancer pain and suicide. Advances in Pain Research and Therapy, Foley KM(eds), p 399-412, Raven Press, New York, 1990.
20) McDonald MV, Passik SD, Dugan W, et al：Nurses' recognition of depression in their patients with cancer. Oncol Nurs Forum 26：593-599, 1999.
21) Passik SD, Dugan W, McDonald MV, et al：Oncologists' recognition of depression in their patients with cancer. J Clin Oncol 16：1594-1600, 1998.
22) Akechi T：Desire for early death in cancer patients and clinical oncology. Jpn J Clin Oncol 29：646, 1999.
23) Ripamonti C, Filiberti A, Totis A, et al：Suicide among patients with cancer cared for at home by palliative-care teams. Lancet 354：1877-1878, 1999.
24) Chemtob CM, Hamada RS, Bauer G, et al：Patients' suicide : frequency and impact on psychiatrists. Am J Psychiatry 145：224-228, 1988.
25) Eagles JM, Klein S, Gray NM, et al：Role of psychiatrists in the prediction and prevention of suicide ; a perspective form north-east Scotland. Br J Psychaitry 178：494-496, 2001.
26) Gitlin MJ：A psychiatrist's reaction to a patient's suicide. Am J Psychiatry 156：1630-1634, 1999.
27) Kaye NS, Soreff SM：The psychiatrist's role, responses, and responsibilities when a patient commit suicide. Am J Psychiatry 148：739-743, 1991.

28) 斉藤陽子, 中尾智博, 竹田康彦, ほか：患者の自殺が主治医に与える影響. 精神医学 43：377-384, 2001.
29) 高橋祥友：患者の自殺に精神科医はどう対処すべきか. 精神科治療学 16：563-568, 2001.
30) Yehuda R：Post-traumatic stress disorder. New Engl J Med 346：108-114, 2002.
31) Silberfarb PM, Maurer H, Crouthamel CS：Psychosocial aspects of neoplastic disease；I. Functional status of breast cancer patients during different treatment regimens. Am J Psychiatry 137：450-455, 1980.
32) Brown JH, Henteleff P, Barakat S, et al：Is it normal for terminally ill patients to desire death? Am J Psychiatry 143：208-211, 1986.
33) Coyle N, Adelhardt J, Foley KM, et al：Character of terminal illness in the advanced cancer patient；pain and other symptoms during the last four weeks of life. J Pain Symptom Manage 5：83-93, 1990.
34) Baile WF, DiMaggio JR, Schapira DV, et al：The request for assistance in dying. The need for psychiatric consultation. Cancer 72：2786-2791, 1993.
35) Owen C, Tennant C, Levi J, et al：Cancer patients'attitudes to final events in life；wish for death, attitudes to cessation of treatment, suicide and euthanasia. Psycho-oncology 3：1-9, 1994.
36) Seale C, Addington HJ：Euthanasia：why people want to die earlier. Soc Sci Med 39：647-654, 1994.
37) Ginsburg ML, Quirt C, Ginsburg AD, et al：Psychiatric illness and psychosocial concerns of patients with newly diagnosed lung cancer. Can Med Assoc J 152：701-708, 1995.
38) Hunt R, Maddocks I, Roach D：The incidence of requests for a quicker terminal course. Palliat Med 9：167-168, 1995.
39) Chochinov HM, Wilson KG, Enns M, et al：Desire for death in the terminally ill. Am J Psychiatry 152：1185-1191, 1995.
40) Chochinov HM, Wilson KG, Enns M, et al：Depression, hopelessness, and suicidal ideation in the terminally ill. Psychosomatcs 39：366-370, 1998.
41) 森田達也, 井上 聡, 千原 明, ほか：死を望む終末期癌患者への援助；ホスピスの経験から. 臨床精神医学 25：577-586, 1996.
42) Emanuel EJ, Fairclough DL, Daniels ER, et al：Euthanasia and physician-assisted suicide：attitudes and experiences of oncology patients, oncologists, and the public. Lancet 347：1805-1810, 1996.
43) Kissane DW, Street A, Nitschke P：Seven deaths in Darwin；case studies under the Rights of the Terminally Ill Act, Northern Territory, Australia. Lancet 352：1097-1102, 1998.
44) Chochinov HM, Tataryn D, Clinch JJ, et al：Will to live in the terminally ill. Lancet 354：816-819, 1999.
45) Breitbart W, Rosenfeld B, Pessin H, et al：Depression, hopelessness, and desire for hastened death in terminally ill patients with cancer. JAMA 284：2907-2911, 2000.
46) Wilson KG, Scott JF, Graham ID, et al：Attitudes of terminally ill patients toward euthanasia and physician-assisted suicide. Arch Intern Med 160：2454-2460, 2000.
47) Emanuel EJ, Fairclough DL, Emanuel LL：Attitudes and desires related to euthanasia and physician-assisted suicide among terminally ill patients and their caregivers. JAMA 284：2460-2468, 2000.
48) Akechi T, Okamura H, Yamawaki S, et al：Why do some cancer patients with depression desire an early death and others do not? Psychosomatics 42：141-145, 2001.
49) 明智龍男, 奥山 徹, 中野智仁, ほか：終末期がん患者における希死念慮；その頻度および身体的心理社会的関連要因. 総合病院精神医学 13：153-158, 2001.
50) Akechi T, Okamura H, Nishiwaki Y, et al：Predictive factors for suicidal ideation in patients with unresectable lung carcinoma；-A 6-month follow-up study. Cancer 95：1085-1093, 2002.
51) Chochinov HM, Wilson KG：The euthanasia debate；Attitudes, practices and psychiatric considerations. Can J Psychiatry 40：593-602, 1995.
52) Akechi T, Kugaya A, Okamura H, et al：Suicidal thoughts in cancer patients-clinical experience in Psycho-oncology-. Psychiat Clin Neuroscience 53：569-573, 1999.

53) Akechi T, Okamura H, Kugaya A, et al : Suicidal ideation in cancer patients with major depression. Jpn J Clin Oncol 30 : 221-224, 2000.
54) Akechi T, Nakano T, Akizuki N, et al : Psychiatric evaluation of competency in cancer patients. International Journal of Psychiatry in Clinical Practice (in press).
55) Rosenfeld B, Krivo S, Breitbart W, et al : Suicide, assisted suicide, and euthanasia in the terminally ill. Handbook of Psychiatry in Palliative Medicine, Chochinov HM, et al (eds), Oxford University Press, New York, 2000(内富庸介(監訳):緩和医療における精神医学ハンドブック.星和書店,東京,2001).
56) Koenig HG, George LK, Peterson BL, et al : Depression in medically ill hospitalized older adults ; Prevalence, characteriscits, and course of symptoms according to six diagnostic schemes. Am J Psychiatry 154 : 1376-1383, 1997.
57) Kugaya A, Akechi T, Okuyama T, et al : Screening for psychological distress in Japanese cancer patients. Jpn J Clin Oncol 28 : 333-338, 1998.
58) Gill D, Hatcher S : A systematic review of the treatment of depression with antidepressant drugs in patients who also have a physical illness. J Psychosom Res 47 : 131-143, 1999.

アルコール依存症者と自殺

1. アルコール依存症とは

■アルコール・薬物依存症

　アルコール・薬物依存症は、ある薬物(アルコール・アヘン・モルヒネ・シンナー・マリファナ・睡眠薬・精神安定剤・コカイン・覚醒剤・鎮痛剤などの依存性物質)を摂取した効果(快楽など)を繰り返し得たいという欲求から、継続して摂取を続けるうちに耐性が生じ、量を増やさないと同じ効果が得られなくなり、身体的健康や生活上のほかのことよりも優先するなどして摂取の仕方を自分でコントロールできなくなってしまう病気である。身体が薬物(物質)漬けになってしまい、身体の中に薬物が入っているのが当たりまえで、薬物が切れると離脱症状(不眠・振戦・発汗・イライラ・幻覚など)が生じるようになる。身体・心理・社会それぞれの側面において、さまざまな問題を生じてしまう病気といえよう。

■離脱症状

2. 慢性自殺と呼ばれる自己破壊的行動

■自己破壊行動

　「アルコール依存症者には自己破壊行動が認められ、アルコール依存は慢性ないし部分的自殺である」といわれる[1]。すべてのアルコール依存症者が自殺や直接的自己破壊行動を行うわけではないが、アルコール依存症の死亡率は極めて高く、平均寿命は52～53歳、診断後の5年生存率は50～80％といわれている[2]。薬物依存症の死亡率はさらに高いともいわれている。アルコール依存症者の死因としては表1の通りである[3]。

　依存性物質はその毒性から肝障害や神経障害などの身体障害や、抑うつ、無気力、幻覚、妄想といった精神障害を引き起こすのみならず、物質摂取が最優先の生活から二次的に発生する家族関係・人間関係の崩壊や失職、事件、事故などによって、最終的にはどん底まで落ち、「社会的死」と呼ばれる状態になるのである(表2)。こ

■社会的死

表1. アルコール依存症者の死因

①	肝硬変	28.4%
②	心不全	16.0%
③	不慮の事故	12.3%
その他、癌、脳血管障害、自殺、糖尿病、肺炎など			

(文献3)より引用)

表 2. アルコールによるさまざまな障害

| 身体の障害 |
| 肝臓、膵臓、消化器系、循環器系、神経系、癌、その他 |
| 精神面の問題 |
| 不眠、情緒不安定、不安感、抑うつ、自己像の低下、対人恐怖、性格変化、アルコール嫉妬妄想、アルコール幻覚症、自殺、異常酩酊など |
| 家庭の問題 |
| 信頼感の喪失、嫉妬、不和、暴力、離婚、経済破綻など |
| 子どもの問題 |
| 虐待、情緒障害、不登校、非行、家庭内暴力、「いい子」の問題など |
| 大人になってから感じる生きづらさ(アダルト・チルドレンの問題) |
| 職場の問題 |
| 遅刻、欠勤、怠業、ミス、酒臭、生産性低下、事故、けんかなど |
| 社会の問題 |
| 事故、火災、けんか、傷害、性犯罪、暴力、殺人など |

表 3. 専門病院を退院したアルコール依存症者の依存転帰別の死亡者の割合

①	断酒していた群	8.0%
②	節酒していた群	29.4%
③	飲酒していた群	29.6%

(文献 4)より引用)

のような結末に至ることがわかっていながら物質を摂取し続けるのは、まさに自己破壊的な異常行動といえる。

■不可逆的変化　　この病気は物質摂取の蓄積・累積効果によって起こる不可逆的変化であるため、断酒をしても二度とコントロール摂取できる体質には戻らない。依存症と診断されたら、たとえ控え目に摂取しているつもりでも、表3にみられる通りそれは死に向かう行為なのである[4]。

3. アルコール・薬物依存症者の自殺

飲酒行動自体の自己破壊性と同時に、アルコール依存症者には自殺が多いことも指摘されている。海外の報告では、例えばアルコール依存症者中の自殺者の割合は一般人口の約6倍であるとか[5]、男性では一般人口死亡者の22倍、女性では23倍ともいわれている[6]。また、自殺者中のアルコール依存症者の割合としては、男性の39%、女性の8%がアルコール依存症者であったという報告もある[7]。さらに薬物依存症は、アルコール依存症以上に自殺率が高いといわれている[8]。

■アルコール依存症者の自殺率　　欧米と比べ日本のアルコール依存症者は自殺という転帰を取ることが少ないといわれてきた。だが、平成10年の人口動態統計における死亡原因をみると自殺の割合は3.4%であるのに対し[9]、猪野らの報告[3]によればアルコール依存症者では7.4%であり、一般人口に比べ高いことがわかる。さらに表4をみてもわかるように、最近の報告においては日本においてもアルコール依存症者の自殺率が増加するこ

表 4. アルコール依存症者の自殺率

	大原(1971)	清野(1971)	斎藤(1980)	松本(2000)
被験者数	85 名	80 名	120 名	81 名
調査方法	面接調査	カルテ調査	面接調査	質問紙法
対象者	入院者	入院者	入院者	入院/CL通院
対象者年齢	平均46.7歳	(50歳未満)	明記なし	平均51.5歳
自殺企図率	15.3%	3.8%	25.8%	29.6%
自殺念慮率	28.2%	—	54.2%	61.7%
自暴自棄飲酒率	22.4%	—	—	48.1%

表 5. 自殺念慮発現時の飲酒状況

単位：人数

	全体
飲んでいる最中	26 (52.0%)
飲んだ次の日	8 (16.0%)
飲んだ2〜3日後	5 (10.0%)
飲んでいないとき	6 (12.0%)
覚えてない	5 (10.0%)

(文献10)より引用)

表 6. 自殺手段とその人数

自殺手段	延べ人数
飛び降り・飛び込み	9 人
大量服薬	8 人
リストカット	6 人
大量飲酒	4 人
その他	2 人
縊首	1 人
洗剤	1 人
ガス	1 人
首を刺す	1 人

(文献10)より引用)

とが明らかになっている[10]。

アルコール依存症者はどういった飲酒状況のときに、自殺を志向することが多いのだろうか。斎藤の調査[11]によると、連続飲酒終了期に自殺念慮が多く(全体の50%)生じていることが明らかになっている。ちなみに斎藤の調査では、実際の自殺企図も連続飲酒の終了期が多いと報告がなされている。最近の報告は**表5**の通りである[10]。自殺念慮が発現したのは「飲んでいる最中」と答えた人が最も多く(全体の52%)、20年前の調査とほぼ同等の結果であった。

また、アルコール依存症者の自殺に多く用いられる手段としては、**表6**に示した通りである[10]。飛び降り・飛び込みが最も多く挙げられており、その次に大量服薬、リストカットと続いている。少数回答としては「首を刺す」「洗剤を飲む」などがあった。

過去の調査では自殺に用いられる手段として服毒や縊首、リストカット、切腹などが多くみられているが[11]、近年のアルコール依存症者の自殺は、飛び降りや飛び込みなど、自宅の中での未遂というよりは、家の外での自殺手段が多かったといえる。また、自殺の手段として「大量飲酒」と答えた人も4人おり、積極的な自殺の手段としてアルコールを使用している人がいることも明らかになっている。

■連続飲酒終了期

4. 若年アルコール依存者の自殺

松本らの研究では、アルコール依存症者を低齢群(平均年齢43.2歳)・高齢群(平

表 7. 年齢別の自殺率など

単位：人数

	自殺企図	自殺念慮	自暴自棄飲酒
低齢群中	16(42.1%)	30(78.9%)	28(73.7%)
高齢群中	8(18.6%)	20(46.5%)	11(25.6%)

（文献10)より引用）

均年齢58.8歳)の2群に分けて、その自殺率を比較している[10]。その結果、表7の通り高齢群よりも低齢群のアルコール依存症者の方が自殺を志向する念慮や行動が多いことが明らかになっている。自殺企図、自殺念慮、自暴自棄飲酒のいずれの項目に関しても、低齢群・高齢群の差異において統計的有意性が認められている。20年前の調査においても、若年時における自殺の多さが指摘されてはいるが[11]、年齢による差異の統計的有意性は指摘されていなかった。

平成10年における一般人口においては、25～39歳の男性、および25～29歳の女性における死亡原因の1位は自殺となっている[9]。また20～39歳では、男女合計で「アルコール症を含めた精神障害」が自殺動機として1位になっている[12]。若年者の特に精神障害に関連する自殺率が非常に高いことを考えると、アルコール依存症の若年化やアルコール依存症のほかの精神疾患との合併症の増加が指摘されている現在、今後特に若年アルコール依存症者の自殺が増えることが予想できよう。

■アルコール症を含めた精神障害

■若年アルコール依存症者の自殺

近年マスコミを賑わせた大量飲酒者と噂される有名映画監督・政治家・ミュージシャンの自殺は、いずれも飲酒した状態での企図であるといわれている。アルコール依存症に限らず、自殺には大量飲酒が見え隠れしていることも多い。アルコールや薬物の危険性に対する認識不足や偏見が適切な介入を遅らせている。自殺予防の観点からも、アルコール・薬物依存症に対する医療・司法をはじめとする支援体制の充実が望まれる。

5. アルコール依存症の治療

ではアルコール依存症者の自殺を防ぐにはどのような治療・対策が必要だろうか。アルコールが自殺を促進する要因をまとめると表8のようになる。

したがってアルコール依存症者の自殺を防ぐにはアルコール依存症の治療をきちんと行うことが何をおいても重要である。飲酒が続く限り、あるいは飲酒を誘発する状況が続く限り、事態の好転は望めないどころか、死に向かって突き進んでいくことになる。

典型的なアルコール依存症の場合、治療は断酒以外にあり得ない。長年アルコールに浸され続けた脳は、アルコールに対する反応性が変化している。花粉症の人が花粉を吸い込んだらくしゃみが止まらなくなるアレルギー反応のように、アルコール依存症の人は一口でも酒を飲んだら止まらない身体の反応が起こる。これはある種の体質変化と考えられるので、生きるには断酒以外に手がないのである。

表 8. 自殺促進要因としてのアルコール

アルコールの薬理作用（連用効果）によるうつ状態
アルコールの薬理作用による抑制解除、焦燥感、夢想感、判断力の低下などの影響
家族関係や職場での人間関係が崩壊し、孤立することによる孤独感
家庭問題や職場問題、借金などがどうにもならない状況で自暴自棄になること

　アルコール依存症の治療はある意味ではシンプルである。お酒を飲まなければよい。だがこのシンプルなことができないことに治療の難しさがある。そのためアルコール依存症の治療には、専門的アプローチが不可欠となる。現行のアルコール依存症の治療は、抗酒剤・診察・ミーティング（集団精神療法）の3本柱が治療の中核となっている。

■抗酒剤
■診察
■ミーティング（集団精神療法）
■3本柱

　抗酒剤とは、アルコールの中間代謝物質であるアセトアルデヒドの分解を阻害する作用のある医薬品であり、その作用は数時間から数日間に及ぶ。毎日服用することで、物理的にお酒を飲めない身体状態にしてしまう薬といえる。抗酒剤を服用してアルコールを摂取すると、アセトアルデヒドの作用である動悸、顔面紅潮、嘔気、血圧低下などの症状が現れる。まったくお酒を飲めない下戸の人がお酒を飲んだような状態になり、下手をしたら救急車で運ばれるような事態になる。朝、抗酒剤を服用しておけば、夕方お酒を飲みたくなってしまっても諦めがつくのである。

　医師の診察では、精神・身体症状の把握と治療、および断酒プログラムの進展具合の確認や、断酒継続を阻害する要因のチェックなどが行われる。家族問題、職場問題、生育史の問題などで個別の治療・対応を要する場合は臨床心理士や精神保健福祉士などによる個別対応も必要になる。

　ミーティングはアルコール依存症の治療に極めて重要である。病院やクリニックで行われる集団療法は、自分のことを語り、人の話を聞くことが基本となる。ミーティングはアルコール教育の場であるばかりでなく、同じ問題を抱えた人たちに出会うことで、驚き、安堵し、自分も回復できるのではという期待がもてるようになる。また他患の話を聞きながら自分の飲酒問題やそれに至るまでの自分の抱える問題を振り返ることによって、断酒継続の方法を学んでいくのである。

　また当事者たちが運営する自助グループに継続して参加することも回復のためには非常に効果的である。日本におけるアルコール依存症者の自助グループは、断酒会とAA（アルコホリックス・アノミマス）が代表的である。ミーティングは夜間に行われていることが多い。かつて飲んでいた時間帯に、同じ問題を抱える人たちが集まり、アルコール抜きでコミュニケーションを図る場といえる。

■アルコール依存症者の自助グループ
■断酒会
■AA

■デイケア

　その他、アルコール専門機関ではデイケアを行っているところも多い。特に職を失っているアルコール依存症者は「暇だから飲む」「やることがないから飲む」といった生活を送り、時間が上手に使えない場合も多いため、デイケアによって、生活のリズムを取り戻すことができる。また集団生活を体験する中で対人関係の歪みの修正していくことができる。いずれにしても、飲酒による問題を繰り返す人には、内

科ではなく、必ずアルコール依存症の専門治療を勧めることが不可欠である。

自殺念慮が強い場合は、アルコール依存症の治療よりうつ状態の治療を優先し、状態がある程度落ち着いてからアルコールの専門治療に導入する。不幸にして自殺未遂が行われてしまった場合は、その状態によって精神科救急か一般の救急病院へ運ぶ。症状が落ち着いた時点でアルコールの専門治療に導入することはいうまでもない。さしあたっての危機を乗り切っても、アルコールの治療を受けなければ早晩再発することになるからである。

■否認

アルコール依存症者は治療を勧めても「自分の飲酒には問題ない」と言い張り、病気を否認する人がよくいる。そこで「アル中は嘘つきだ」などといわれてしまうのだが、実は彼らは自分の飲酒にはなんらかの問題があると気づいていることが多い。しかし怖くて認められないのである。患者の不安を上手にくみ取れると、うまく治療の説得ができる。どうしても本人が治療に応じない場合は、家族だけでも相談に来てもらう。アルコール専門病院では家族のためのプログラムや個別相談が用意されているので、家族がまず勉強することで問題への介入方法を探っていく。家族が辛抱強く家族会に通い続け、2、3年経って本人が治療につながる例さえある。諦めないことである。

■治療可能
■予防可能

アルコール依存症は再発の多い病気なので断酒生活が根づくまでには2、3年かかることを伝える必要がある。アルコール依存症は性格などの問題ではなく、多くの人がなりうる治療可能な疾病である。つまりアルコール依存症者の自殺は予防可能なのである。

6. アメリカのアルコール依存症対策とEAP

ではどのような予防・早期介入が可能なのであろうか。ここではまずアメリカにおける職場のアルコール依存症対策の歴史を振り返ってみたい。

アメリカでは19世紀において、例えばアルコール飲料代を差し引いて賃金が支払われていた例などがあり、職場での飲酒は黙認されるどころか、実質的に使用者が従業員にアルコール飲料を売りつけることすらあったようである[13]。アルコールを飲みながら仕事をするのは日常的な姿であり、これが「労働生産性の阻害要因」にならないはずはない。アルコール依存症者は、労働力の大きな損失につながっていた。

■労働生産性の
　阻害要因

■禁酒法

1880年～1920年にかけて農場経営者や雇用主により、アルコールを排除する動きがみられたが、労働者から強力な反対にあった。禁酒法を成立させた宗教的、道徳的風潮の高まり、消費の増加による労働者の生産性を高める必要性からも、当たりまえの習慣となっていた飲酒を職場の中から取り除くさまざまな試みが行われたが、職場からアルコールとアルコール問題を排除することは、なかなかうまくいかなかった。

■AA

1935年6月10日、ビルと医者のボブによって、その後、世界最大の自助グループに発展するAA（Alcoholics Anonymous）が誕生する。ある意味で、どうしようもなかったアルコール依存症者が、AAによって回復するようになったのである。AAの誕生は、その後の職域におけるアルコール問題対策にも多大な影響を及ぼしている。

AAには、12のステップという回復のための中核ともいえるプロセスがある。この中に「メッセージ」というものがあるが、アルコール依存症の回復者は自分の回復体験をほかの人にも伝えていくことが重要とされている。1940年前後よりAAによる回復者によって、自分の体験を活かして企業内のアルコール依存症者を早期にAAにつなげる試み（OAP：Occupational Alcoholism Program）が広がっていった。ただ当時は、アルコール問題を排除するために敷かれたスティグマの存在によって、公式的なプログラムとしてOAPが施行されることは少なかったといえる。

■OAP

1950年代になると、公式的にオープンにされることが少なかったOAPが、組合からのバックアップも受け、多く企業や組合、政府機関によって公式的に施行されるようになり、主にラインマネージャーに対してアルコール依存症早期発見のための教育なども行われていった。だがラインマネージャーによる部下のアルコール依存症発見は、病気の判別の難しさと同時にマネージャー自身のアルコール問題もあって、実際の難しい側面が大きかったようである。そこで、マネージャーはアルコール依存症を診断する役割でなく、部下の職務パフォーマンスに注目して介入していく視点が重要視されるようになっていったのである。これが後に述べるEAPの萌芽といえる。

■職務パフォーマンス

■The Hughes Act

1970年代には関連法制度（The Hughes Act）が制定され、アルコール問題を犯罪としてではなく疾患として治療する方針が打ち出され、この法律によってNIAAA（National Institute on Alcohol Abuse and Alcoholism）が発足した。NIAAAにより、アルコール問題対策が徐々に国としてのEAPの取り組みへとつながっていき、さらにはビジネス領域に導入されていったのである。

EAPは、相談対象をアルコール依存症者に限らず、うつ病や法律問題など、業務パフォーマンスに影響を与える他の広範囲の問題にもおく形で発展してきた。職務パフォーマンスの問題に注目することにより、スティグマの影響によってEAPへのアクセスに抵抗を示していたアルコール依存症者からもアクセスが増え、同時に管理職による介入も容易になったといえる。

■スティグマ

アルコール問題が疑われる社員に対して、「君はアルコール依存症が疑われるからEAPに相談を」と伝えると、病気を否認されて拒否される場合が多いが、病気に焦点を当てるのでなく職務パフォーマンスに着目して、「君はパフォーマンスが落ちているので、EAPに相談を」を伝えることで、EAPは抵抗を受けにくくなったといえよう。結果として、ラベリングされる前のアルコホリックが相談につながるよう

になったのである。

1980年代にはEAPは急速に広がりをみせ、アメリカの民間健康保険制度であるマネージド・ケアに組み込まれるなど、近年ではEAPは非常にポピュラーなプログラムとなっており、1997年のフォーチュン誌に記載されている上位500社のうち、95％以上の企業がEAP導入をするまでに及んでいる[14]。

7. EAPとは

■従業員援助プログラム

EAPとはEmployee Assistance Programの略称であり、一般的に「従業員援助プログラム」と訳されている。日本でも徐々に「EAP」または「従業員援助プログラム」という言葉がマスコミなどで取りあげられ、その内容が知られるようになってきているが、欧米に比べれば、まだまだ日本における認知度は高くないといえよう。

EAPは、企業の社員および家族に対して提供される総合的なカウンセリング・サービスとなっている。例えば、職場の人間関係に問題があったり、家庭において子どもが不登校であったり、心配事があったり精神疾患に罹患していたりしてメンタルヘルスがよくないと、当然社員は仕事にも身が入らなくなり、業務のパフォーマンスは低下してしまう。そのために、そういった問題を早い段階で専門相談に繋げて社員や家族のメンタルヘルスを高め、結果として社員の業務のパフォーマンスを上げていこうとするのが、EAPの主な目的である。

■内部EAP
■外部EAP
■アウトソーシングによるメンタルヘルスサービス

EAPは大きくわけて企業内で取り組みを行う形態(内部EAP)と、企業外のEAP機関と契約を行う形態(外部EAP)があるが、1970年代より外部EAP機関によるEAPサービスのアウトソーシングが進み、アメリカで現存しているEAPのうち、90％は外部EAP機関によって提供されている。経済効率に厳しいアメリカでは、安価で質の高いアウトソーシングによるメンタルヘルスサービスが一般的であるといえよう[15]。

8. EAPにおける自殺対策

EAPは企業に対してのメンタルヘルス関連の対応を主に行っているが、企業組織は時としてさまざまな災害、事件の舞台となる可能性をもっている。テロ爆破事件、業務関連の事故のみならず社員の自殺問題も企業にとって1つの危機であり、その対応には細心の注意が必要になる。アメリカのEAPにおいては、こういった危機的状況や自殺問題などが起こったとき、集団に対してフォローを行い、「このことで苦しんでいるのは自分だけではないのだ」「今の自分の状態は異常ではないのだ」という気づきや安心を提供するサービスが発達している。起こりうる心身の変化や反応などの正しい知識を得、それによって自分自身が今どのような状況の中にいる

表 9. CISD の手順

段階	実施内容
導入の段階	ディブリーファーの紹介とデブリーフィングの目的・プロセス・ルールの説明。ここで語られたことはここだけの話/自分のために話すこと/記録は取らない/職位を忘れる/途中退室しない/批判をしない、など。
事実の段階	ディブリーファーが1人ずつ順番に質問する。名前は？ 果たした役割は？ 現場での活動内容は？ 何が起きたのか？ など。
思考の段階	事件に遭って最初に考えたことは何か？ 頭に浮かんだのはどんなことか？ など、順番に質問する。
反応の段階	どのような異常なことを体験し、困っていることは何か？ 事件についてのあなたの反応は？ など、参加者に話してもらう。
症状の段階	事件後、最初はどうだったか？ 3日経ってどのような症状、変化がみられたか？ 現在はどうか？ どのような快復のための努力をしているか？ など、質問する。
教育の段階	事件の特質に沿う形で、正常なストレス反応、コーピングメカニズム、ごくシンプルなストレス対処法など教示する。
再起の段階	質問を受け、曖昧な所を明確にし、全体を振り返って閉会。参加者には必要があれば、今後も継続的にカウンセリングなどの援助が受けられることを伝える。

■PTSD の予防

■CISD

のか、これからどのようなことが考えられるのかなど、本人に見通しをもってもらうことで、後追い自殺や PTSD の予防、さらに二次的問題の発生防止が可能になる。筆者の所属機関も企業組織と EAP 契約を結び、職場において自殺問題が発生した際など、緊急対応として CISD(Critical Incident Stress Debriefing)[16]をアレンジした形で行っている。

CISD は、問題となる大事件発生後、1〜10日の間に開催され、その事件に対する心理的集結を目的として行われる。基本的にグループで行われ、理想的には4〜20人の人数により、できるだけ同質性の高い参加者で構成し、5〜7人のメンバーに対し1人の割合でディブリーファーがつくようにして、閉じた形の円座で行う。時間はおよそ2〜3時間程度である。進行の手順については、**表9**のように7つの段階によって進められる。

大きな事件や災害を体験したあとには、PTSD の苦痛を和らげるためにもアルコールを乱用するケースも多くみられる。しかし感情をアルコールなどを使って押さえ込むのではなく、起こっていることに対しての正確な情報と適切な対応を伝えることで、その後のアルコール乱用や衝動的な行動の抑制、PTSD の発生やその他精神疾患への罹患、自殺などを防止する効果があるといえよう。

9. 日本における EAP と自殺予防

■EAP 協会日本支部(日本 EAP 協会)

日本における EAP 機関は、まだ数が少ない状況であるが、2000年1月には EAP 協会日本支部(日本 EAP 協会)が設立されており、日本における EAP の質の向上と普及に一翼を担っている。

厚生労働省労働基準局が平成13年3月30日に通達を行った「労働者の自殺予防に関する総合的対策推進事業実施要綱」では、第一項目において「EAP の活用の在

労働者の自殺予防に関する総合的対策推進事業実施要綱

り方に関する調査研究を行うことにより、相談体制の整備等を図る」旨が明記されている。EAPでは、そばにいて普段と様子がおかしく見受けられる社員などに対し、職場における周囲の人間や家族からの相談を積極的に受けるようにPRを行っている。

　自殺予防の具体的で有効な対策がなかなか見当たらない中、職場のアルコール問題対策から始まったEAPは、自殺予防のための企業の相談体制としても、効果を期待されているプログラムといえる。

（松本桂樹、米沢　宏）

■ 文　献 ■

1) Menninger K：Man against himself. Harcourt Brace, New York, 1938.
2) 新貝憲利(監修), 世良守行, 米沢　宏(編著)：アルコール依存症の治療と回復；慈友クリニックの実践，東峰書房，東京，2002.
3) 猪野亜朗：アルコール依存症者の短期予後と長期予後；断酒会員の追跡調査から．精神神経学雑誌 93：334-358，1991.
4) 鈴木康夫：アルコール症者の予後に関する多面的研究，精神神経学雑誌 84：243-261，1982.
5) Schmidt W, de Lint J：Causes of death of alcoholics. Quart J. Stud. Alc., 33, 1972.
6) Adelstein A, et al：Alcoholism and mortality. Population Trends 7, London, 1976.
7) Kessel N, Grossman G：Suicide in alcoholics. Brit Med J 21：1961.
8) 清野忠紀：アルコールおよび薬物中毒者の自殺企図に関する研究．精神医学 13：901-909，1971.
9) 厚生省大臣官房統計情報部：平成10年人口動態統計年報．1999.
10) 松本桂樹, 世良守行, 米沢　宏, ほか：アルコール依存症者の自殺念慮と企図．アディクションと家族 17(2)：218-223，2000.
11) 斎藤　学：アルコール依存症者の自殺企図について．精神神経学雑誌 82：786-792，1980.
12) 警察庁生活安全局地域課：平成10年中における自殺の概要資料．1999.
13) Hutchison WS, Emener WG：Employee Assistance Programs；A Basic Text 2 nd Edition. Charles C Thomas Pub Ltd Published, 1997.
14) Heck PW：The Evolving Role of EAPs in Managed Behavioral Healthcare；A Case Study of Dupont. James M. Oher. The Employee Assistance Handbook, p 291-304, John Wiley & Sons, Inc., New York, 1999.
15) 松本桂樹：外部EAP機関による従業員援助プログラムの実践．産業臨床におけるブリーフセラピー，宮田敬一(編)，金剛出版，東京，2001.
16) Mitchell JT, Everly GS Jr：Critical Incident Stress Debriefing. Chevron Publishing Corp, 1995.

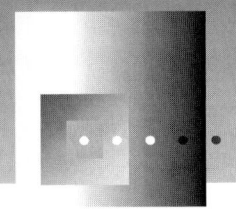

身体疾患が動機となる自殺

●●●はじめに

■身体疾患と自殺との密接な関係

　一般に身体疾患と自殺との間には密接な関係があることが知られており、身体疾患そのものが自殺の危険因子となりうることは従来から指摘されてきた。したがって総合病院入院患者をはじめ、身体疾患をもつ患者における自殺予防はリエゾン・コンサルテーション精神医学の重要な課題の1つである。

　しかし身体疾患と自殺との関係はそう単純なものではない。なぜなら自殺には肉体的な苦痛や活動の制限ばかりでなく、合併しうるうつ病などの精神障害、身体疾患や薬剤によって引き起こされうる器質性精神障害、さらには経済的な問題をはじめとしたさまざまな心理社会的問題などが複雑に関与していることが考えられるからである。このような自殺の要因については、ほとんどが既遂例のレトロスペクティブな研究とならざるを得ないために、実証が難しいのも事実である。

　ここでは身体疾患と自殺との関係について、特に自殺の危険度が高いとされる身体疾患別に論じ、最後に総合病院身体科の入院患者における自殺についても触れる。

1. 身体疾患と自殺との関係

　Mackenzieら[1]の総説によれば、自殺既遂者の20〜70%になんらかの身体疾患が存在しており、11〜51%は身体疾患が自殺に重要な影響を与えているという。彼らは身体疾患が自殺にどのように影響するか、少なくとも次の3つに区別できるとしている。

　①身体疾患に罹患することによって、非器質性の精神障害が引き起こされたり、あるいはもともとあった精神障害が増悪することから自殺が生じる場合(例えば心筋梗塞後の大うつ病、耐えがたい疼痛から生じた薬物乱用など)。

　②身体疾患自体、あるいはその治療の副作用によって生じた器質性(あるいは薬剤性)精神障害によって自殺が生じる場合(例えばステロイドによる二次性うつ病など)。

　③精神障害の関与なしに、身体疾患そのものが自殺の動機になる場合(例えばがん患者が化学療法を拒否する、透析患者が透析を拒否するなど、患者が治療を受けることをあきらめてしまう)。

■うつ病とアルコール症

　これらのうち、身体疾患をもつ患者の自殺のほとんどは①によるものであり、とりわけうつ病とアルコール症が多い。②は10〜20%以下、③は極めて稀であり、終

末期の患者に多いとされるが、精神障害が見落とされている可能性を注意しなければならないとされる[1]。

2. 疾患別の自殺

Harrisら[2]は自殺と身体疾患との関連を調べるため、1966年〜1992年の文献のレビューを行っている。彼らは従来より自殺との関連を指摘されてきた63疾患について、①2年以上の観察期間をもつ死因に関するコホート研究で、②脱落例が10%未満、③自殺による死亡数が示されており、かつ④その期待死亡数が得られるもの、という4条件を満たした文献を抽出し、各疾患の自殺率を試算している。

■自殺の危険度が明らかに高い身体疾患

その結果、自殺の危険度が明らかに高い身体疾患として、HIV/AIDS、ハンチントン病、悪性新生物、多発性硬化症、消化性潰瘍、腎疾患（透析、腎移植）、脊髄損傷、全身性エリテマトーデスを挙げ[2]、さらに頭部外傷とてんかんについても同様に危険度の高い疾患としている[3]。

一方、確証には至らないものの自殺の危険度が高いと思われる身体疾患として、四肢切断、弁置換術、ホルモン補充療法、腸疾患（クローン病、回腸瘻造設、潰瘍性大腸炎）、アルコール性肝疾患、神経線維腫症、パーキンソン病、全身性強皮症を挙げている。逆に自殺のリスクが低い身体状態とされたのが妊娠および産後である[2]（表1）。

■危険度の低い妊娠および産後

以下、自殺の危険度が明らかに高いとされた上記10疾患と、危険度の低い妊娠および産後について、Harrisらの報告以後に発表された文献も含めて論じる。

1 自殺の危険度が明らかに高い身体疾患

a HIV/AIDS

HIV感染症 human immunodeficiency virus infection/後天性免疫不全症候群 acquired immunodeficiency syndrome（AIDS）はがんをはじめとした致死率の高い疾患と同様、自殺の危険度が高い。Marzukら[4]（1988年）によればニューヨークの男性AIDS患者の自殺率は同市の20〜59歳の一般男性市民の36倍、Harrisら[2]（1994年）は過去の8文献をまとめ、およそ7倍と結論している。しかし近年、自殺率の低下が指摘されており、これには有効な治療薬の開発による予後の改善や、さまざまなケアの充実などが挙げられる[5]。

症例報告ではCopenland[6]が25例のAIDS関連の自殺を報告している。全例が男性で平均年齢は38歳（29〜59歳）、88%が白人、90%以上が同性愛者であったが、64%が自殺時にうつ状態にあり、全例の自殺にAIDSの診断やAIDSへの恐怖が大きく関与していたという。Pughら[7]は6例のAIDS患者の自殺を報告し、4例にうつ病などの精神障害を認めたが、他の2例はいずれもAIDS進行例で、動機は病苦からの解放と推定している。全例が男性で、5例が同性愛者、2例にHIVの診断

表 1. 身体疾患と自殺

自殺の危険度が明らかに高い身体疾患	自殺の危険度が高いと思われる身体疾患
・HIV/AIDS ・ハンチントン病 ・悪性新生物 ・多発性硬化症 ・消化性潰瘍 ・腎疾患 　a．透析 　b．腎移植 ・脊髄損傷 ・全身性エリテマトーデス ・頭部外傷 ・てんかん	・四肢切断 ・弁置換術 ・ホルモン補充療法 ・腸疾患 　a．クローン病 　b．回腸瘻造設 　c．潰瘍性大腸炎 ・アルコール性肝疾患 ・神経線維腫症 ・パーキンソン病
	自殺の危険度が明らかに低い身体状態 ・妊娠および産後

(文献 2)3)より作成)

以前に自殺企図の既往を認めている。その他、HIV 痴呆の自殺例の報告[8]、罹患初期の脳器質性精神障害が自殺に関与したことを示唆する報告[9]もみられる。

心理学的剖検 psychological autopsy に基づいた報告もある。原因不明の突然死をした HIV/AIDS 患者の 18〜35%が自殺とされ、その過半数が同性愛者と報告されている[5]。Rajs ら[10]の調査では彼らの 67%に死ぬ前に自殺念慮やうつ状態がみられ、ほぼ全例になんらかの精神作用物質が検出されている。

■HIV/AIDSにおける自殺の危険因子

HIV/AIDS における自殺の危険因子は、精神科疾患の合併(特にうつ病、アルコールや薬物の依存・乱用)、同性愛者、男性、HIV 陽性をめぐる心理社会的ストレス(パートナーや友人の喪失、病気への偏見、周囲の拒絶的態度など)とまとめることができる[5]。

HIV/AIDS 患者の自殺念慮に関する研究も多い。特に注目されているのは HIV 陽性の告知と自殺念慮との関係についてであるが、一致した見解は得られていない[5]。

HIV/AIDS にみられる精神症状は、①HIV 感染や AIDS 発症の告知により生じる反応性の精神症状(抑うつ、不安、錯乱など)、②HIV 痴呆(皮質下痴呆)、③免疫機能低下に伴う日和見感染、悪性腫瘍、脳血管障害などによる二次性の器質性精神症状(せん妄など)、④AIDS 治療薬による薬剤性精神症状、⑤HIV 感染前の精神症状の再燃や増悪、などに大別される[11]。これらはいずれも自殺と結びつきうるものであり、適切な対応が必要となる。

b ハンチントン病

ハンチントン病 Huntington's disease(HD)は優性遺伝形式をとる進行性の神経変性疾患であり、中年以降に発症し、舞踏病様 choreatic の不随意運動、筋肉トーヌスの異常、精神症状および自殺への傾向といった臨床特徴をもつ。精神症状としては前駆段階は不安が最も一般的であり、初期には抑うつ、さらには分裂病様症状や人格変化に基づく行動異常がみられ、経過とともに徐々に痴呆(皮質下痴呆)が前景となる。通常は発症後ほぼ 10〜15 年で死に至る[12]。

HD の患者の自殺率は一般人のおよそ 3 倍といわれる[2]。自殺は病初期に多い傾

■うつ病　　　向にある[13)14)]。危険因子として男性、挙子なし、未婚、独居、家族の自殺歴、うつ状態などが挙げられている[15)]。特に自殺との関連が深いとされるうつ状態の出現頻度は高く、HD 患者の約 30%に大うつ病がみられ、2/3 は気分障害が神経症状に先行して現れる[16)]。

■家族の自殺率　一方、患者の家族においても自殺率が高いことが指摘されている[17)-19)]。家族は既
　も高い　　　に罹患した患者を目のあたりにしていることが多く、発症の恐怖に苛まれる[17)]。Di Maio ら[18)]によれば、患者の家族のうち、子ども・孫・なんらかの症状はあっても確定診断には至らない者・その子ども・配偶者やリスクのない者の 5 群の自殺率は、いずれも一般人のそれを上回ったという。中でも 50%の HD 発症のリスクをもつ子どもでは、HD の発症年齢(およそ 40 歳)に近づくとともに自殺率が高まることが確認されている[18)]。このため遺伝相談や DNA 診断の際には、自殺について十分な配慮を要することが強調されている[19)]。

c 悪性新生物

「がん患者の自殺」の章を参照されたい。

■頭頸部のがん　なお、Harris ら[2)]は頭頸部のがんにおける高い自殺率に注目している。がん全体の自殺率は一般人の 2 倍近くであるが、頭頸部のがんでは約 10 倍にまで跳ね上がる。頭頸部のがんと深いかかわりのある飲酒や喫煙、容貌の変化や失声などに起因した抑うつが関連しているのではないかと考えられている[2)]。

d 多発性硬化症

多発性硬化症 multiple sclerosis(MS)はしばしば軽快と再燃を繰り返しながら慢性の経過をとる脱髄疾患であり、病変は大脳白質、脳幹部など広範囲にわたる。このため多彩な精神症状が出現するが、基本的には徐々にみられる情動障害(多幸ならびに抑うつ)と知的機能の低下に加えて、挿間的にみられる意識障害を基礎とした精神障害を特徴とする[20)]。

MS における自殺率は一般人のおよそ 2 倍といわれているが[2)]、より高い自殺率(一般人のおよそ 7.5 倍)を指摘する報告もある[21)]。

Stenager ら[22)]は自殺の危険因子として男性、罹患初期、若年発症(30 歳以下)、診断年齢 40 歳以下を挙げており、男性でかつ 40 歳以下で診断された患者の自殺率は一般人のおよそ 3 倍に上るという。

自殺念慮については、Feinstein ら[23)]が 152 例の MS 患者のうち 33 例(22%)に認め、このうち 10 例(6.6%)が積極的に自殺を計画していたと報告している。

MS 患者には高い頻度でうつ状態が出現するといわれ、自殺との関係が注目され
■うつ病　　　ている[24)]。Minden ら[25)]の総説によれば、MS におけるうつ病の生涯有病率は 27〜54%である。Sandyk ら[24)]は MS では髄液中のセロトニン(5-HT)の代謝産物の 5-HIAA が低下することや、うつ状態を呈する MS 患者では夜間の血清のメラトニンが低下しているなどといった報告から、これらが MS におけるうつ状態、ひいては自殺と密接に関連していることを示唆している。さらに自殺念慮を伴う重症

のうつ状態を呈する MS 患者に対して、経頭蓋磁気刺激による治療の有効性を報告している[24]。

e 消化性潰瘍

消化性潰瘍 peptic ulcer の患者における自殺率は一般人の約 2 倍とされる[2]。

Knop ら[26]は消化性潰瘍で手術を受けた患者 1,000 人を 21〜29 年間フォローアップしたところ、67 人(13.7%)が自殺によって死亡したと報告している。うち半数が精神科で入院治療を受け、1/3 がアルコール症と診断されたが、うつ病は 6%に過ぎなかったという[26]。このように合併するアルコール症が消化性潰瘍患者の自殺に大きく関与していると考えられている[1,2]。

■アルコール症

性差については男性が女性より自殺率が 4 倍高いとする報告もある[26]が、性差はなかったとする報告もある[27]。なお内科的治療を受けた群に比べて、外科的治療を受けた群の方が自殺率が高いといわれているが、これには手術に伴う術後精神障害が関与しているのではないかと推定されている[1]。

因みに日本の 2 つのコホート研究[28,29]では、消化性潰瘍患者の自殺率は一般人と差がない。Harris ら[2]は日本人の消化性潰瘍にはアルコール症があまり関与していないのではないかと推定している。

f 腎疾患

i．透析

腎不全に伴う血液透析 hemodialysis (HD) および腹膜透析 continuous ambulatory peritoneal dialysis (CAPD) の患者の自殺率は、一般人の 10 倍[30]から 100 倍[31]と報告によってかなりのばらつきがある。Harris ら[2]はおよそ 14 倍と結論している。いずれにしても他の身体疾患に比べ、群を抜いて自殺率が高い。

■群を抜いて高い自殺率

Haenel ら[30]は高い自殺率の原因として、長期の透析による QOL の低下、透析患者だけが用いうる特殊な自殺方法(カリウム、塩、水分などの過剰摂取、シャントの開放による出血など)、高年齢層が多いことなどを挙げている。また自殺と関連するうつ病の合併も多く、透析患者の 5〜8%が DSM-III-R の大うつ病を満たす[32]。自殺念慮や自殺企図も高い頻度でみられ、Foster ら[33]は 21 例の透析患者のうち、9 例(43%)に自殺念慮を、4 例(19%)に自殺企図を認めている。

■隠れた自殺

透析患者の中にはしばしば透析拒否による「隠れた自殺 veiled suicide」がみられる。記録上は自然死とみなされることが多いため、実際の自殺率はもっと高いものと推定されている[2]。Haenel ら[30]によるスイスでの調査によれば、透析患者の自殺率は一般人の 10 倍だったが、透析拒否を自殺に含めると 25 倍にまで達したという。

北米やオーストラリアではがんなどの重篤な合併症などのために透析継続が困難とされた場合、透析の中止がしばしば行われ、心疾患に次いで透析患者の死因の第 2 位(10〜15%)を占めるといわれる[34]。ヨーロッパでは 3.6%と低い[35]。透析中止は自殺幇助、安楽死といった倫理的な問題をはらんでおり[36]、日本では原則として行わ

れていない。

なお HD と CAPD との間で自殺率を比較した報告はない。

ii．腎移植

多くの透析患者が腎移植に希望を寄せており、自殺率も減少すると推測されるが、それでも腎移植 renal transplantation 患者の自殺率は一般人のおよそ 4 倍に上る[3]。

■拒絶反応や不成功例に多い

自殺は拒絶反応や不成功例に多い[37)-39)]。Washer ら[37]は 1974～1979 年に腎移植を受けた 209 例のうち、自殺による死亡は 8 例あり、そのうち 7 例が拒絶反応のために透析を再開された例であったという。移植から自殺までの期間は 1～29 カ月で、ほとんどの例に移植の前から精神的な不安定さがみられている。

最近の米国における大規模コホート研究[38]によれば、この拒絶反応をはじめとする移植腎の機能不全により死亡した 7,040 例のうち 62 例が自殺による。35％が移植後 1 年以内に自殺しているが、移植から自殺までの平均期間は 16 カ月であることから、移植初期に用いられる大量ステロイドによる気分障害だけが自殺の主たる原因とはいえないことが示唆されている。

■腎移植後のうつ状態

腎移植後のうつ状態、うつ病の出現率は高く、19～32％にみられる[39]。特に拒絶反応や不成功例のうつ状態は重く、挫折感、ドナーへの罪責・恥辱感、見捨てられる恐怖・孤立・無援感などが強い[39]。このような臓器移植に固有の心理社会的問題も自殺に大きく関与していると思われる。

免疫抑制剤の改良に伴い、自殺率が低下しているという報告もある。Montandon ら[40]は 1969～1990 年に腎移植をした 437 例のうち、自殺した 6 例すべてが azathioprine を使用した 1983 年までに集中しており、それ以後の cyclosporin を使用した期間ではみられなかったと報告している。その原因として cyclosporin によって拒絶反応が減少し、入院期間も短縮したこと、外来でも定期的な血中濃度測定のために医師との関係が密接になったこと、併用するステロイドが減り、ステロイド精神障害も減ったことなどを挙げている[40]。Sato ら[41]の報告も同様の結果を示している。

g 脊髄損傷

脊髄損傷 spinal cord injury（SCI）患者の自殺率は一般人のおよそ 4 倍であり[2]、自殺は SCI 患者の主要な死因の 1 つとなっている[42]。DeVivo らは危険因子として、若年者、四肢麻痺患者、外傷後 1 年以内を挙げている[42]が、身体的な重症度と自殺との関連性に関しては否定的な意見もあり結論には至っていない[43]。受傷前の精神科疾患の罹患歴（特にアルコール・薬物乱用）も重要な危険因子である[43)-46)]。

■危険因子

Kishi ら[46]は SCI 患者の自殺念慮について受傷後 6 カ月間の前向き研究を行っている。10～15％の患者に計画性をもった自殺念慮を認め、かつそれらの患者の 50～75％は大うつ病の診断基準を満たしていたとし、自殺予防のためにはうつ病の評価および適切な治療が重要であると指摘している[43)46)]。

SCI患者の自殺率の高さは、そもそもSCIが自殺企図の結果として生じた例が多いことにもよる。Hartkoppら[45]は自殺したSCI患者23例のうち、5例(22%)が自殺企図によってSCIが生じた患者であり、8例(35%)に精神科既往歴あるいは自殺企図の既往を認めている。Kennedyら[47]は自殺企図の結果としてSCIとなった患者137例の精神科的診断について調べたところ、45例(33%)が統合失調症、37例(27%)がうつ病、10例(7%)がアルコール・薬物乱用、7例(5%)が人格障害、5例(4%)が躁うつ病であったと報告している。

日本では内田ら[48]の調査がある。死亡した男性SCI患者236例のうち11例(5%)が自殺であり、損傷レベルでは胸髄損傷レベルが5例、頸髄損傷レベルが4例、年齢的には50歳台が5例と最も多かったという。自殺手段としては頸髄損傷者には入水自殺が多く、風呂場で入水自殺した者などがその特徴であったと報告している。

h 全身性エリテマトーデス

全身性エリテマトーデス systemic lupus erythematosus (SLE)の患者の自殺率は一般人のおよそ4倍とされる[2]。日本におけるSLEの死因調査[49]では、死亡した212例のうち自殺が12例(5.7%)を占めている。

■多彩な神経精神症状

SLEでは11〜60%に多彩な神経精神症状が出現するが、このうちせん妄などの器質性脳症候群が6〜45%、分裂病様症状やうつ状態などの機能性精神症状が8〜61%に出現するといわれている[50]。さらにステロイドによる精神障害もしばしばみられ、これらがSLE患者の自殺に関与していると考えられている[2)51)-53]。精神症状を呈したSLEの14〜23%に自殺企図がみられる[54)-56]。

■ステロイド

SLE患者の自殺にはうつ病・うつ状態ばかりでなく、他の精神症状もみられる場合が多い。Futrellら[51]は自殺企図がみられた6例のSLEの入院患者のうち、2例にうつ状態、2例に錯乱、1例に妄想、1例に薬物乱用を認めている。

7例のSLEの入院患者の自殺(既遂4例、未遂3例)を報告したMatsukawaら[53]も、精神症状として3例にうつ状態、2例に幻覚・妄想など分裂病症状を認めている。一方で明らかな精神症状を認めない2例を含めた6例にみられた不眠をはじめ、日光過敏症の既往、脳波の全般性の徐波化、低補体価を危険因子に挙げている。未遂の3例ではステロイドの増量などによって自殺念慮が消失したことから、SLEの疾患活動性が十分抑制されないままステロイドが減量された場合の危険を指摘している[53]。

SLEの疾患活動性が比較的安定している外来患者における自殺念慮についてはIshikuraら[57]の報告がある。84例のうち7例(8.3%)に自殺念慮を認め、家族関係の問題、ステロイドの投与量が関連していたという。

i 頭部外傷

頭部外傷 traumatic brain injury (TBI)患者の自殺率は一般人のおよそ3.5倍とされる[3]。

Teasdaleら[58]はTBI患者を重症度に応じて①脳震盪126,114例、②頭蓋骨折7,560例、③脳挫傷または脳内出血11,766例、の3群に分けて15年間の追跡したところ、自殺による死亡例はそれぞれ750例(0.59%)、46例(0.61%)、99例(0.88%)であり、3群とも自殺率は一般人より高く、外傷の重症度に比例して高かった(それぞれ3.1倍、2.7倍、4.1倍)という。いずれの群も自殺の危険度は女性が高く、若年齢層と高年齢層では低く、またアルコール・薬物乱用歴との相関がみられている。

■アルコール・薬物乱用歴との相関

　Achteら[59]が行ったTBI患者6498例の25年間のコホート調査でも、107例(0.64%)が自殺し、ほぼ同様の頻度を示している。ここでも自殺の危険度は外傷の重症度に比例し、外傷の部位とは無関係であり、また外傷前のアルコール乱用歴が多いことも指摘されている。

　TBI患者における精神障害の合併についてはDSM-IIIを用いたSilverら[60]の報告がある。意識消失ないし混濁を伴う頭部外傷を既往にもつ患者361人のうち、25%にアルコール乱用・依存、11%に大うつ病、11%に恐怖症、11%に薬物乱用・依存、6%に気分変調症、5%に強迫性障害、3%にパニック障害を認め、いずれも一般人口における有病率に比べて有意に高い頻度でみられ、かつ精神障害の合併例の自殺企図の頻度も有意に高かったという。

j　てんかん

　てんかんepilepsyも自殺との関係を注目されてきた疾患の1つである。てんかん患者の死因の5〜7%が自殺によるものとされ、自殺率は一般人の3.5〜5倍である[3)17)61)62]。特に側頭葉てんかんの患者において自殺率が高く、一般人の8倍とされる[3]が、これを否定する報告もある[62]。また外科的治療を受けた重症例における自殺率は一般人の88倍にも至るといわれている[3]。

　Barraclough[63]はてんかん患者における高い自殺率の原因として、てんかん自体に起因する感情障害や行動障害、性格障害、神経学的なハンディキャップによる不利益・感情障害・社会的孤立、アルコールや鎮静剤への嗜癖、社会的偏見、抗てんかん薬による精神障害や行動障害などを指摘している。

■危険因子

　Nilssonら[64]はてんかん患者6,880例のうち自殺により死亡した23例について、自殺の危険因子を検討し、若年発症(重症のてんかんである必要はない)、精神科疾患(うつ病、精神病性障害、アルコール・薬物依存など)の並存、てんかん発作の頻発ないし抗てんかん薬の多剤併用を挙げている。なんらかの精神科疾患を伴う場合には、自殺の相対危険度は9倍、中でも抗精神病薬を併用している群では10倍になるという[64]。

2　自殺の危険度の低い身体状態—妊娠および産後

■妊娠および産後

　妊娠および産後では逆に自殺の危険度が低くなることが知られている。Appleby[65]は英国の1973〜1984年の死亡統計をもとに妊娠中および出産後1年間の

死因を調べたところ、妊娠中の自殺による死亡は14人で一般人の1/20、出産後1年間では76人で一般人の1/6であったという。特に産後は精神障害の発生率が上昇することが知られているが、それにもかかわらず自殺がこれほど少ないことは注目すべきであり、母性が自殺を予防していると考えられている[65]。

3. 総合病院入院患者における自殺

1 頻度およびその他の所見

身体疾患が動機となる自殺はしばしば総合病院身体科に入院中の患者に生じ、その頻度は入院10万件あたり概ね5〜15件といわれている[66]。

自殺の手段は大多数が投身によるもので、絞首などによるものは少ない[67]。約2/3の症例が目の届きにくい夜間に自殺するといわれており、合併する精神障害などによる不眠とも関係している可能性がある[67]。

2 危険因子

総合病院入院患者の自殺の危険因子を堀川ら[67]は以下のようにまとめている(表2)。

a 疫学的要因

疫学的な要因として男性、高齢者、失業中・年金生活者、低所得層、社会的孤立、親族からの孤立などが指摘されている。これらは自殺者一般に共通の危険因子でも

表2. 総合病院入院患者の自殺の危険因子

疫学的要因
- 男性
- 高齢者
- 失業中・年金生活
- 低所得階層
- 社会的孤立
- 親族からの孤立

身体疾患および治療に関係する要因
- 重篤な慢性疾患
- 終末状態
- 悪性腫瘍
- 身体的欠損
- 強い呼吸困難
- 強い疼痛
- 要求が多く依存的、または医療拒否的
- 不適切な医療者・患者関係

精神科的既往歴・現病歴および自殺前の精神症状
- 精神科的既往歴または現病歴あり
 (特にうつ病、アルコール症、自殺企図など)
- 不安、抑うつなどの気分失調
- せん妄

(文献67)より一部改変)

ある[67]。

b 身体疾患および治療に関係する要因

上述のように重篤な慢性疾患、終末状態、悪性腫瘍、身体的欠損のほかに、強い呼吸困難や疼痛が挙げられている。また自殺する患者の中には医療者に対し過剰な要求や訴えを繰り返すものも多く、ひいては不適切な医療者・患者関係がみられることも指摘されている[67]。

c 精神科的既往歴・現病歴および自殺前の精神症状

精神科的既往歴や現病歴の存在が重要な自殺の危険因子であることもよく知られている。とりわけ自殺企図の既往、うつ病やアルコール症の既往歴あるいは現病歴の存在は自殺との関係が深いものとして重視されている[67]。なおせん妄と自殺との関係も指摘されるが、事故死の可能性もあり、一概に自殺とするには問題もある[68]。

3 予防

自殺を予知し、予防することは困難な課題である。良好な医療者・患者関係が保たれるように努力することは当然であるにして、すべての医療者は自殺が起こりうることを念頭におき、一般的な精神科的素養と、必要に応じて精神科にコンサルトするという姿勢を身につけること、さらにこれらを実現するためには医療者への精神科的トレーニングが必要であることが強調されている[66][67]。また投身による自殺が多いことから、高所の窓を閉鎖するなど、病院の物理的構造に関する検討も重要である[67][68]。

（西村勝治、堀川直史）

■ 文献 ■

1) Mackenzie TB, Popkin MK：Suicide in the medical patient. Intl J Psych in Med 17：3-22, 1987.
2) Harris EC, Barraclough B：Suicide as an outcome for medical disorders. Medicine 73：281-296, 1994.
3) Harris EC, Barraclough B：Suicide as an outcome for mental disorders. A meta-analysis, Br J Psychiatry 170：205-228, 1997.
4) Marzuk PM, Tierney H, Tardiff K, et al：Increased risk of suicide in persons with AIDS. JAMA 259：1333-1337, 1988.
5) Komiti A, Judd F, Grech P, et al：Suicidal behaviour in people with HIV/AIDS；a review. Aust N Z J Psychiatry 35：747-57, 2001.
6) Copenland A：Suicide among AIDS patients. Med Sci Law 33：21-28, 1993.
7) Pugh K, O'Donnel I, Catalan J：Suicide and HIV disease. AIDS Care 5：391-400, 1993.
8) Alfonso CA, Cohen MA：HIV dementia and suicide. Gen Hosp Psychiatry 16：45-46, 1994.
9) Kirchner J：AIDS and suicide. J Fam Pract 41：493-496, 1995.
10) Rajs J, Fugelstad A：Suicide related to human immunodeficiency virus infection in Stockholm. Acta Psychiatr Scand 85：234-239, 1992.
11) 福西勇夫, 平林直次, 松本智子, ほか：HIV 感染症患者にみられる精神障害；精神障害出現頻度と免疫学的指標との関連性の検討. 臨床精神医学 28：1233-1242, 1999.
12) 高内 茂：Huntington 病. 器質・症状性精神障害. 臨床精神医学講座・第 10 巻, 松下正明（編）, p137-146, 中山書店, 東京, 1997.
13) Schoenfeld M, Myers RH, Cupples LA, et al：Increased rate of suicide among patients with Huntington's disease. J Neurol Neurosurg Psychiatry 47：1283-1287, 1984.
14) Farrer LA：Suicide and attempted suicide in Huntington disease；implications for preclinical

testing of persons at risk. Am J Med Genet 24：305-311, 1986.

15) Lipe H, Schultz A, Bird TD：Risk factors for suicide in Huntingtons disease；a retrospective case controlled study. Am J Med Genet 48：231-233, 1993.

16) Cummings JL：Behavioral and psychiatric symptoms associated with Huntington's disease. Advances in Neurology, Vol 65, Behavioral Neurology of Movement Disorders, Weiner WJ, Lang AE (eds), p179-186, Raven Press, New York, 1995.

17) Stenager EN, Stenager E：Suicide and patients with neurologic diseases. Methodologic problems, Arch Neurol 49：1296-1303, 1992.

18) Di Maio L, Squitieri F, Napolitano G, et al：Suicide risk in Huntington's disease. J Med Genet 30：293-295, 1993.

19) Robins Wahlin TB, Backman L, Lundin A, et al：High suicidal ideation in persons testing for Huntington's disease. Acta Neurol Scand 102：150-161, 2000.

20) 三好功峰，松岡龍典：神経疾患と精神症状；脳器質性精神疾患．医学書院，東京，1980.

21) Sadovnick AD, Eisen K, Ebers GC, et al：Cause of death in patients attending multiple sclerosis clinics. Neurology 41：1193-1196, 1991.

22) Stenager EN, Stenager E, Koch-Henriksen N, et al：Suicide and multiple sclerosis；an epidemiological investigation. J Neurol Neurosurg Psychiatry 55：542-545, 1992.

23) Feinstein A, O'Connor P, Gray T, et al：The effects of anxiety on psychiatric morbidity in patients with multipule sclerosis. Multipule Sclerosis 5：323-326, 1999.

24) Sandyk R：Suicidal behavior is attenuated in patients with multiple sclerosis by treatment with electromagnetic fields. Int J Neurosci 87：5-15, 1996.

25) Minden SL, Schiffer RB：Affective disorders in multiple sclerosis. Review and recommendations for clinical research, Arch Neurol 47：98-104, 1990.

26) Knop J, Fischer A：Duodenal ulcer, suicide, psychopathology and alcoholism. Acta Psychiatr Scand 63：346-355, 1981.

27) Viskum K：Ulcer, attempted suicide and suicide. Acta Psychiatr Scand 51：221-227, 1975.

28) Koga S, Nishidoi H, Kaibara N, et al：Follow-up study on the cause of death after surgery for gastric and duodenal ulcers with special reference to the incidence of residual stomach cancer. Zentralbl Chir 109：791-796, 1984.

29) Lee S, Iida M, Yao T, et al：Long-term follow-up of 2529 patients with gastric and duodenal ulcer；survival rate and causes of death. Gastroenterology 94：381-386, 1988.

30) Haenel T, Brunner F, Battegay R：Renal dialysis and suicide；occurrence in Switzerland and in Europe. Compr Psychiatry 21：140-145, 1980.

31) Abram HS, Moore GL, Westervelt FB Jr：Suicidal behavior in chronic dialysis patients. Am J Psychiatry 127：1199-1204, 1971.

32) Hinrichsen GA, Lieberman JA, Pollack S, et al：Depression in hemodialysis patients. Psychosomatics 30：284-289, 1989.

33) Foster FG, Cohn GL, McKegney FP：Psychobiologic factors and individual survival on chronic renal hemodialysis. A two year follow-up；part I. Psychosom Med 35：64-82, 1973.

34) Oreopoulos DG：Withdrawal from dialysis；when letting die is better than helping to live. Lancet 346：3-4, 1995.

35) Catalano C, Marino C：Death from suicide and discontinuation of renal replacement therapy；23-years' clinical experience. Nephron 73：737-738, 1996.

36) Cohen LM, Steinberg MD, Hails KC, et al：Psychiatric evaluation of death-hastening requests. Lessons from dialysis discontinuation. Psychosomatics 41：195-203, 2000.

37) Washer GF, Schroter GPJ, Starzl TE：Causes of death after kidney transplantation. JAMA 250：49-54, 1983.

38) Ojo AO, Hanson JA, Wolfe RA, et al：Long-term survival in renal transplant recipients with graft function. Kidney Int 57：307-313, 2000.

39) 佐藤喜一郎：臓器移植．リエゾン精神医学・精神科救急医療，臨床精神医学講座・第17巻，松下正明(編)，p166-174，中山書店，東京，1998.

40) Montandon A, Frey FJ：Decreased risk of suicide in renal transplant patients on cyclosporin. Lancet 338：635, 1991.

41) Sato K, Ogawa K, Onumata O, et al：Cause of death in renal transplant patients；a comparison between azathioprine and ciclosporin. Surg Today 31：681-687, 2001.

42) DeVivo MJ, Black KJ, Scott Richards J, et al：Suicide following spinal cord injury. Paraplegia 29：620-627, 1991.
43) 岸泰宏：脊髄損傷患者. リエゾン精神医学・精神科救急医療, 臨床精神医学講座・第17巻, 松下正明(編), p254-261, 中山書店, 東京, 1998.
44) Charlifue SW, Gerhart KA：Behavioural and demographic predictors of suicide after traumatic spinal cord injury. Arch Phys Med Rehabil 72：488-492, 1991.
45) Hartkopp A, Bronnum-Hansen H, Seidenschnur AM, et al：Suicide in a spinal cord injured population；its relation to functional status. Arch Phys Med Rehabil 79：1356-1361, 1998.
46) Kishi Y, Robinson RG：Suicidal plans following spinal cord injury；a six-month study. J Neuropsychiatr Clin Neurosci 8：442-445, 1996.
47) Kennedy P, Rogers B, Speer S, et al：Spinal cord injuries and attempted suicide；a retrospective review. Spinal Cord 37：847-852, 1999.
48) 内田竜生, 住田幹男, 徳弘昭博, ほか：脊髄損傷患者死因統計；第6報 標準化死亡比について. 日本災害医学会会誌 47：431-435, 1999.
49) 市川陽一, 恒松徳五郎, 横張龍一, ほか：全身性エリテマトーデスの死因に関する多施設共同研究；厚生省特定疾患自己免疫疾患調査研究班治療開発分科会報告. リウマチ 25：258-264, 1985.
50) West SG：Neuropsychiatric lupus. Rheum Dis Clin North Am 20：129-158, 1994.
51) Futrell N, Schultz LR, Millikan C：Central nervous system disease in patients with systemic lupus erythematosus. Neurology 42：1649-1657, 1992.
52) MacNeill A, Grennan DM, Ward D, et al：Psychiatric problems in systemic lupus erythematosus. Br J Psychiatry 128：442-445, 1976.
53) Matsukawa Y, Sawada S, Hayama T, et al：Suicide in patients with systemic lupus erythematosus；a clinical analysis of seven suicidal patients. Lupus 3：31-5, 1994.
54) 赤沢 滋：精神症状を示した全身性エリテマトーデス；自験82例についての考察. 精神医学 28：661-670, 1986.
55) 池田久男, 太田仁士：全身性エリテマトーデスの神経精神障害. 臨床精神医学 10：441-447, 1981.
56) 中野隆史, 宮坂松衛：最近の systemic lupus erythematosus における精神症状について；昭和50年代の経験から. 精神経誌 85：337-348, 1983.
57) Ishikura R, Morimoto N, Tanaka K, et al：Factors associated with anxiety, depression and suicide ideation in female outpatients with SLE in Japan. Clin Rheumatol 20：394-400, 2001.
58) Teasdale TW, Engberg AW：Suicide after traumatic brain injury；a population study. J Neurol Neurosurg Psychiatry 71：436-40, 2001.
59) Achte KA, Lönnqvist J, Hillbom E：Suicide following war brain injuries. Acta Psychiatr Scand, 225 (suppl)：1-94, 1971.
60) Silver JM, Kramer R, Greenwald S, et al：The association between head injuries and psychiatric disorders：findings from the New Haven NIMH Epidemiologic Catchment Area Study. Brain Injury 15：935-945, 2001.
61) Matthews WS, Barabas G：Suicide and epilepsy；a review of the literature. Psychosomatics 22：515-524, 1981.
62) Nilsson L, Tomson T, Farahmand BY, et al：Cause-specific mortality in epilepsy；a cohort study of more than 9,000 patients once hospitalized for epilepsy. Epilepsia 38：1062-1068, 1997.
63) Barraclough BM：The suicide rate of epilepsy. Acta Psychiatr Scand 76：339-345, 1987.
64) Nilsson L, Ahlbom A, Farahmand BY, et al：Risk factors for suicide in epilepsy；a case control study. Epilepsia 43：644-651, 2002.
65) Appleby L：Suicide during pregnancy and in the first postnatal year. Br Med J 302：137-140, 1991.
66) Shapiro S, Walzer H：Successful suicides and serious attempts in a general hospital over a 15-year period. Gen Hosp Psychiatry 2：118-126, 1980.
67) 堀川直史, 山崎友子, 星真由美, ほか：ある総合病院における他科入院患者の自殺について. 精神科治療学 6：695-703, 1991.
68) Douglas B：Suicide risk in the general hospital. Psychiatry Clin Neurosci 49 Suppl 1：85-89, 1995.

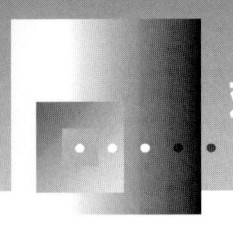

救命救急センターにおける自殺企図者の実態

■救急医療施設
■精神科コンサルテーション・リエゾン活動
■自殺企図患者

■自殺未遂

■自殺既遂

●●● はじめに

　自殺企図症例の精神科的対応は救急医療施設での精神科コンサルテーション・リエゾン活動の最も主要な活動となっている。本邦では1970年代後半より救命救急センターにおける精神科コンサルテーション・リエゾン活動については数多く報告されており、救命救急センターに搬送される、あとを絶たない"自殺企図患者"の問題を中心に救命救急の場に精神科医がかかわることの重要性などについての報告[1)-8)]が繰り返しなされてきた。また、救命医療の進歩と伴に、これまでは死亡していたような症例も救命されるようになったため、特に第三次救命救急センターではいわば"限りなく既遂症例に近い自殺未遂症例"を扱うことも多い。自殺未遂と既遂の相違についてはその特徴の違いが強調され、これらは重複するものの異なった集団であるとの指摘がある一方で、現在では自殺未遂から既遂までを一連のものとしてみる考え方などさまざまな報告がある。したがって、救命救急センターに搬入されるより自殺既遂に近い症例から精神医学的情報を得られるということは自殺の実態を知るには重要なことであろう。

　そこで本稿では著者の所属する日本医科大学高度救命救急センター(以下、センターと略す)に収容された自殺企図症例の調査結果をふまえて、自殺企図患者の実態、救命救急センターにおける精神科医のかかわり方、対応について述べる。

《注》本稿で使用した精神科疾患分類はすべてInternational Classification of Diseases 10(ICD-10)のFコード番号で示した。
　F0：症状性を含む器質性精神障害(以下、F0)、F1：精神作用物質使用による精神および行動の障害(以下、F1)、F2：精神分裂病、分裂病型障害および妄想性障害(以下、F2)、F3：気分(感情)障害(以下、F3)、F4：神経症性障害、ストレス関連障害および身体表現性障害(以下、F4)、F5：生理学的障害および身体的要因に関連した行動症候群(以下、F5)、F6：成人の人格および行動の障害(以下、F6)

1. 日本医科大学付属病院高度救命救急センターにおける精神科医のかかわり方

　日本医科大学付属病院神経科(以下、精神科)ではセンターが開設された1975年4月以来、黒澤[9)]が中心となりコンサルテーション・リエゾン活動を行ってきた。センター医師が精神医的問題があると判断し、精神科に依頼票を提出しそれに基づき

診察をするといった受け身の姿勢の依頼票期(1975年〜1997年)、その後、精神科医が毎日センター病棟を回診し、精神科的問題のある患者を自ら抽出し診察治療にあたるという回診期(1977年〜1982年)、さらに患者搬入と同時にいつでも精神医的問題に対応することができるようにセンターに精神科医が常駐するという常勤期(1982年〜1989年)を経て現在に至っている。常勤期には精神科医による看護スタッフを含め救急医療チームへの精神疾患についての教育、さらに精神科研修医に対しても定期的にコンサルテーション・リエゾン精神医学の教育がなされた時期でもあった。1975年からセンターに精神科医がかかわるようになって以来、依頼票期、回診期はコンサルテーション・リエゾン精神医学の問題提起の時期であり、回診期から常勤期にかけては教育の時期、そして現在はセンター、精神科の両科にコンサルテーション・リエゾン精神医学が浸透した浸透期といえるであろう。

　現在当院精神科では講師1名、医員助手(4年目以上)2〜3名より構成されるセンター担当チームがあり、主にセンターにおけるコンサルテーション・リエゾンを行っている。その具体的な内容としては、①毎朝のカンファレンスに参加し、精神科で対応すべき症例をチェックし、センター医師より精神科に関した質問などを受ける、②新しい患者の診察、③センター入院中の精神科症例の回診、診察、治療(薬物治療、精神療法)、④看護スタッフ、センター医師より患者の対応などについての相談、⑤患者家族と面接[詳細な病歴の聴取、精神科的診断、病状、今後の治療方針(精神科としての)などの説明]、⑥転出先の決定、などがある。転出先に関しては可能な限り当院精神科病棟で引き続き入院治療を行うようにしている。さらに患者がセンターから転出する際には、外来通院が可能となった時点で、その後の継続的な精神科治療が受けられるように、精神科へ通院するよう説明している。既に治療関係にある精神科医がある場合や他の精神科病院から転院してきた場合はその施設を受診するように勧めるが、精神科受診歴がないなどの場合は、当院精神科での外来フォローアップを強く勧めるようにしている。

2. 救命救急センターに収容された自殺企図者の実態

■自殺企図手段
■転出先

　わが国における自殺企図症例に関する多施設の調査としては1991年に救命救急センター12施設の調査報告があり、最近のものとしては2000年に救命救急センター9施設の調査[3]が最も新しいものであろう。**表1**に多施設における自殺企図症例の概要、自殺企図手段、自殺未遂症例の精神疾患分類、転出先の比較を示した。2000年の調査結果をもとに自殺企図症例の特徴をまとめると、①自殺企図症例の全収容者に対する割合は、施設により1〜15%と異なっているが、6%前後の施設が多い。②自殺企図手段においても施設によりばらつきはあるものの、自殺既遂症例では縊頸が多く、自殺未遂症例では薬物・毒物の服用が多い。③自殺未遂症例の精神疾患分類は施設によりばらつきはあるものの、ICD-10分類のF4、F3、F2で占められ

表 1. 多施設における自殺企図症例の比較

	日本医科大学		東京女子医科大学		東海大学		三島救命救急センター		札幌医科大学		兵庫医科大学		関西医科大学		広島大学		岩手医科大学	
自殺企図症例の概要																		
調査期間	I		4		I		I		I		I		I		I		I	
全収容者数	1,484		〜		19,544		1,295		774		647		606		192		2,694	
自殺企図者数	154		282		228		56		68		27		48		30		124	
全収容者に対する割合(%)	10.4		〜		1.2		4.3		8.8		4.2		7.9		15.6		4.6	
自殺既遂者数	30		8		23		13		33		4		14		7		21	
自殺企図者に対する割合(%)	19.5		2.8		10.1		23.2		48.5		14.8		29.2		23.3		16.9	
自殺未遂者数	124		274		205		43		35		23		34		23		103	
自殺企図者に対する割合(%)	80.5		97.2		89.9		76.8		51.5		85.2		70.8		76.7		83.1	
	n	%	n	%	n	%	n	%	n	%	n	%	n	%	n	%	n	%
自殺企図手段(既遂)																		
飛び降り	11	36.7	5	62.5	10	45.5	1	7.7	11	33.3	1	25	3	21.4	2	28.6	4	19
飛び込み	3	10.0	0	0.0	1	4.5	2	15.4	0	0	0	0	0	0	0	0	0	0
刃器	2	6.7	0	0	0	0	1	7.7	1	3	0	0	0	0	0	0	0	0
縊頸	9	30.0	1	12.5	8	36.4	5	38.5	18	54.5	2	50.0	8	57.1	3	42.9	10	47.6
薬物・毒物	2	6.7	2	25	1	4.5	1	7.7	1	3	0	0	1	7.1	0	0	6	28.6
熱傷	3	10	0	0	2	9.1	1	7.7	1	3.9	0	0	2	14.3	2	28.6	1	4.8
その他	0	0	0	0	0	0	2	15.4	1	3.9	1	25	0	0%	0	0	0	0
計	30		8		22		13		33		4		14		7		21	
自殺企図手段(未遂)																		
飛び降り	11	8.9	21	7.1	24	12	5	11.6	5	14.3	7	30.4	4	11.8	0	0	2	1.9
飛び込み	3	2.4	6	2.0	2	1.0	3	7.0	1	2.9	0	0	0	0	0	0	1	1.0
刃器	21	16.9	33	11.1	16	8	16	37.2	7	20	2	8.7	15	44.1	1	4.3	7	6.8
縊頸	5	4.0	14	4.7	0	0.0	1	2.3	4	11.4	1	4.3	2	5.9	1	4.3	0	0.0
薬物・毒物	76	61.3	211	71	149	74.5	17	39.5	9	25.7	12	52.2	13	38.2	17	73.9	82	79.6
熱傷	5	4	5	1.7	3	1.5	0	0	6	17.1	0	0	0	0	2	8.7	1	1
その他	3	2.4	7	2.4	6	3	1	2.3	3	8.6	1	4.3	0	0	2	8.7	10	9.7
計	124		297		200		43		35		23		34		23		103	
自殺未遂症例の精神疾患分類(ICD-10)																		
F0	5	4	〜	〜	4	2	3	7.7	0	7.7	〜	〜	〜	〜	〜	〜	0	0
F1	5	4	〜	〜	12	6	4	10.3	1	10.3	〜	〜	〜	〜	〜	〜	0	0
F2	17	13.7	〜	〜	41	20.4	11	28.2	7	28.2	〜	〜	〜	〜	〜	〜	13	15.1
F3	22	17.7	〜	〜	48	23.9	8	20.5	5	20.5	〜	〜	〜	〜	〜	〜	44	51.2
F4	63	50.8	〜	〜	42	20.9	9	23.1	15	23.1	〜	〜	〜	〜	〜	〜	29	33.7
F5	5	4	〜	〜	12	6	0	44.1	0	0	〜	〜	〜	〜	〜	〜	0	0
F6	7	5.6	〜	〜	42	20.9	4	10.3	6	17.6	〜	〜	〜	〜	〜	〜	0	0
計	124				201		39		34								86	
自殺未遂症例の転出先																		
一般病院	26	21	〜	〜	6	2.9	8	18.6	3	8.6	3	13.0	0	0	1	4.3	1	0.9
精神科病院	4	3.2	〜	〜	28	13.7	5	11.6	1	2.9	3	13.0	0	0	0	0	6	5.6
総合病院	21	16.9	〜	〜	71	34.6	19	44.1	18	51.4	6	26.1	18	52.9	13	56.5	37	35.6
自宅	69	55.6	〜	〜	97	47.3	10	23.3	13	37.1	11	47.8	16	47.0	9	39.1	58	55.8
その他	4	3.2	〜	〜	3	1.5	1	2.3	0	0	0	0	0	0	0	0	1	0.9
計	124				205		43		35		23		34		33		104	

(文献3)より一部改変して引用)

ている。④転出先としては最も多いのが自宅退院で、半数近くを占めている施設が多い。

1991年における調査報告[10]では、全収容者の5%前後を占める施設が多く、自殺未遂の企図手段としては薬物・毒物の服用によるものが最も多い。自殺未遂症例を

表 2. 当院センターへ収容された自殺未遂症例の実態(1998年～2000年)

	N＝296	％
性差		
男性	120	40.5%
女性	176	59.5%
年齢±SD	38.8±17.5	
精神疾患分類(ICD-10)		
F0	10	3.4%
F1	9	3.0%
F2	50	16.9%
F3	52	17.6%
F4	134	45.3%
F6	33	11.1%
その他	8	2.7%
自殺企図手段		
飛び降り	46	15.5%
飛び込み	7	2.4%
刃器	33	11.1%
縊頸	9	3.0%
薬物・毒物	11	3.7%
熱傷	180	60.8%
その他	10	3.4%

　精神疾患別にみると、心因反応を含む神経症圏内のものが最も多く、次いで統合失調症、うつ病である。転出先は施設により異なるが、身体・精神両面からの治療が可能な施設は少なく、自宅退院が多いものの転院に苦慮しているところが多い、という特徴があった。以上の2つの調査結果は施設も異なり(一部は重複あり)、現在と約10年前の調査結果であるにもかかわらず、わが国における救命救急センターへ収容される自殺企図症例の特徴は大きく変化しているわけではないようである。

　最近(1998年～2000年)の3年間の当院センターに収容された自殺未遂症例の実態を表2に示した。当院における調査結果では自殺企図で精神科医がかかわった症例は全収容者の6.7％を占め、平均年齢は39歳、企図手段は毒物・薬物が最も多く半数以上を占め、精神疾患分類では従来の神経症圏にほぼ相当するF4が最も多く、次いでF3、F2と続いていた。

■神経症圏

1 F4、従来の神経症圏における自殺企図

　神経症圏内の自殺企図に関する報告によると、外傷後ストレス障害においては自殺企図の可能性を指摘[11]されているが、ICD-10のF4カテゴリーの不安障害、強迫性障害、身体表現性障害などの患者では自殺企図率は高いとはいえない[12)13]という報告が多い。ところが、当院を含め多施設の救命救急医療施設における自殺未遂症例の調査では、10年前も、現在も神経症圏の症例が多く認められている。この、神経症圏という診断は幅が広く、曖昧で、実際にセンターに収容された"神経症圏"と称される患者群の病態を理解するのは難しい。

■自殺の動機

─a─ 自殺の動機

　自殺企図に至る場合、しばしば社会的要因など、なんらかの要因が引き金となっていることがある。そこで、当院における自殺企図症例の自殺の動機の有無について調査したところ、精神疾患分類で最も多く認められたF4症例134例のうち132例(99%)に自殺に至る動機があった。動機のあった患者における自殺の動機と精神疾患分類の関係を図1に示した。家族にかかわる問題の84%、対人関係の問題の73%をF4症例が占めていた。これらの症例は従来であれば"心因反応"、"短絡反応"と診断されていたもので、むろん"神経症圏"に含まれており、ICD-10のF4カテゴリーの中ではF43の重度ストレス反応および適応障害に分類されていた。他のF4カテゴリーの不安障害、強迫性障害、解離性(転換性)障害、身体表現性障害などは含まれていなかった。心因となる自殺の動機として、仕事、経済的な問題や身体的疾患による病苦などによるものはうつ病などの精神疾患を合併していることが多く[14)-17)]、対人関係などの日常の問題を心因とする自殺企図は、情動の不安定さを主とする人格障害の患者で多く認められ、自殺企図の重要な要素とされている[18)]。したがってF4に分類された症例の多くは自殺企図のエピソード以前より対人関係の不安定さや衝動性などの行動上の問題を呈していたと推察され、なんらかの性格的な偏り、障害を伴っている可能性があった。以上より、F4、あるいは神経症圏と診断される患者全般に自殺企図が多いのではなく、情動の不安定さなどを中心とした性格的な偏り、障害を伴っている場合に、自殺企図に及ぶものが多いのだと考えられる。

　人格障害、特に境界性人格障害と自殺企図とは密接な関係[19)]があることはよく知られており、救命救急センターで遭遇する自殺企図者のうち従来神経症圏に含まれるとされた症例の大半は人格障害と診断できる[20)]との報告もある。とはいうものの、実際の診療場面では多くの場合、救命救急センターにおける短期の経過の中でその

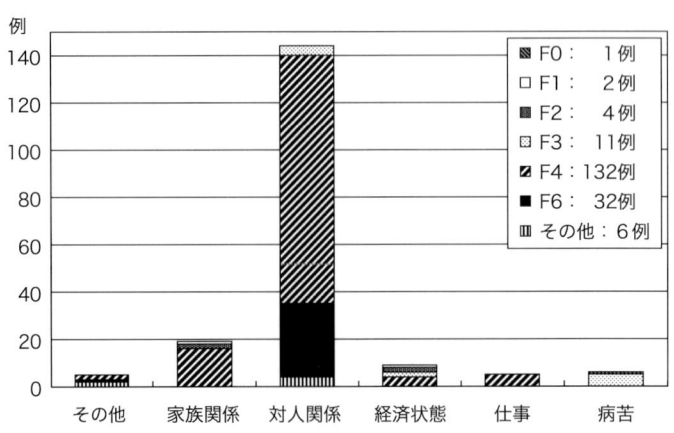

図1. 自殺の動機と精神疾患分類(1998年～2000年)
動機があったのは188例で、そのうち76.6%(144例)は"対人関係"を動機としていた。

患者のこれまでの社会適応や行動上の問題について把握することは困難と思われる。はじめに診察にあたった精神科医は、性格的な問題がありそうと感じつつも、コンサルテーションを必要とされるに至った障害を主として診断するため、縦断的には人格障害があっても"心因反応"などと診断している場合が多いのではないだろうか。したがって診察時に明らかに人格障害と診断されたF6を含めると、自殺企図症例の5割以上は性格的な偏り、障害を抱えている可能性があると思われた。そこで、本稿では以下ICD-10でF4、F6に分類される患者を神経症圏・人格障害と呼ぶこととする。

2 精神疾患分類における自殺企図手段の特徴

ところで、救命救急センターに収容される自殺既遂者(表1)は自殺企図で収容された症例の約20％を占めているが、既遂者に対しては精神科的な評価が困難であり、既遂者に占める精神障害の割合はよく把握できないのが現状である。但しより既遂に近い症例を対象にした、生命的に危険性の高い企図手段を用いた自殺未遂者の診断学的検討において、生命的に危険性の高い企図手段を用いた絶対的危険群は精神作用物質性障害を含む狭義の精神障害の割合が高い[21]と報告されている。従来からうつ病患者は自殺企図の危険性が高いことはよく知られている。うつ病患者の少なくとも25～50％は生涯の中で1回以上の自殺企図を試み[22]、さらに6～15％は自殺で死亡し[23)24)]、精神障害者の自殺による死亡はうつ病患者に最も多いといわれている。また統合失調症の患者の10％は自殺で死亡する[25]と報告されており、統合失調症患者の自殺はうつ病ほどではないにせよ決して少なくない。アルコール関連障害に関連した自殺率はうつ病と同様にかなり高率で認められる。わが国では10％前後、諸外国では20～30％という報告が多い。うつ病とアルコール依存症、統合失

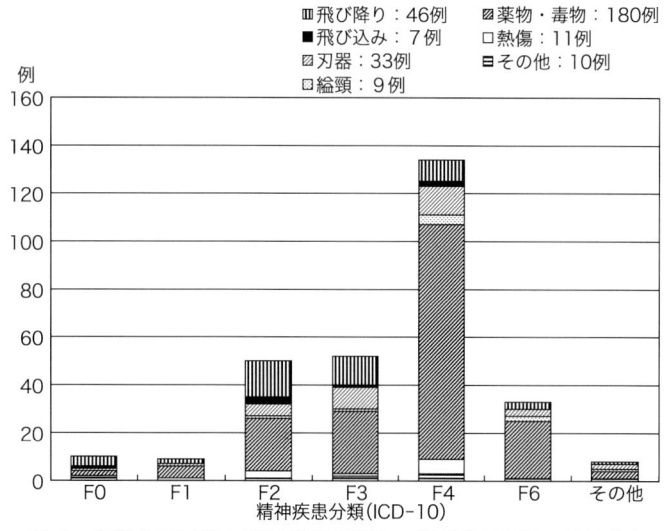

図 2. 自殺企図手段と精神疾患分類との関係(1998年～2000年)

調症とアルコールや薬物の依存というように複数の精神疾患の合併は自殺率をさらに高くするといわれている。

当院センターにおける自殺未遂患者の企図手段と精神疾患分類との関係(図2)ではF0を除く他の障害と診断された症例では薬物・毒物を企図手段とすることが多かったが、その中でも生命的に危険性の高い企図手段と考えられる高所からの飛び降り、電車などへの飛び込みは、F4、F6と比べるとF2、F3がそれぞれ20％以上を占めており、統合失調症や、うつ病などの精神障害では生命的に危険性の高い企図手段をとりやすいという従来の報告と一致していた。

救命救急センターでは自殺未遂と既遂の境界例を扱うことが多いと前述したが、多施設の調査によると自殺未遂症例の企図手段で最も多いのは、薬物・毒物の使用によるものである。当院においても6割以上は薬物・毒物を使用していた。もちろん致死的危険性の高い薬物・毒物を使用した例はあるが、大半は向精神薬などの大量服薬で、身体的な重症度はさほど高くないものが多い。そして薬物・毒物を企図手段として選択した症例の70％以上は、F4、F6と診断されていた。これらの中には本質的には死を意図しない"アピール"や"自殺に類似しそれを模倣した行為"と定義されている"parasuicide"[26)27)]などが多分に含まれていると思われる。一方で、F4、F6の10％前後に身体的重症度の高い企図手段が認められており、神経症圏・人格障害においても生命的に危険な手段を選択する可能性があった。このような生命的危険性のある手段を選択するものはこれらの症例の中では割合は低いとはいえ、自殺企図をする症例全体の中では圧倒的にこれらの症例数が多いことを考えると、その数は決して少ないとはいえないのである。

■parasuicide

3 自殺企図を繰り返す患者

自殺研究の中で再自殺する患者の存在は大きな問題となっている。自殺の再企図率[28)]については自殺未遂者の20～30％は1年以内に自殺未遂を反復し、長期間経過を観察すればこの頻度は上昇し、さらに自殺未遂者が既遂に至る頻度も高いといわれている。自殺企図歴のある患者の多くは5年以内に再自殺企図をする確率が高く、致死率も高くなる[29)]。また自殺企図後1年以内で自殺既遂の危険性は、一般人に比して約100倍高い[30)]といった報告があり、いくつかある自殺の危険因子の中で自殺企図歴が最も信頼性の高い因子である[30)]ともいわれている。また、致死性の低い企図手段を用いた場合に予後が良好で、致死性の高い手段を用いた場合のみが危険かというと、必ずしもそうではない。たとえ客観的には致死性の低い手段でも、患者自身がその行為の結果、どのようになると考えていたのかということと、現実的な致死性との間に隔たりを認めることがしばしばある[31)]。したがって、はじめは身体的に軽症な自殺未遂であっても、自殺企図を繰り返すうちに、生命的危険性の高い企図手段を選択することになるかもしれず、最終的には致死的転帰を取ることもあるとも考えられる。

■再自殺企図

図3. 精神疾患分類別による自殺企図歴の有無(1998年)

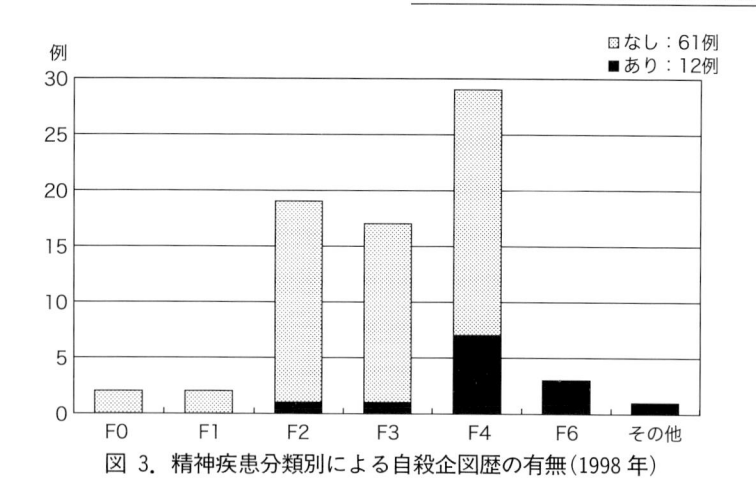

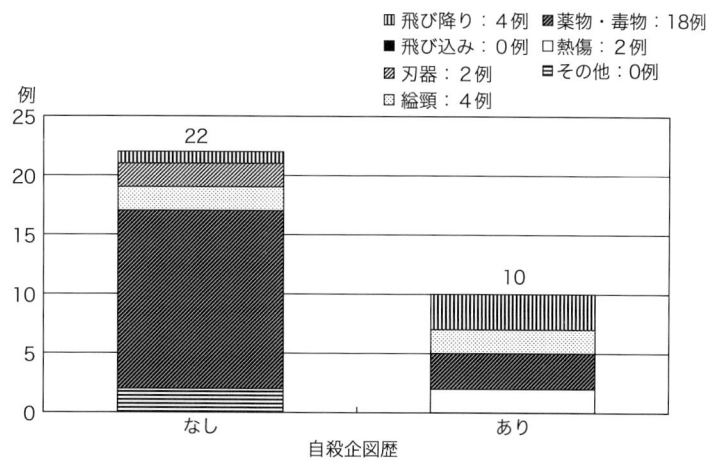

図4. 神経症圏・人格障害患者における自殺企図歴の有無と企図手段の違い(1998年)
自殺企図歴なし：飛び降り、縊頸、熱傷　3例(13.6%)
自殺企図歴あり：飛び降り、縊頸、熱傷　7例(70%)

■自殺企図歴

　当院センターに収容された自殺未遂症例に対し、精神疾患分類別によるそれまでの自殺企図歴の有無を図3に示した。自殺企図歴のあるものはF2、F3はともに6%前後しか認められず、F4で21%、F6では100%に自殺企図歴が認められた。よって、特に神経症圏・人格障害の患者は自殺企図を繰り返す可能性があった。さらにこれら神経症圏・人格障害患者のそれまでの自殺企図歴の有無による企図手段の違い(図4)を調査したところ、高所からの飛び降り、縊頸、熱傷など身体的重症度の高い手段の割合は自殺企図の既往がある、すなわち2回以上自殺企図をしている患者(70%)では、自殺企図がない患者(14%)より多かった。これらの結果からも、自殺を繰り返すうちに致死的転帰を取るようになる可能性は十分あり、再自殺企図を予防することは重要課題の1つである。

4 救命救急センターからの転出先

　わが国における救命救急センターでの精神科コンサルテーション・リエゾン活動が始まって以来、救急医療施設から精神医療への引き継ぎの段階で身体的・精神的に重症な患者を引き受けられる施設が不足している[5)7)]ことが幾度となく指摘されてはいるが、これらの問題に対し具体的な対策は見い出せないまま現在に至っているといえよう。救命救急センターからの転出先として基本的には、身体的にも精神的にも入院が必要ないものは自宅退院となり、身体的に入院治療の継続が必要で、精神科的に軽症であれば精神科のある総合病院の一般病棟か一般病院、身体的に入院継続が必要で、精神科的にも重症なものは総合病院の精神科病棟、身体的に入院の必要がなく、精神科的に入院が必要なものは精神科病院へ転院などが挙げられる[6)]。しかし、救命救急センターでは救命処置後間もないうちに退院あるいは転院を余儀なくされることが多いため、それぞれの症例に最適な施設を探すことは、これにかかわる精神科医の悩みの種にもなっているのではないだろうか。当院センターにおける精神科医対応の流れを図5に示した。

■特定機能病院

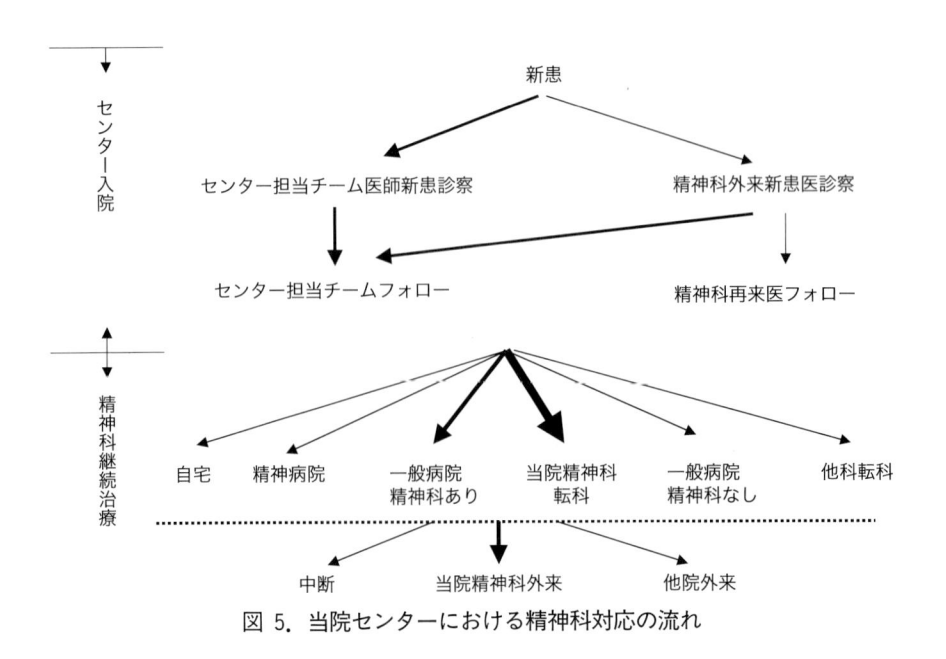

　当院の場合、精神科病棟は32床であり、空床があれば積極的にセンターからの転科を受け入れるようにしている。1998年までは精神科病棟の特徴である"他科と比較して在院日数がかなり長い"という状況であったため、空床がなく精神科に転科となる患者はわずかであった。ところが、当院が特定機能病院となったことで、1999年より精神科病床の回転率の上昇とともに空床率も上がり、センターからの転科を受けやすくなった。さらに、近隣の一般病院に精神科医が勤務するようになったため心身ともに治療の必要な患者を引き受けてくれるようになり、精神科医の勤務する一般病院への転院も増加していた。一方で精神科の継続治療が中断してしまいが

図 5. 当院センターにおける精神科対応の流れ

ちな精神科医の勤務していない一般病院への転院は年々減りつつあった。このように当院ではセンター転出後も精神科治療が継続して受けられるように、院内では精神科と、地域では精神科医の勤務する一般病院と連携を深めることで対応している。

3. 精神科継続治療

前述したように、自殺企図患者の再自殺企図の予防は大きな課題となっている。自殺企図後に精神科医が早期介入することで、その後の経過がよくなるという報告[32]、また自殺企図後の外来患者における短期間での再自殺企図は、精神科治療に対するコンプライアンスの悪さにある[33]という指摘があり、治療の中断は再自殺企図の要因の1つと考えられている。よって自殺企図後の早期介入はもとより、再自殺企図を防ぐためにも、外来レベルになった後に積極的な精神科継続治療を行う必要があると考えられる。

■精神科継続治療

1 救命救急センターにおける精神科医の対応時の問題点

一般的に自殺企図で救命救急センターに収容後、精神科診察を自ら希望するものは稀であろう。"先生に勧められたから……"と曖昧な気持ちであったり、あるいは"なんで自分が精神科にかからないといけないの？"と拒否的な感情から精神科治療が始まることが多いのではないだろうか。そのような治療開始でも、うつ病圏、統合失調症圏の患者は薬物治療に反応し、症状が改善し始めれば、安定し、その後予防のために精神科への受診を続けることに意義を感じるかもしれない。しかし神経症圏・人格障害患者の多くは、精神科的介入が困難で、治療関係を築くにはかなり時間がかかり、さらに薬物治療で症状や問題点が容易に改善されるわけではない。特にこれらの患者に多いといわれる大量服薬の自殺企図者は、在院期間が短期で自宅退院となり、精神科医とかかわること自体不本意のまま退院してしまうことがある。このような場合はその後の精神科受診に対するmotivationは高まらないばかりか、拒否感さえ生じる可能性もあろう。治療の中断が再自殺の要因の1つとすれば、これらの患者が継続した精神科治療を受けられるようなアプローチ、対策が必要になると思われる。

> 《精神科的アプローチのコツ》特に神経症圏・人格障害の患者の場合、しばしば精神科医の診察を拒否することがある。そんなとき筆者は、精神科医であることは述べずに、ベッドサイドでセンタースタッフの1人として患者に話しかけるようにしている。その会話の中で、自分はセンター担当の精神科医であることを打ち明け、患者の状況に共感を示しつつ、今後メンタル的な治療が必要であることを説明する。その後、少なくともセンターに収容されている間は毎日診察し、精神科にかかることへの抵抗を少なくするように心がけている。

当院では"精神科医のかかわり方"で述べたように、センターでかかわった患者、特に自殺企図症例に対し、精神科外来にてのフォローアップを積極的に行っている。図6にセンター転出後1年間の当院における精神科外来受診状況を示した。その結果、センターから転出時に当院精神科フォローアップを勧められた患者は198例で、そのうち1年以内に当科外来を受診したのは36％(71例)に過ぎなかった。実際に当科外来を受診した患者の疾患分類別の割合は、F2、F3症例のうちそれぞれ60％近くの患者が外来受診をしていたが、F4では20％程度、F6では35％程度の受診しか認められなかった。したがってうつ病、統合失調症圏の患者の外来受診率は高かったが、神経症圏・人格障害患者の受診率は低く、これらの患者の精神科継続治療の困難さがうかがえた。

　また、センターからの転出先別の当科外来受診状況は、自宅退院の受診率が最も低かったが、当院精神科へ転科した患者と精神科医が勤務する一般病院へ転院した患者を合わせると80％以上は当科外来を受診していた。そして、当科外来受診した患者の45％が神経症圏・人格障害という治療継続困難と思われる患者であった。さて、これらの結果は当院で精神科継続治療を行っている患者のみの結果であり、これがセンターから転出後の精神科継続治療の実情を正確に反映しているとは言い難い。しかし当院精神科へ転科入院した患者のその後の精神科外来受診率が明らかに高かったということより、センターから引き続き精神科入院治療を受けることで、その後の継続した外来通院に対するmotivationが高まるのではないかと考えられた。もちろん外来通院のみで再自殺を予防するのは困難であるが、通院頻度の少ない患者に自殺企図者が多かった[34]と報告されていることより、定期的な継続した精神科外来通院は自殺予防の1つの対策になるのではないかと考えられる。以上よ

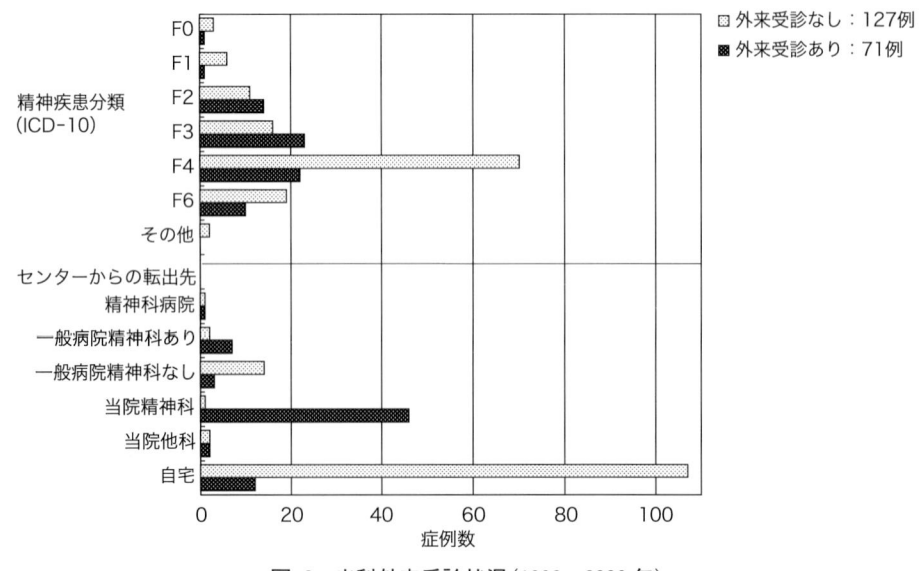

図 6. 当科外来受診状況(1998～2000年)

り、自殺企図後短期間で自宅退院が可能な患者も、直接自宅ではなく、引き続き精神科の入院治療を続けた方が、継続治療につながりやすいと考えられ、その後の自殺企図率は低くなる可能性があろう。

現実的には医療経済的な問題があるが、自殺企図後の患者に対しては、再自殺企図を防止するために、たとえ軽症と思われても、精神科で入院治療を継続させることは意義のあることと考えられる。したがって、心身ともに治療のできる総合病院精神科で、積極的に自殺企図後の患者を引き受け、精神科継続治療を視野に入れた対応をすることは、大学病院をはじめとする総合病院精神科の役割の1つではないかと考えている。

■総合病院精神科

●●●おわりに

救急医療施設に収容された自殺企図患者に精神科医がかかわる際には、これらの患者の特徴をよく理解し、再自殺予防を含めた精神科継続治療が重要である。よって、自殺企図患者がセンターに収容された時点から、その後の継続治療を含めた縦断的な対応を円滑に行えるシステムをつくるということが必要となろう。施設の規模や設備などにより状況や対応の内容は異なると思われるが、それぞれの施設の条件に合った自殺企図患者に対する体制を整えることが望まれる。

(鈴木博子)

■ 文　献 ■

1) 岩崎康孝, 黒澤　尚：日本医科大学救命救急センターにおける過去11年間の自殺企図；精神疾患の推移の検討. 精神科治療学 6：301-309, 1991.
2) 黒澤　尚：救命救急センターに収容された自殺未遂者への対応. 精神科プラクティス第4巻, コンサルテーション・リエゾン精神医学, p 97-104, 星和書店, 東京, 1996.
3) 岸　康宏, 黒澤　尚：救命救急センターに収容された自殺者の実態のまとめ. 医学の歩み 194：588-590, 2000.
4) 篠原　隆：自殺企図後の精神症状について. 精神科診断学 4：141-149, 1993.
5) 鈴木博子：日本医科大学附属病院高度救命救急センターにおける自殺企図患者の実態. 医学のあゆみ 194：560-562, 2000.
6) 渡辺信夫：自殺未遂患者. 臨床精神医学講座 17, リエゾン精神医学・精神科救急医療, 黒澤　尚, 山脇成人(編), p 262-270, 中山書店, 東京, 1998.
7) 森田佐紀子, 堤　邦彦, 吉増克実, ほか：救命救急センターにおける自殺未遂患者に対する精神医学的関与の実態. 臨床精神医学 21：1973-1983, 1992.
8) 伊藤敬雄, 山寺　博, 黒澤　尚, ほか：高次救命救急センターにおける精神科 consultation-liaison-service を開始して；精神科医の果たす役割. 総合病院精神医学 14；63-74, 2002.
9) 黒澤　尚：救命救急センターにおける Consultation-Liaison Psychiatry. 精神科 MOOK 20, 精神科救急医療, 島薗安雄, 保崎秀夫(編), p 46-54, 金原出版, 東京, 1988.
10) 黒沢　尚, 岩崎康孝：救命救急センターに収容された自殺企図者の実態；12施設のまとめ. 救急医学 15；651-653, 1991.
11) Freeman TW, Keesee N, Thornton C, et al：Dissociative symptoms in posttraumatic stress disorder subjects with a history of suicide attempts. J Nerv Ment Dis 183：664-666, 1995.
12) Coryell W：Diagnostic-specific mortality. Arch Gen Psychiatry 38：939-942, 1981.
13) Overbeek T, Rikken J, Schruers K, et al：Suicidal ideation in panic disorder patients. J Nerv Ment Dis 186：577-580, 1988.
14) Makinen IH：Effect on suicide rate of having reduced unemployment in uncertain. Br Med J 318：

9411, 1991.
15) Kishi Y, Robinson R G : Suicidal plans following spinal cord injury ; A six month study. J Neuropsychiatry Clin Neurosci 8 : 442-445, 1996.
16) Brown JH, et al : Is normal for terminally ill patients to desire death? Am J Psychiatry 143 : 208-211, 1986.
17) Liebenluft E, Goldberg RL : The suicidal, terminally ill patient with depression. Psychosomatics 29 : 379-386, 1998.
18) Heikkinen M, Henriksson M, Isometsa E, et al : Recent life events and suicide in personality disorder. J Nerv ment Dis 185 : 373-381, 1997.
19) Mehlum L, Friis S, Vaglum P, et al : The longitudinal pattern of suicidal behaviour in borderline personality disorder ; a prospective follow-up study. Acta Psychiat Scand 90 : 124-130, 1994.
20) 八田耕太郎, 高橋丈夫, 山城尚人, ほか : 救命救急センターの自殺企図患者における抑うつ状態の鑑別. 精神科治療学 13 : 191-195, 1998.
21) 飛鳥井望 : 自殺の危険性としての精神障害 ; 生命的危険性の高い企図手段を用いた自殺失敗者の診断的検討. 精神経誌 96 : 415-443, 1993.
22) Goodwin FK, Jamison KR : Manic-Depressive Illness. p 227-244, Oxford University Press, New York, 1990.
23) Guse SB, Robins E : Suicide and primary affective disorders. Br J Psychiatry 117 : 437-438, 1970.
24) Inskip HM, Hsrris EC, Barraclough B : Lifetime risk of suicide for affective disorders, alcoholism, and schizophrenia. Br J Psychiatry 172 : 35-37, 1998.
25) Caldwell CB, Gottesman II : Schizophrenics kill themselves too ; A review of risk factors of suicide. Schizophr Bull 16 : 571-589, 1990.
26) Kreitman N, Philip AE, Greer S, et al : Parasuicide. Br J Psychiatry 115 : 746-747, 1969.
27) Welch SS : A review of the literature on the epidemiology of parasuicide in the general population. Psychiatric Services 52 : 368-75, 2001.
28) 堀川直史 : 臨床精神医学講座第 17 巻, リエゾン精神医学・精神科救急医療. 山脇成人, 黒澤尚(編), p 381-390, 中山書店,, 東京, 1998.
29) Nordstrom P, Samuelsson M, Asberg M : Survival analysis of suicide risk after attempted suicide. Acta Psychiatri Scand 91 : 336-340, 1995.
30) Hawton K : Assessment of suicide risk. Br J Psychiatry 150 : 145-153, 1987.
31) 高橋祥友 : 自殺の危険 ; 臨床的評価と危機介入. p 29-47, 金剛出版, 東京, 1992.
32) Ruchholts S, Pajonk FG, Waydas C, et al : Long-term results and quality of life after parasuicidal mutiple blunt trauma. Crit Care Med 27 : 522-530, 1999.
33) Cremniter D, Payan C, Meidinger A, et al : Predictors of short-term deterioration and compliance in pychiatric emergency patients ; a prospective study of 457 patients referred to the emergency room of general hospital. Psychiatr Reserch 104 : 49-59, 2001.
34) 櫻井弘乃, 堤 邦彦, 富田裕子, ほか : 三次救急センターに搬送された精神科通院中の自殺企図患者の背景. 臨床精神医学 27 : 1363-1370, 1998.

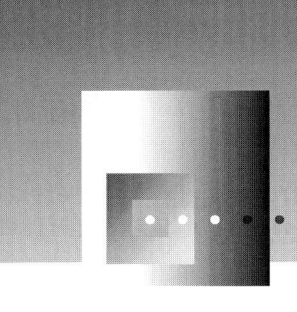

過労自殺の実態

お母さんへ。先立つ不幸をお許し下さい。とにかく疲れました。(疲労感)
仕事をしようとすると気力が出てきません。(意欲低下)
自分自身でもこんな自分が情けなくてしようがありません。(自己評価と自信の低下)
夜もよく眠れません。(睡眠障害の存在)
会社に行って立っているだけでもものすごく疲れます。(易疲労感の増大)
納得のいく仕事ができません。(仕事の達成感の低下)
しかし、そんな状態でも決して仕事が減るわけではありません。
仕事はたまる一方です。(心理的需要度の増大)(自由裁量度の減少)
会社を抜け出して逃げようかとも思いましたが…
悩んだ末の結論です。ただ疲れました。自分が悪いのです。(罪責感)
それでは皆さま、さようなら。(自殺の観念)

■事例の遺書
<ある事例の遺書より>

●●●はじめに―「過労自殺」をめぐる状況

自殺は、社会的損失のみならず、遺された家族に対し極めて深刻な影響を与える。業務起因性自殺―いわゆる「過労自殺」[1]―が増加し、社会問題化している。「過労自殺」は純医学的な用語というよりも、社会医学的な用語である。

■業務起因性自殺
■過労自殺

1980年代後半より、業務起因性自殺の労働災害補償申請や民事裁判訴訟が増加し、1990年代後半以後、業務上災害として労災認定される事例(図1)や遺族側勝利

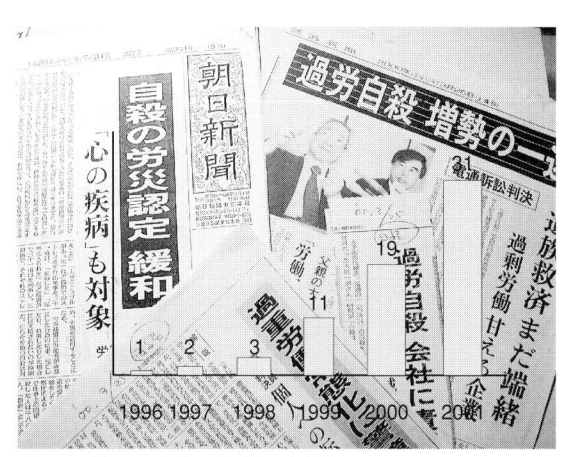

図 1. 増える自殺の労災認定件数

■「電通過労自殺事件」最高裁判決　が増加している。2000年3月には、「電通過労自殺事件」最高裁判決の結果が、新聞一面トップで報道された。二審判決で、原告大嶋一郎さんの両親にも落ち度があるとした過失相殺を完全に否定し、「企業には、過労によって社員が心身の健康を損なわないようにすべき義務がある」との判断を示したもので、まさに画期的なものであった。同年6月に、企業側が遺族に謝罪し、和解額1億6千万円という額で、最終的に決着した。

■過労死弁護団　「過労自殺」遺族および過労死弁護団をはじめとしたこうした取り組みが、職場におけるメンタルヘルス対策に大きなインパクトを与え続けている。

■新しい貧困
■事例集積　筆者らは、「過労自殺」は、現代社会における「新しい貧困」の一典型であると考えているが、本稿では、事例集積を通して、精神医学・公衆衛生学の視点から、「過労自殺」の実態を明らかにしていきたい。

1.「過労自殺」の実態―2事例の経過から

■「過労自殺」事例の概要
■労災申請
■裁判訴訟

表1に、「過労自殺」事例の概要を掲げた（事例22が「電通過労自殺」事例である）。労災申請や裁判訴訟にあたり、労働実態の証明・精神障害の有無・精神障害が存在したなら労働実態との結びつきについて、遺族側に証明責任が課せられてきた。そのため、遺族とその弁護士より、精神科医は意見書（鑑定書）の作成を依頼されることがある。その際、精神科医は、被災者本人の生前の情報を可能な限り収集・総合し、自殺に至る被災者の精神心理状態を専門的に判断する。

これまで、私たちが直接携わった、意見書は23に上る。これらのうち、意見書を研究目的に使用することについて、遺族から文書で同意が得られた21事例（**表1**の事例1～21）の中から、労災認定および判決が確定している2事例の経過を略述する。

● 事例7

死亡時年齢24歳の独身男性。

長男として出生。両親のもとで順調に成育した。小学校の頃から、スポーツ好きの健康な明るい青年として育った。本人の性格については、ほとんどの人が共通して、明るく、気さくで、親思いと言っている。婚約者がおり、死亡年の秋には結婚が予定されていた。

大学卒業後、自らすすんで希望し、優秀な成績で、食品会社に入社した。入社後は、社内でも憧れの的であった「特注部」に配属になった。しかし、そこは高温多湿で、熱中症を起こしやすい環境下にあった。材料を運び、レシピに沿ってタンクに入れ込む。5つのタンクを同時進行的に管理することが求められた。1日の仕事量は、指示された通りで、それが仕上がるまでは帰れない、責任受注体制であった。

死亡前9カ月には、週2回続けていたスポーツの練習をする回数が減少。3カ月前には、「どうもからだがしんどい」「疲れた」と、めったに言うことのなかったセリフ

表 1.「過労自殺」事例の概要

	性別	年齢	死亡年	遺書	手段	婚姻	職場	役職	認定状況など	推定診断
事例1	男	42	1995	メモ	投身	既婚	町役場	係長	公務外	うつ病
事例2	男	28	1997	日記	縊死	独身	市役所	係員	公務外	適応障害→うつ病
事例3	男	28	1997	レポート	ガス	独身	大手製造	主任	和解	うつ病
事例4	男	26	1988	なし	縊死	独身	高校	教諭	係争中	うつ病
事例5	男	29	2000	遺書	縊死	独身	大手企業	営業職	—	うつ病
事例6	男	53	1998	なし	ガス	既婚	大手企業	部長	係争中	うつ病
事例7	男	24	1995	なし	縊死	独身	食品会社	責任者	勝訴・認定	うつ病
事例8	男	46	1996	なし	縊死	既婚	研究開発	責任者	係争中	うつ病
事例9	男	41	1991	なし	投身	既婚	大手製造	掛長	勝訴・認定	うつ病
事例10	女	41	1996	あり	縊死	既婚	小学校	教諭	係争中	うつ病
事例11	男	30	1983	あり	縊死	既婚	小学校	教諭	勝訴	うつ病
事例12	男	31	1998	あり	縊死	既婚	製造総務	人事・労務	審査中	適応障害→うつ病
事例13	男	54	1997	なし	縊死	既婚	建設会社	現場監督	審査中	うつ病
事例14	男	35	1988	なし	投身	既婚	自動車	係長	係争中	うつ病
事例15	男	46	1993	あり	溺死	既婚	造船工場	主任	認定・係争中	うつ病
事例16	男	49	1996	なし	投身	既婚	店舗販売	店長	認定・係争中	うつ病
事例17	男	41	1999	メモ	投身	既婚	レストラン	料理長	認定	うつ病
事例18	男	31	1985	なし	縊死	既婚	製造会社	班長	勝訴	うつ病
事例19	男	26	1997	なし	縊死	独身	プログラム開発	プログラマー	認定・和解	うつ病
事例20	男	35	1998	なし	縊死	既婚	水道工事	支店長代理	認定・係争中	うつ病
事例21	男	30	1997	なし	縊死	独身	製造会社	課員	係争中	うつ病
事例22*	男	24	1991	なし	縊死	独身	広告代理	入社2年目	認定・勝訴	うつ病
事例23*	男	25	1984	なし	投身	独身	製鋼会社	技術指導員	勝訴	短期反応性精神病 or 反応性うつ病
事例24*	男	28	1988	なし	投身		建設会社	技術開発部	認定	うつ病
事例25*	女	21	1992	あり	縊死	独身	無認可保育園	保母(主任)	勝訴	ストレス関連障害
事例26*	男	43	1998	なし	投身	既婚	球団	スカウト	認定	重度ストレス反応

(注)事例1〜21は、南雲与志郎(林病院)、中澤正夫(代々木病院)、故石田一宏(東葛病院)、蟻塚亮二(藤代健生病院)、遠山照彦(春日クリニック)、千葉茂夫(坂総合病院)の各医師、および筆者が「医師意見書」を作成した事例。
*は他者の報告;「激増する過労自殺」2)および弁護士声明文(マスコミ各社向け)から筆者がまとめたもの。

■ぐったり疲労状態

を言い出し、練習にまったく参加しなくなった(ぐったり疲労状態)。

　一方、人員配置が変わり、死亡前1カ月には、2年目社員に過ぎない本人が最も経験者で、かつ新人3人の教育指導の責任も担う立場に立たされた。

　死亡年の夏は、酷暑で、死亡前1カ月に、脱水症による点滴を近医で受けている。点滴を受けるほどでも、「商品は自分で作る、自分しかいない」と、職場に戻って仕事を続けた。

　この頃より、本人の状態が急速に変化していく。朝5時30分に家を出て、夜8時30分〜9時頃に帰宅することが多く、だんだん目が引っ込み目の下にクマができ、疲れた様子が目立つようになった。帰宅後は、すぐソファーに倒れ込み、そのまま寝ようとすることが増え、風呂も入らない日が多くなった(累積・慢性疲労状態)。

■累積・慢性疲労状態

　食欲も落ち、死亡前2週間前頃からは、朝食を摂らなくなった(食欲低下)。よく読んでいたマンガ週刊誌をまったく買わなくなった。大好きな食事会や遊びにも「行きたくない」と言うようになった(興味・関心の低下)。風邪でもないのに微熱(37度)があり、家でゴロゴロ寝て過ごす日がみられている。婚約者にも、自分から電話をかけなくなった。彼女から電話があると、パッと受話器をとって2階へ上がって話

し込んでいたが、その元気な動作もみられなくなった(活動性の低下、意欲の低下)。

自殺前10日頃から、「昨夜眠れなかった」と朝方こぼす日が続く(不眠)。段々に口数が減り、笑顔がみられなくなり、周囲もおかしいと思うようになった(明るい気分の喪失、対人的なひきこもり)。会社では「仕事を辞めたい」と上司に申し出ている。

5日前には、家族が仕事を「休みなさい」と言うも、「そういうわけにはいかない」と言って出勤した。この日、会社側は、「休んでもいい、1週間ほど営業に出てもいい」と提案したとする。一方、本人は友人たちに、「辞めたいと言ったが、もうちょっと頑張ってみないかと言われたので、頑張ってみようと思う」と語っている。

2日前には、会社のトイレの前でも、夢遊病者のようなフラフラした歩き方に気づかれている。退職の意志が固い本人に対して、会社側は、「来期になったら配転になるので、もう少し頑張るように」「ここを辞めてどこかにあてがあるのか」などと話している。家族は、病院の精神科に電話し、翌日連れて行くつもりだった。

自殺当日は、会社の期末日だった。その日、昼食に誘われたが断り、その直後会社内で縊死を遂げた。

■家族の心情　半年後に労災申請を、1年1カ月後に損害賠償請求訴訟を起こすに至った家族の心情が報告されている[2]。本人が自殺した当日、家族は話し合って本人を辞めさせようと決めていた。しかし、家族が自宅に戻ると家の前が騒然としており、会社の担当者から詳細を伝えられぬまま病院に同行し、変わり果てた本人の姿に出合うことになった。

葬儀中もその後もしばらくは、本人の死を受け入れられない状態が続いた。しばらくして、本人はいったいどんな仕事をし、そこでいったい何があったのか、せめて事実だけでも知りたいという思いで一杯になった。たまたま知った労働組合に相談に行き、弁護士を紹介され、話を聞いてもらっているうちに、二度と同様の事故があってはならない、本人が死を通して訴えたかったことを本人と一緒になって、社会に訴えていこうと決心するに至っている。

━●━ 事例9

死亡時年齢41歳の既婚男性。

高校を卒業後、製鉄会社に就職した。自殺の半年前に、現地採用された高校卒の学歴をもつ者としては、異例の抜擢人事で、生産工程をつかさどる掛長に昇進している。高卒の自分には、「掛長は向いていない」と妻に語り、この想いは亡くなるまで拭い去ることができなかったようである。

仕事には厳格、几帳面で完全志向、責任感が強く、常に仕事に前向きで、いわゆる、「うつ病親和性性格」だったと推定された。

掛長昇進後は、それまでに増して残業時間が恒常的に延びていく。それは、湾岸道路建設用の製材や新製材の設計に加え、新生産システム設計といった非常に難しい課題を、複数同時に併行処理しなければならないからだった。業務範囲が新たに

■リストラ

■最低4,420時間の超長時間労働

増えたにもかかわらず、昇進後に、グループメンバーは、リストラで逆に4人から3人に減った。

後に争われた裁判の判決の中でも、掛長昇進後、年間推定換算で、最低4,420時間の超長時間労働を余儀なくされたと認定されている。

昇進後間もなく、飲酒量が増え、時折急に怒鳴るといった情動不安定に気づかれている。亡くなられた3カ月前には、微熱とひどい寝汗が出現。2カ月前には、微熱と胸痛で会社の医療機関を受診したが、各種内科的な精査で異常を認められなかった。この頃には、物忘れが目立つようになり、亡くなった月には、「仕事が思うように進まない、死にたいような気持ちだ」と妻に希死念慮を語っている。

そして遂に、会社本社ビルから投身自殺を遂げた。自殺の直前に、最終的な引き金になったと思われる出来事は認められなかった。遺書は残されなかった。

その後の労災申請および裁判の経過に触れる[2]。ご本人の死をなんとかしたいと、妻は奔走した。その途上で、裁判所の女性職員が弁護士を紹介してくれ、過労死弁護団につながることとなった。本人が亡くなってから、3年後に労災を申請。申請後3年後に、労基署より業務外の採決が出された。さらに2年後、労災保険審査でも業務外と決定された。

一方、地裁の損害賠償請求訴訟では、死亡後7年して遺族勝訴が勝ち取られた。但し、本人の性格傾向を理由に、5割の過失相殺、すなわち賠償請求額の5割減額と判決された。この裁判の判決を受けて、本人の死亡後9年目にして、労働保険審査会はとうとう業務上の採決を下している。

■精神障害等の労災認定に係わる専門検討会報告書

この前年に、「精神障害等の労災認定に係わる専門検討会報告書」(1999年、旧労働省)が出された。労働保険審査会での逆転裁決は、この報告書のインパクトが大きかったと考えられている。

2.「過労自殺」に至るプロセス(図2)

■過労自殺に至るプロセス

以上に述べたような事例の症状経過から、過労自殺に至るプロセスは、以下のように模式化してとらえられるだろう。

長時間・過重労働をはじめとした、現代型労働や社会状況を背景にして、私たちは「だれでも経験する『疲労』」を経験する。しかし、この「疲労」が、いわゆる肉体労働とは質を異にして、中枢神経の疲労・頭の芯の疲れとでもいえる「ぐったり疲労」[3]に陥りやすい。この「ぐったり疲労」は「さわやか疲労」と対比される。

この状態になっても仕事をし続けると、「累積・慢性疲労」状態にいたる。こうなると、「疲労の構造」に関する労働衛生研究[3]で明らかにされている通り、図2に示したような1)身体症状と2)精神症状とが出現してくる。図に示した、「各種自律神経症状」としては、文字通り頭のテッペンから足の先まで、種々の身体症状が出現しうる。例えば、頭痛・めまい・耳鳴り・口渇・肩こり・動悸・胸苦しさ・息切

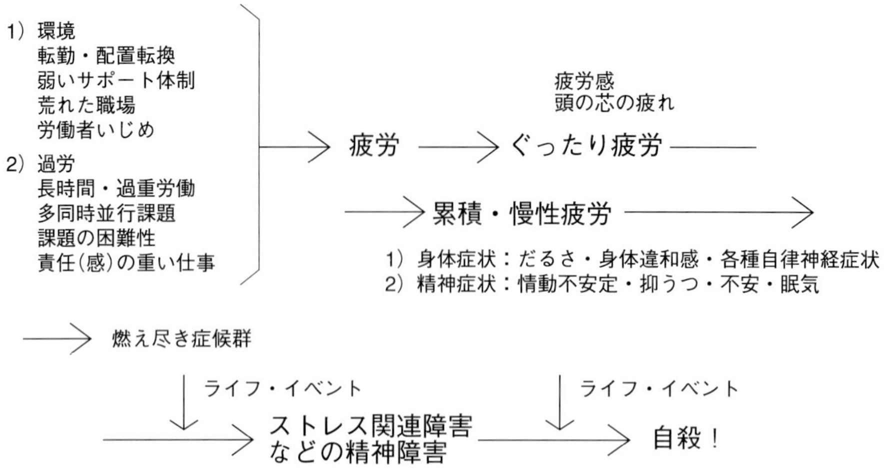

図 2. 過労自殺にいたるプロセス

れ・風邪様症状(微熱など)・吐き気・食欲低下・便秘・下痢・腰痛・手足のしびれ・インポテンツ・頻尿…、といった具合である。これら身体症状のために、精神科以外の他科(内科、整形外科、泌尿器科など)を受診する場合もある。しかし、そこで精査しても「異常なし」とされる。

さらに仕事を続けると、疲れているはずなのに眠れない状態(睡眠障害)が必発し、1980年代に特に医療関係職に多いと注目されたバーンアウト症候群に陥る場合も出てこよう。燃え尽き度が大きければ、些細なライフイベント(生活上の出来事)が重なっただけで「疲弊うつ病」といわれる反応性うつ病にいたる。時宜を失せず精神科受診につながらなければ、不幸にも自殺に至ってしまう例が出てくる。

■疲弊うつ病

■■3.「過労自殺」の実態—21事例のまとめから

私たちが作成した意見書は、遺族および弁護士から依頼されたものである。遺族側に立ち過ぎてはいないか、また「勝ち目のある」事例に限られてはいないかといった可能性を、否定し得ない。しかし、事業所側が、本人の心身状態に関し、必ずしも十分な情報をつかんでいるわけでない。また、事例5を除いて、事業所側が既に提出した資料も総合して意見書は作成されていた。さらに、「勝ち目のある」事例の集積だとすれば、かえって、社会問題化している「過労自殺」の典型的な実態が浮きぼりになるともいえる。

■「過労自殺」の典型的な実態

21事例について分析し考察することは、症例集積研究であり、因果論的に強固なエビデンスを示すことは、もとより不可能な話である。しかし、今後の「過労自殺」の実態解明・予防対策のために、仮説生成的な手がかりを得ることができる点で、意義があるだろう。

1 人口動態学的・社会経済的指標

21事例のうち、男性が20名で、女性は1名だけだった。死亡時年齢は24〜54歳（20代＝6、30代＝6、40代＝7、50代＝2、中央値35歳）。死亡年は1983〜2000年（中央値1996年）だった。15例が既婚。6例は独身だったが婚約中か交際中だった。身分では、地方公務員5例（うち、3例が教師）、ほかは民間労働者だった。事例5を除く20例が、工場責任者・主任・プロジェクト長といったなんらかの職責を担っていた。事例5も、多数の派遣・パート労働者を統括していたから、会社内の身分はヒラの営業職だが、単なるヒラ、ではない。

2 精神障害および自殺に先行した業務起因性ストレスの様態

あとに述べる精神障害罹患および自殺に先立って認められた、業務に関連したストレスをみると、職場環境ストレスに加え、さまざまな職務上のストレスが重なって反応性に発症していた。

■職場環境ストレス
■職務上のストレス

職場環境ストレスでは、転勤・配置転換や弱いサポート体制・荒れた職場・労働者本人へのいじめなどが認められた。また、職務上のストレスでは、長時間労働をはじめとして、多くの課題を同時並行処理しなければならず、それらの課題には困難性や重い責任や責任感を伴うといった過重労働が認められた。

3 死亡時推定診断

■国際疾病分類
■うつ病エピソード

全例が、国際疾病分類ICD-10[4]の診断基準による、うつ病エピソードに罹患していたと推定された。2事例では、適応障害の発症形式をとり、以後うつ病エピソードに移行していた。

4 自殺手段・遺書

縊首13、投身5、ガス吸引2、溺死1例でいずれも致死的な手段がとられていた。遺書は10例で残され、理路は整然とし、他を責めることなく自責的な内容が特徴だった。

5 特徴的な症状・自殺のサイン

自殺前に周囲に気づかれていた症状は、入眠困難・中途覚醒・起床困難を合わせた睡眠障害が14例。頭痛・肩こり・風邪様症状・腰痛・下痢といった自律神経症状14例、退職・異動意向を表明していた者が7例、欠勤4例、飲酒・喫煙量増加が4例、夫婦生活の減少が3例、物忘れや考えられないようなケアレスミスが2例など、だった。

こういった身体症状ゆえに、自殺前に内科をはじめとした医療機関を受診していた例が4名で、内科や心療内科を受診しようと本人が希望したり家族が勧めていた

■事業所の健診

りした例が2名、事業所の健診で「疲れやすい」と問診票に記載を残していた例が1名だった。この1名には、健診医から「ストレスでしょう」とコメントがあっただけで、それ以上有効な対策がとられていなかった。

いずれにせよ、これらのシグナル（自殺のサイン）に適切な対処が伴わず、結果的に自殺を防げなかった。

一方、全例で、精神科受診歴・精神科入通院歴を認めず、1例は「自律神経失調症」または「軽いうつ」として、神経内科医からSulpiride（ドグマチール）少量投与しかなされていなかった。昇進・配置転換時にメンタルヘルスを含む労働安全衛生教育も、全例でなされていなかった。

■労働安全衛生教育

6 「過労自殺」の自然史（図3）

21事例中15事例で、自殺に先立って昇進・転勤や配置転換を経験していた。そのときから自殺までの期間は、5カ月から18カ月（中央値11カ月）だった。また推定された顕性発症より2週間から8カ月（最頻値かつ中央値2カ月）で自殺に至っていた。長時間労働の実態は、詳細に労働時間が算定されていた7例から推定すると、最低で1日換算11時間以上が3カ月以上継続していた。

発症前に、運動会でクラス運営の失敗・業績不振で指導を受けるといった生活上の出来事が、半数で認められた。また、自殺前にも、昇格試験への取り組み・業者交渉上のトラブルといった生活上の出来事が、やはり半数で認められた。

自律神経症状を主体とした身体的不調、および口数の減少・食欲低下・飲酒喫煙

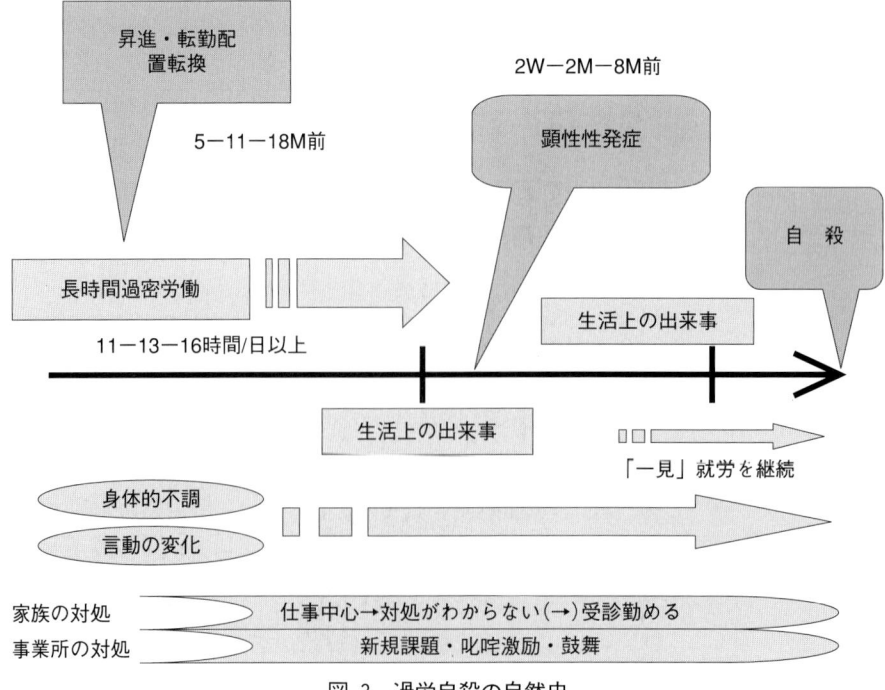

図 3. 過労自殺の自然史

量の増加、「疲れた」「からだがしんどい」「仕事をやめたい」と発言するといった、言動上の変化は、顕性発症前から認められ以後持続的に経過していた。

家族は、当初本人の仕事以外の負担を軽減しようと努力し、異変に気づいてからはどう対処していいかわからないままに経過し、一方1例の自殺未遂後の事例を含め、事業所側では、鼓舞したり叱咤激励したりするといった対処が多くでとられていた。

■自殺のサイン

結果的に本人から発信された「自殺のサイン」に適切で有効な対処がなされずに自死を防ぐことができなかった。しかも、自宅待機を命ぜられた1例以外、自殺の直前まで一見して就労を継続していた。

4. 遺された家族の苦悩

■モーニングワーク（喪の作業）

突然家族に先立たれ、残された家族には、葬儀の取り仕切りといった現実的な処理だけでなく、当然にモーニングワーク（喪の作業）が待っている。先立った家族が一家の大黒柱であれば、これからの生計をどうやって立てていくかの算段も必要である。まだ若い独身の子であれば、親は何かすべきこと、してやれることがあったのではないかと自責的になっても不思議でない。自殺に伴う社会的偏見の大きさ故に、遺された幼子や若い兄弟、親戚には、自殺の事実が隠されていることも珍しくない。事実を隠す遺族は、本人の自殺という事実からくる重圧を、孤独のうちに抱え込んでいることも多い。

■社会的偏見

筆者は、意見書作成の相談のはずが、遺族自身の精神科治療となった例も経験している。

表1の事例5は、唯一労災申請も裁判訴訟も起こさなかった例である。家族と婚約者が自責の念を拭い去り得ず、本人が自殺した経過・原因について専門医の意見を求めて相談に来られた。筆者は数回に分けて事情を聴き、必要な調査を家族に依頼した。そのうえで、業務起因性のうつ病に罹患し自殺に至った経過を、意見書としてまとめた。遺族は、その意見書を会社側に提出し、会社側に従業員のメンタルヘルス対策を切に求めた。1年後、1年間の取り組みをまとめたレポートを社長が持参し、本人の墓前に手向け、「まだ取り組みは十分とはいえません。今後とも一層従業員の心の健康対策を進め、ご本人のような不幸が決して起きないよう努力していく」と誓ってくれたとのことである。それを聞いて初めて、本人も、自分たちも、そして婚約者も、やっと救われた思いがしたという。

■心のケアや支援

遺された家族にこそ、心のケアや支援が是非とも必要である。

5.「過労自殺」をなくすために―今できることと必要な検討課題

■過労自殺予防

自殺予防については別の章でも触れられるので、本稿では特に「過労自殺」予防

の視点に限って簡単に触れておく。

1 労働衛生行政上の対策—知らせ守らせる取り組みを

■事業場における労働者の心の健康づくりのための指針
■労働時間の適正な管理に関する新通達
■過労による健康障害を防ぐための総合対策

「事業場における労働者の心の健康づくりのための指針」(2000年6月、旧労働省)、「労働時間の適正な管理に関する新通達」(2001年4月)、「過労による健康障害を防ぐための総合対策」(2002年2月、いずれも厚生労働省)の内容を広く知らせ事業所に守らせる取り組みが官民を上げて求められている。国の示した最低の「標準」である。

2 労働者・家族・事業所・一般医にうつ病に関する「正しい知識」の普及を

「過労自殺」は、本稿で述べたように、過労が直接自殺に結びつくのでない。過労によって精神疾患(特にうつ病)を発症し、適切な対処(専門医受診や、十分量の薬物投与といった受診後の適切な治療など)がなされずに、自殺に至っている。

したがって、精神疾患(特にうつ病)に関する正しい知識の普及が必要である。特に強調すべき点として、以下の4点を挙げておく。

1. うつ病と社会的活動(就労)とは並存し得る
2. 身体症状、実はうつ病の症状であり得る(仮面うつ病)
3. 「明るく」みえても、実はうつ病であり得る(微笑みうつ病)
4. 自殺既遂者のほとんどが精神科の患者ではない

3 研究・検討課題—心理学的剖検の本格実施、疫学・公衆衛生学的研究を

■心理学的剖検

自殺が発生したら、①できるだけ即座に、②臨床心理士・精神科医などが複数でチームを組み、③生前の本人に関する情報を可能な限り収集・分析し、④遺された人々へのアフターケアも志向する。こういった取り組みを「心理学的剖検」という。市区町村保健センター区程度の規模で、実施されれば予防効果は大きいだろう。

■従業員支援プログラム(EAP)

自殺を頻度の稀な「疾患」、あるいはその背景にあるうつ病を「慢性疾患」ととらえれば疫学・公衆衛生学的な調査・分析によって予防的な対策が可能なはずである。列挙すれば、①もっと多数症例の集積研究が必要である、②種々の背景要因ごとに頻度の把握が必要である、③対照群をおいた分析疫学的な研究の設計と設営が至急望まれる、④業務関連要因(特に長時間労働と過重労働)に対する介入研究、⑤従業員支援プログラム(EAP)や職域における精神健康支援プログラムの導入・実施および効果研究[5]、⑥被災遺族の救済に関する研究および対策、などである。

(天笠　崇、上畑鉄之丞)

■ 文　献 ■

1) 川人　博：過労自殺. 岩波書店, 東京, 1998.
2) ストレス疾患労災研究会・過労死弁護団全国連絡会議：激増する過労自殺　彼らはなぜ死んだか. 皓星社, 東京, 2000.
3) 小木和孝：現代人と疲労＜増補版＞. 紀伊国屋書店, 東京, 1994.
4) 融　道男, 中根允文, 小見山実(監訳)：ICD-10 精神および行動の障害. 医学書院, 東京, 1993.
5) 中山健夫, 天笠　崇：経済不況下における企業勤務者のメンタル・ヘルス支援プログラムの開発；日本版「自殺防止」マニュアル作成を目指して. (財)明治生命厚生事業団第16回健康医科学研究所助成論文集, 2001.

自殺の労災補償の現状
―某労働局へ申請された自殺事例

●●●はじめに

　平成11年9月に「心理的負荷による精神障害に係わる業務上外の判断指針[1]」が公表されてから精神疾患も職業性疾患であるとの国民の認識が広がり、精神疾患の労災申請は一気に急増した。勤労者の精神疾患も仕事が原因で起こりうると考えられるようになったわけであるが、一方では労災認定を巡り企業や行政を巻き込んだ訴訟事案が増加し、私病と職業性精神疾患との境界が曖昧になってきたことも事実である。最近の精神疾患に関する労災補償の動向と問題点について述べる。

1. 労災補償の現状と某労働局へ申請された自殺事例

1 精神疾患の労災補償状況の推移

■労災補償状況

　現在までの精神疾患の労災補償状況については図1の通りである。1983年から2001年までの18年間に精神疾患に係わる労災申請件数は807件(自殺393件)であるが、実際に労災認定された件数は135件である。特に2001年度は70件も1年間で労災認定されており、1999年9月に「心理的負荷による精神障害に係わる業務上外の判断指針[2]」が公表された後の2年間(1999～2000年)の50件を20件も上回り、過去18年間の半分以上が1年間で労災認定されたことになる。

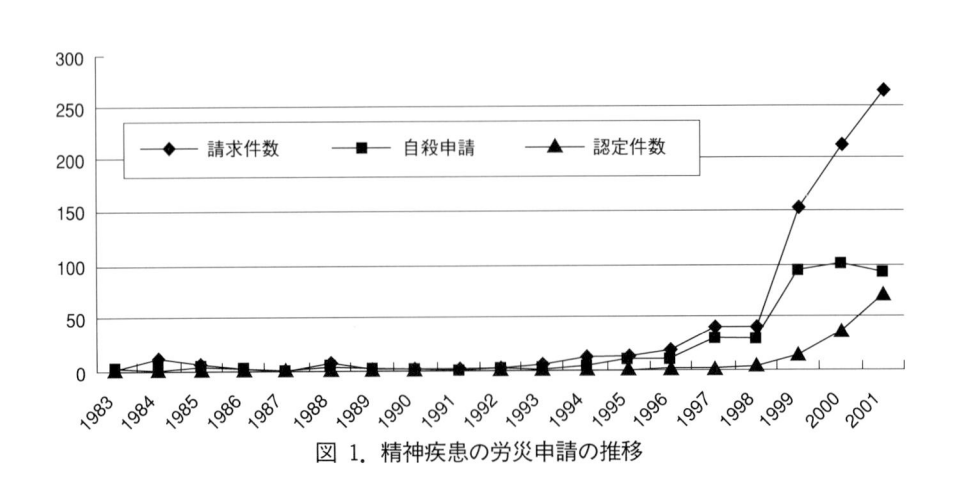

■心理的負荷による精神障害に係わる業務上外の判断指針

図1. 精神疾患の労災申請の推移

表 1. 職種

職種	H11年	H12年	H13年	計	%
専門技術職	4	12	16	32	27
管理職	3	10	15	28	23
事務職	0	2	11	13	11
販売職	1	4	8	13	11
サービス	1	1	4	6	5
運転手など	1	0	5	6	5
技能職	4	3	8	15	13
その他	0	4	3	7	6
計	14	36	70	120	100

表 2. 疾病分類

	H11年	H12年	H13年	計	%
F3. 気分(感情)障害	8	19	41	68	57
F4. 神経症性障害	52	43	29	52	43
計	14	36	70	120	100

2 1999〜2001年までの3年間の認定事案の概要(厚生労働省補償課[3])

■労災認定事案

　過去3年間(1999〜2001年)の労災認定事案は120件であり、男性が70%(84)を占め、女性は30%(36)であった。年齢は、40〜49歳は21%(25)、50歳以上が25%(29)、39歳以下が55%(66)で、認定指針公表後の2年間に比べ、若干若い人の労災認定が増加傾向にあることが明らかになった。

―a― 職種(表1)

　情報処理技術者、医師、教員などの専門技術職が最も多く27%(32)、次に管理職23%(28)、重機オペレーター、大工などの技能職13%(15)、販売職と事務職がそれぞれ11%(13)であった。

―b― 認定された疾病(ICD-10)(表2)

　認定された事案の診断名は気分障害57%(68)、神経症性障害43%(52)であった。

3 某労働局におけるの労災申請の動向

■精神疾患の専門部会

　精神疾患の専門部会が1999年度に発足し2年半が経過したが、この間に75例(男50、女25)が検討され自殺事案は、全体の44%(33)を占めた(表3)。

―a― 自殺事案の概要

　遺書がある事例は55%(18)、自殺手段は縊死61%(20)、飛び降り30%(10)、自殺場所は自宅39%(13)、会社・帰宅途中・出張先・現場が42%(14)であった(表3)。

―b― 申請理由

　「リストラ、出向、人間関係、飛び降り、社内事件」が9例(25%)、「過労、抜擢、多忙、業務加重、ストレス、交代勤務」が15例(44%)、「上司の食事代支払い、現場で死亡、怒り、敵を取りたい」とあらわに会社に対する怒りがおさまらずに申請

表 3. 自殺事案

自殺	33	%
遺書あり	18	55
遺書なし	15	45
自殺手段		
飛び降り	10	30
縊死	20	61
轢死	3	9
自殺場所		
会社	8	24
自宅・実家	13	39
帰宅途中	3	9
出張・現場	3	9
遠方	3	9

表 4. 申請理由

	件数	%
リストラ、出向、人間関係、飛び降り、社内事件	9	26
労働災害による傷病、うつ病	3	9
過労、抜擢、多忙、業務加重、ストレス、交代勤務	15	44
神経症は心的負荷、心身疲労と事故	1	3
退職希望後も就労不能な状態で出勤させた、叱責	2	6
上司の食事代支払い、現場で死亡、怒り、敵を取りたい	3	9
自殺の原因が了解不能	1	3
計	34	100

表 5. 職業

	数	%
コンピューター、機械・建築設計、システム開発	8	24
営業	10	30
事務員(財務、一般、企画)	6	18
作業員	2	6
管理者(プロジェクト、工場)	6	18
運転手	1	3
計	33	100

表 6. 自殺の誘因

	件数	%
誘因なし	5	13
業務量増大、困難、欠員	7	18
仕事のミス、資材盗難、叱責	6	15
昇進	5	13
出向	4	10
交通事故、労災事故	3	8
上司の交代	3	8
仕事上のトラブル	3	8
解雇	2	5
長時間残業	2	5
計	40	100

された事例は3例、退職希望後も本人の将来を考え、良かれと思って上司が退職時期を延長した結果、その間に自殺をされたため、遺族は「就労不能な状態で出勤させた」「叱責で本人の責任を問われた」と明らかに会社の過失が問われた申請事案が2例、あるいは「自殺の原因が了解不能」との理由で申請された事案もみられた(表4)。

c 職種

営業が一番多く10名、コンピューター、機械・建築設計、システム開発が8名、事務員と管理者はそれぞれ6名ずつであった(表5)。

d 自殺の誘因

誘因がみあたらないものが5例、「業務量増大や業務困難、欠員」が7例、「仕事のミス、資材盗難、叱責」が6例、「昇進」5例、「出向」4例、「交通事故、労災事故で利き腕の挫滅でうつ状態」、「上司の交代」、「仕事上のトラブル」がそれぞれ3例であった(表6)。

e 自殺前の診断と検討された診断(表7、8)

精神科を受診していない事例が24例で全体の73%占めていた。実際に某労働局で検討された事例の診断は、うつ病が17例で52%を占め、7例が特定不能、person-

表 7. 自殺前の診断

	数	%
内科	4	12
精神科受診せず	24	73
うつ病	7	21
精神因性不眠	1	3
アルコール依存	1	3
計	33	100

表 8. 部会診断

	数	%
特定不能	5	15
ASD	3	9
Personality 障害	1	3
うつ病・アルコール依存	2	6
うつ病	19	58
精神分裂病	1	3
高次脳機能障害	1	3
アルコール依存	1	3
計	33	100

表 9. 精神症状

	数	%
症状みられない	5	10
不眠・食欲不振、傲慢、自殺企図 1	2	4
頭痛・耳鳴・疲労・思考↓・発汗・不眠	11	22
うつ・焦燥・疲労・食欲↓・集中困難・不眠	13	26
うつ・パニック発作・困惑・不安・恐怖	7	14
数ヵ月後に抑うつ症状	3	6
数時間後に怒声、入浴・食事せず、寡言	1	2
希死念慮	2	4
連続飲酒	1	2
被害的発言・妄想	1	2
吐き気、出社困難、無断欠勤	1	2
失踪、解離	3	6
計	50	100

ality 障害、精神分裂病、アルコール依存症、事故後高次脳機能障害に二次的にうつ状態が合併した事例がそれぞれ 1 例であった。

f 精神症状

膨大に収集された資料をからみても症状がみられない事例は5例、不眠、食欲不振、気分高揚などの精神症状がみられた事例は2例、自殺企図を企てていた事例はそのうちの1例、頭痛、耳鳴、疲労、思考力低下、発汗、不眠がみられた事例11例 (22%)、うつ気分、焦燥、疲労、食欲不振、集中困難、不眠がみられた事例13例 (26%)、うつ気分、パニック発作、困惑、不安、恐怖がみられた事例は7例(14%)、出来事から数カ月後に抑うつ症状が出現した事例が3例、失踪、解離がみられた事例3例、明らかに希死念慮がみられた事例は2例であった (表9)。

■業務加重性

g 業務加重性

33例のうち業務加重が認められる事例は14例であり、全体の42%が業務が濃厚に絡んだ末での自殺であった。

2. 事例呈示

1 事例の概要

　某大企業のエリートの中年の技術者で職位は課長である。周囲も期待し、プロジェクトのリーダーを任され、20名ほどの部下と一緒に新機種の技術研究開発に企業研究所で取り組むことになり張り切っていた。しかし、6カ月目頃から開発がうまくいかず、1年経過して時点で本社命令でプロジェクトチームは解散され、本人は残務整理のため数カ月、同研究所に残った。残務整理が完了した後、本人は開発本部に異動したものの開発業務が達成できなかったことに責任と不全感を感じていた。異動後、本人が非常に優秀で評価が高かったこともあり1カ月経過したところで違うプロジェクトの責任者の内示を受けた。本人は自信はなかったが、上司の命令に逆らうことはできず、プロジェクトのリーダーを引き受けることにした。責任者になった2カ月目頃から熟眠ができず早朝に覚醒することが多くなり、倦怠感、軽うつ気分が出現し、某病院精神科を受診し、うつ病と診断され、3カ月間の自宅療養となった。職場復帰して1カ月してからなんとなく元気がなくなり、家族には倦怠感を訴えるようになった。上司は、やや元気がなくなったので気分転換の計らいで海外出張を命じた。職場復帰の後、産業保健師、産業医などの産業スタッフの面接を週1回受けていたが、この出張前頃から倦怠感を訴えるようになり同スタッフも非常に心配していた。出張から帰国して急激に抑うつ状態が再燃し、産業医も現在通院している精神科ではなく違う精神科での治療を受けるように指示した。妻と2人で紹介された精神科へ向かう途中、妻の目が離れた隙に電車に飛び込み妻の面前で自死に至った。

■職場復帰

2 本事例のストレス評価

　この事例はICD-10でいうところの「うつ病エピソード」[2,4]の典型例と思われる。認定に際し、重要な点は、発病6カ月前の期間に業務加重が存在したかどうか、どうかである。管理職であるため残業時間の把握は難しいが、妻からの帰宅時間の確認、同僚、上司からの証言により、発症前に開発業務が結果的に中止となり撤退せざるを得なくなったことに責任感も被災者は感じており、この業務達成が失敗に終わったというストレス評価表の「ノルマが達成できなかった」に該当し、ストレス強度の評価は中等度「II」であり、その後、残務整理で研究所に1人残ったことなどを考慮するとある程度の業務加重が持続していたことが認められる。そして発症時点では「配置転換があった」でストレス強度は中等度「II」、さらにチームリーダーを任されたという「新規事業の担当になった」ストレス強度「II」、そのうえ恒常的長時間残業がストレス強度「II」と判断され、特に業務加重の状態であったという

■うつ病エピソード

■ストレス評価表

理由で、本人に発症した「うつ病」は、職業性精神疾患として業務上と判断される。この入り口が認められると、職場復帰した後のうつ病の再燃も完全に完治していなかったとして一定期間内に行われた自殺であれば当然、精神疾患の専門部会で検討されたうえで業務上となるのである。

3. 自殺の労災認定に関して

1 過去の自殺認定と新認定指針の相違点

■自殺認定

認定対象疾患は従来の心因性精神障害から ICD-10 に規定されたすべての精神疾患[2)4)]となり、自殺が労災認定されるかどうかは、労災保険法で「故意に自殺した場合には、業務との因果関係が中断」と規定されているため、故意がない自殺、つまり心神喪失状態で行われた自殺[5)-7)]でないと労災認定はされにくいというのがこれまでの現状であった。「心神喪失」とは刑法上「物事の理非善悪を弁識する能力の欠如した状態」とあり、意図的な自殺企図でないということである。自殺する意図が認識されないほど自己判断不能の状態に陥った精神状態というと意識朦朧状態、錯乱状態、作為体験（幻覚・妄想に支配された状態）などの精神病状態、不眠不休で人格・行動の解離が起こった状態、重症の抑うつ状態が挙げられ、遺書を書いた覚悟の自殺、苦痛からの逃避自殺は、自ら意図的に死を選択したと判断され、業務外とされていたのである。

■心神喪失

■判断指針

しかし、労働省補償課職業病認定対策室から発表された「心理的負荷による精神障害等に係わる業務上外の判断指針について」では、業務に起因した精神障害のために正常の認識ができず、行為選択能力が著しく阻害され、抑制力が欠如して自殺に至った場合には業務上と認定されることとなった。すなわち、業務が濃厚に関連した精神障害に基づいて行われた自殺は、労災として認められることとなり、自殺認定の枠も広がったこととなる（図2）。地方公務員災害補償基金も1999年9月14日に「精神疾患に起因する自殺の公務災害の認定について」[8)]を発表しているが、自殺が公務として認められるためには、①自殺前に、公務に関連してその発生状態を、時間的、場所的に明確にしうる異常な出来事・突発的事態に遭遇したこと、②強度の肉体的過労、精神的ストレスなどの重複または重積によって生じる肉体的、精神的に過重な負担に起因して驚愕反応等の精神疾患を発症し、さらに精神疾患の症状が顕在化するまでの時間的間隔が精神疾患発症機序に応じ妥当であること、③個体的・生活的要因が主因となって自殺したものでないこと、が最低限の条件として挙げられ、自殺の業務上認定に関し、非常に簡潔に規定されている。

2 自殺認定の現状の問題点

某労働局に申請された33例のうち精神科を受診せずに労災申請された事案は24

```
業務による心理負荷 → 精神障害
                            ↓
正常の認識ができず
行為選択能力阻害    ┈┈▶
抑制力欠如
                            ↓
                           自殺
```

図 2. 自殺の認定

例(73%)で、7 割以上が医療機関を受診しないで自殺をしている現状が明らかになった。うつ病が 19 例(58%)、うつ病にアルコール依存症が合併した事例 2 例をいれると 6 割以上がうつ病による自殺ということになる。医療機関を受診していない事例の業務と精神疾患発症の「業務上外認定」の検討は、被災者が死亡しているため非常に困難であることは論をまたない。特に最近、サービス残業の実態、あるいは管理職の労働時間の把握の困難さ、裁量労働制の導入などで労働時間を把握することすら困難な状況があり、労働実態の事実認定が最初の第一段階の問題であり、次に労災認定の対象となる精神疾患の発症の時期と診断名の検討が次段階の問題となる。症状が職場にも家族にも気づかれずに自死した事例が 5 例みられたが、この中である程度の残業があり、業務に特別な出来事が存在しなくても帰宅時間が遅い場合など、なぜ、自殺したのか、家族は理由がわからず、仕事以外に死ぬ理由がないと労災申請されてくることもあり、まさに私病と職業性精神疾患との境界が非常に曖昧になってきており、このような事例が訴訟へと持ち込まれることが多くなってきている。例えば「うつ病」に関して説明するならば、通常の業務をこなしていた労働者が、突然、周囲からみて理由がわからず自殺をしてしまった場合、主としてセロトニン、ノルアドレナリンなどの脳内アミンの減少により惹起されたと考えられる、いわゆる従来の「内因性うつ病」と業務加重が持続・重積した末の「消耗性うつ病」との鑑別を厳密に行うことが求められているのである。すなわち被災者に極度の恒常的長時間残業、業務の困難性のためにストレスが重積した結果、うつ病エピソードや重度ストレス反応が惹起されたり、あるいは被災者が巻き込まれた災害に対する急性ストレス反応を起こすに足る十分強度の災害状況の事実認定が最低条件といえるのである。そのうえで抑うつ状態の持続期間と同状態がどのような経過を辿ったのか、可能な限り客観的に推測することが求められており、たとえ病状がみえづらくてもどの時点から軽症〜中等症から重症へ移行したのか、その病状の推移を推測することはどんなに確認しても確認し過ぎることはないと思われる。精神疾患が業務に起因して起こったのか、そうでないのか、という判断は、単に業務内容の変更、職場の対人関係が契機になったからということではなく、業務が濃

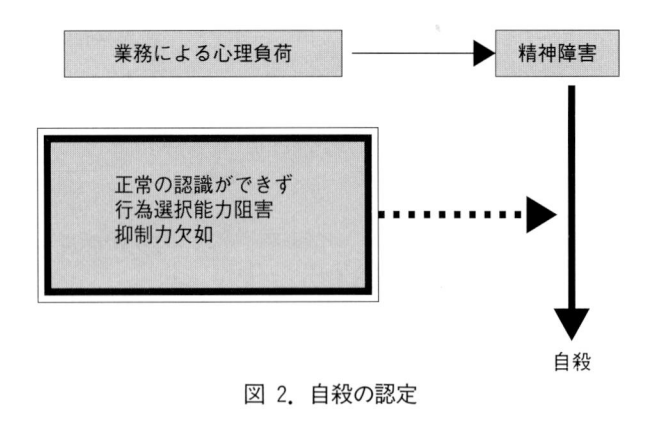

■業務上外認定

■労働実態の事実認定

■内因性うつ病
■消耗性うつ病

厚に関連し、なおかつ有力な原因となって精神疾患が形成されたという事実が存在して初めて業務起因性が認められ得ることを認識することが重要と考える。

●●●おわりに

　精神疾患認定指針策定の背景、さらに労災補償状況と認定された事例、某労働局における精神疾患としての労災申請事案について述べ、さらに労災認定する際の問題点に関して若干の考察を加えた。特に某労働局で業務が濃厚に絡んだ自殺事例は全体の42%であり、業務加重という観点からだけでは勤労者の自殺防止には不十分であるという結果が得られた。さらに労災申請された自殺事例の73%が精神科医療機関を受診していなかったという結果は、平成12年8月に厚生労働省労働衛生課より「事業場における労働者の心の健康づくりのための指針」が策定されたものの、自殺防止や職業性精神疾患発症を予防するための具体的施策を講ずることが急務と考えられる。

（黒木宣夫）

文献

1) 労働省労働基準局補償課職業病認定対策室：心理的負荷による精神障害等に係わる業務上外の判断指針について．1999．
2) 融　道夫，中根允文，小宮山実(訳)：World Health Organization. The ICD-10 Classification of Mental and Behavioural Disorders；Diagnostic criteria for research, 1993.
3) 厚生労働省補償課：精神障害等の労災補償状況．2002．
4) 中根密允文，岡崎裕士，藤原妙子(訳)：World Health Organization. The ICD-10 Classification of Mental and Behavioural Disorders；Clinical descriptions and diagnostic guidelines, 1994.
5) 中村　博：自殺(第1回)；労働者災害補償保険法における．p23～26，東邦大学教養紀要，1985．
6) 中村　博：自殺(第2回)；労働者災害補償保険法における．p28～30，東邦大学教養紀要，1985．
7) 中村　博：自殺(最終回)；労働者災害補償保険法における．p24～26，東邦大学教養紀要，1985
8) 地方公務員災害補償基金：精神疾患に起因する自殺の公務災害の認定について．地方公務員災害補償基金関係通達集，p184～205，2001．

自殺企図は予防可能か

●●●● **はじめに**

　1990年代末からわが国の年間自殺者総数は3万人台という事態が続き、精神保健の深刻な問題になっている[1]。特に40～50歳代の働き盛りの自殺が急増し、経済的な損失はもとより、遺族に及ぼす深刻な心理的影響も社会問題となっている[2]。

　各種の調査が共通して指摘しているのは、自殺者の大多数が生前になんらかの精神障害にかかっていたものの、精神科受診をすることなく、自ら命を絶っているという現実がある。したがって、自殺の背景に存在する精神障害を早期に診断して、適切な介入をすることで、自殺企図の予防は100%といわないまでも、かなり効果を挙げることが期待されている。新潟県東頸城郡松之山町では積極的な介入が高齢者の自殺率を激減させることに成功したという事実もある[3]。

■■ 1. 自殺の危険因子

■危険因子

　まず、以下に述べるような因子を多く満たす患者は自殺の危険群ととらえて、治療方針を立てる必要がある(**表1**)。紙幅の制限があるため、その中でも特に重要な点を中心に解説していく[4]–[6]。

1　自殺未遂歴

■自殺未遂歴

　これまでに自殺を図ったものの幸い救命されたことのある人のおよそ10人に1人は、将来、同様の行為を繰り返して、自殺によって命を落とす。これまでに自殺未遂を認めた人が、将来、実際に自殺によって命を失う危険性は、一般人口の数百倍も高い。

■自殺の危険因子

表 1. 自殺の危険因子

1.	自殺未遂歴	自殺未遂の状況、方法、意図、周囲からの反応などを検討する
2.	精神疾患の既往	気分障害、統合失調症、人格障害、アルコール依存症、薬物依存
3.	サポートの不足	未婚、離婚、配偶者との死別、職場での孤立
4.	性別	自殺既遂者：男＞女　　　自殺未遂者：女＞男
5.	喪失体験	病気や怪我、業績不振、予想外の失敗
6.	事故傾性	事故を防ぐのに必要な措置を不注意にも取らない。慢性疾患に対する予防や医学的な助言を無視する
7.	独特の性格傾向	未熟、依存・敵対的、衝動的、完全主義的、孤立・抑うつ的、反社会的
8.	他者の死の影響	精神的に重要なつながりのあった人が突然不幸な形で死亡

自殺の意図、手段、状況などについて十分に情報を得ておく。自分の行為がどのような結果をもたらすと考えていたのか？　用いた手段は、確実に死につながる危険の高いものであったか、あるいは誰かが助けの手を差し伸べる余地があっただろうか？　自殺未遂が生じた場所や時間は、綿密に計画されていて、救出されたのは単なる偶然に過ぎなかったか、救済されるような時や場所を選んでいただろうか？　救命されたことについてどのような態度を取っているだろうか？　自殺未遂を通じて主として誰に何を訴えようとしていたのか？　このような点について、患者の状態が許す限り確実な情報を得ておく。

なお、自殺未遂に関しては、臨床的な誤りが生じかねない側面がいくつかある。まず、手首を浅く切る、薬を余分に飲むといった、それ自体では死に結びつかないような自傷行為であっても、将来再び自らを傷つけ、実際に命を失う危険が高いことを忘れてはならない[7][8]。

さらに、自殺を図った直後の患者が、必ずしも外見上は不安感が強かったり抑うつ的な場合ばかりではないという点である[9][10]。時には、患者自身が自殺の意図を否定し、まるで他人事のように自殺未遂について語ったりすることも珍しくない。また、軽躁的で、昂揚した気分でいたり、たがが外れてしまったような振る舞いをすることさえ、現実の臨床場面では珍しくない。このため医療者の判断が誤まる可能性さえある。表面上の感情状態だけで自殺の危険を判断することは危険である。

2　精神障害

既に指摘したように、自殺者の大多数は、生前、精神障害に罹患していたことが明らかになっている。しかし、適切な精神科治療にまで導入されていた人は決して多くはないというのが現実である[11]。

■comorbidity

また、ある単一の精神障害だけに罹患している場合に比べて、複数の精神障害を同時に罹患している場合（comorbidity）はさらに自殺の危険が高まる。例えば、うつ病患者の飲酒量が増し、アルコール依存症の診断にも合致するようになるとか、統合失調症患者が薬物依存に走るといった具合に、複数の精神障害を同時に罹患した場合は、自殺率はさらに高くなり、特別な注意が必要になる。

精神障害をすべて取りあげるのは、本書の範囲を超えてしまうので、他の成書を参照にしてほしい。

3　周囲からのサポートの不足

■サポートの不足

自殺を「孤立の病」であると指摘した精神科医がいるほどである。未婚の人、離婚した人、なんらかの理由で配偶者と離別している人、近親者の死亡を最近経験した人の自殺率は、結婚し配偶者のいる人の自殺率よりも約3倍の高さを示す。患者が周囲から得られるサポートの質を把握しておくことは自殺予防にとって重要な情報となる[12]。

4 喪失体験

■喪失体験

多額の借金、失業、地位が下がる、病気や怪我、近親者の死亡、訴訟を起こされるなどさまざまな出来事が挙げられる。重要な点は、自殺を図る人自身にとって、その出来事がどのような意味をもつかを十分に理解しなければならないという点である。同一の尺度をすべての人に一律に当てはめることはできない。あくまでも当人にとって価値あるものを失う体験という観点から検討すべきである。

5 性格

さまざまな性格傾向の人が自殺行動に及ぶ可能性があるのだが、その中でも特に、依存・敵対型と反社会型を取りあげてみよう。

■依存・敵対

a 依存・敵対的

例えば、さまざまな要求をしてきて家族や医療者を悩ます患者がいる。自殺傾向は何も今になって突然生じたというよりも、永い人生の中で「生きている価値はない」「誰からも愛されていない」「自分がいない方がみんなは幸せである」というメッセージを受け続けてきたタイプの人がいる。未熟で依存的な性格傾向を示し、自らの能力の範囲で葛藤にうまく対処できない。特に支えられてきた人から見捨てられる体験を契機として、抑うつ傾向や自己破壊傾向を呈することも多い。支えられてきた人とは、家族、知人、同僚、あるいは、医療者である場合もある。未熟で依存的でありながら、周囲に対して不満をもちやすく、あるいは他者の怒りを故意に引き出すような傾向のある依存・敵対型ともいうべき患者には特に注意が必要である。このような患者の対人関係をよく理解していないと、医療者が容易に患者からの無意識的な挑発に反応して、スタッフからの一言が患者の自殺の引き金になってしまうことすらある。患者が怒りを向けているのは、自分を不当に扱ってきた世界に対してであり、また同時に自分自身に対してであることを、スタッフは理解したうえで、患者に対応しなければならないのであって、決して患者の挑発に反応すべきではない[13]。

b 反社会的

暴行、窃盗、不純異性交遊、暴走族や暴力団への加入といった非行が問題となっている青少年のある一群に、抑うつ症状や自己破壊傾向が一見隠蔽されているタイプの人がいる。問題児扱いこそされていても、抑うつ傾向などについては、周囲からまったく考慮もされていない[14)15]。同種の悩みを抱えた人々との間に絆を保っているうちは、自己破壊行動という形で問題が噴出することはないかもしれない。しかし、所属集団の解体や集団からの追放という場面に直面して、元来の自己破壊傾向が急激に問題となる患者も少なくない。特に思春期の患者で反社会的行為を呈する人に対しては、背景にある抑うつ傾向に注意を払うべきである。

反社会的行為が自己破壊傾向と密接に関係することは、成人期以後でも同様に認

められる。時に自らの死を故意に招くような犯罪行為が世間の注目を集めるようなことがあるのもその好例である。

6 自殺の家族歴

■自殺の家族歴　家族や近親者に自殺者が存在するかどうかという点についても十分な注意を払うべきである。うつ病を除外しても、同一家系に自殺が多発することがしばしば報告されており、遺伝が自殺に果たす役割さえ指摘されている。

但し、この点については異論も多く、近親者の自殺を経験することが一種のモデリングとなって、問題を抱えたときの解決策として自殺を選択する傾向を学習してしまうのだという主張もある。現段階では、この論争に決着はついていないが、同一家系内に自殺者が多発する例は確かに存在する。家族や近親者の自殺を経験したことがあるか否かということが臨床家にとって重要である[14)15)]。

なお、家族以外にも親しい人の自殺や事故死を最近経験したことはないか、また、自殺報道に接して大きな影響を受けていないかなどという点にも注意する。ある人物の自殺がほかにも複数の自殺を引き起こすことがあり、群発自殺(cluster suicide)と呼ばれる現象である[16)]。似たような境遇にある人の自殺が他の複数の自己破壊行動を起こしかねないという点に医療者は十分に注意すべきである。

■群発自殺

7 事故傾性

■事故傾性　これも重要な概念である。自殺はある日突然なんの前触れもなく起きるというよりは、それに先立って、自己の安全や健康を守れない状態がしばしば生じてくる。これは事故傾性(accident proneness)と呼ばれている現象である[11)]。自殺の直前ばかりでなく、生活史上に事故傾性を長年にわたって認める患者も存在する。すなわち、繰り返す事故が、患者にとって無意識的な自己破壊傾向を象徴している例である。事故を起こす本人にとっても、それは事故以外の何物でもないととらえられている。生活史上に多くの事故を認める、事故を防ぐのに必要な処置を不注意にも取らない、慢性疾患に対して当然の予防あるいは医学的な助言を無視するといった患者については、自己破壊傾向の観点から検討する必要がある。

筆者が経験した具体的な例を挙げてみよう。例えば、糖尿病であったがこれまで適切な管理ができていた人が、突然、食餌療法、運動、服薬などを止めてしまう。腎移植をされた患者が免疫抑制剤を服用しなくなってしまう。腎不全の患者が、人工透析を止めてしまう、といった例がある。

また、あるとき、オートバイの事故で両大腿骨骨折で整形外科に入院してきた20歳代の青年がいた。精神科クリニックから処方された薬を持っていたため、精神科コンサルテーションが依頼された。病歴を詳しく取ると、最近3ヵ月の間に3度の過量服薬と2度の生命を失いかねない交通事故があった。診断は境界性人格障害であった。本人は自殺の意図を表面的には否定しているものの、今回の事故も無意識

■境界性人格障害

的な自己破壊傾向の発現と考えるべきだろう。

　また、病気の管理だけでなく、日常生活の面でも変化を認める場合がある。真面目な会社員がなんの連絡もなく失踪してしまう。それまでに大きな問題を起こしたことがないような人が、酒を飲んだうえで喧嘩に巻き込まれたり、交通事故を起こす。多額の借金をして、無謀な株式投資に打って出て、全財産を失ってしまう。性的に逸脱した行為に及ぶ。

　以上のように、健康の管理にまるで無関心になってしまい必要な処置を取らなくなったりしていないか、しばしば取るに足らない怪我で入院したり、職場を欠勤するようなことはないか、安全の確保ができなくなっていないかなどの情報を詳しく収集する。

2. 自殺に追い込まれる人に共通する心理

　次に、自殺に追い込まれる人の共通の心理についても説明する[6)11)]。うつ病にかかっても自殺によって命を失ってしまう人もいれば、どれほど重症であっても、決して自分を傷つける行動に出ない人がいる。また、うつ病以外にもさまざまな精神障害が自殺に関連してくる。しかし、どのような病気であれ、自殺の危険の高い人に共通の心理がある。

■自殺の危険の高い人に共通の心理

1 絶望的なまでの孤立感

　この孤立感は最近になって始まった場合もあるのだが、幼い頃から永年にわたって抱き続けてきた感情であることも少なくない。

　実際には家族もいるし、友人や知人も大勢いる。しかし、その中で絶望感を伴う深い孤独を感じ続けてきたのだ。現実には、周りから多くの救いの手を差し伸べられていても、この世の中で自分は1人きりであり、誰も助けてくれるはずはないという、深い孤独を感じ、それに耐えられなくなっている。

2 無価値感

■無価値感

　「自分など生きるに値しない」「生きていることすら許されない」「私などいない方がみんなが幸せだ」といった感情も抱き続けている。「生きるだけの意味がない」「生きていることさえ許されない」「もう生きる意味をまったく失った」という絶望感に圧倒されてしまっている。そして、患者自身も無意識的に周囲の人々を敢えて刺激し、挑発することによって、自分を見捨てるように振る舞うことさえ稀ではない。

3 極度の怒り

　自殺の危険の高い人は、絶望感とともに強烈な怒りを覚えている。これは強い絆をもった人に向けられている場合もあれば、また、他者に対してそのような怒りを

感じている自分を意識することで、かえって自分自身を責める結果になっている場合もある。窮状をもたらした他者や社会に対して強い怒りを感じていたのが、なんらかのきっかけで、それが自己に向けられると、急激に自殺の危険が高まりかねない。他者に対する強烈な怒りはしばしば自分自身に向けられた怒りでもある。

4 窮状が永遠に続くという確信

今、自分がおかれている絶望的な状況に対してなんの解決策もないし、どんなに努力をしたところで、それは報われず、この窮状が永遠に続いていくという確信を共通して抱いている。他者から与えられた助言や解決策は、窮状から脱するにはなんの役にも立たないとして、拒絶されてしまう。

5 心理的視野狭窄

■心理的視野狭窄

自殺の危険が迫っている人の思考をトンネルの中にいる状態にたとえた精神療法家がいる。トンネルの中にいて周囲はまっ暗である。遠くから一条の光が差し込んでいて、それがこの闇から出る唯一の方法というのだ。そしてそれが自殺であって、他には解決策はまったく見当たらないという独特の心理的視野狭窄の状態に陥っている。

6 諦め

自殺の危険の高い人は、同時にさまざまな感情に圧倒されているのだが、次第に、ありとあらゆる必死の戦いを試みた後に独特の諦めが生じはじめる。穏やかな諦めというよりは、嵐の前の静けさのような不気味な感じを伴う諦めといってもよいだろう。

「すっかり疲れ果てた」、「もう何も残されていない」、「どうでもいい」、「何が起きてもかまわない」といった感覚である。この段階に至ると、怒りも、抑うつや不安も、孤独さえも薄れていく。もはや戦いは終わり、それに敗北したという感覚である。

このような諦めに圧倒されてしまうと、周囲からはこれまでの不安焦燥感が薄れて、かえって穏やかになったととらえられかねない。あまり敏感でない周囲の人々の目には、これまでの不安や焦燥感が薄らいで、落ち着きを取り戻したかのようにさえ映るかもしれない。

7 全能の幻想

■全能の幻想

どんなに環境や能力に恵まれた人であっても、自分のおかれた状況を直ちに変化させることなど不可能である。変化をもたらすには時間も努力も必要である。しかし、自殺の危険の高い人というのは、ある時点を超えると、唯一、今の自分の力でも直ちに変えられるものがあると思い始める。

そして、「自殺は自分が今できる唯一残された行為だ」といった全能の幻想を抱くようになるのだ。この幻想は、絶望感、孤独感、無価値感、怒り、諦めといったさまざまな苦痛を伴う感情に圧倒され続けてきた人にとって、甘い囁きとなって迫ってくる。患者を目の前にして、この全能の幻想を感じるとき、自殺の危険はもはや直前にまで迫っていることを実感し、直ちになんらかの対策を取る必要が出てくる。
　自殺を引き起こしかねない問題がなんであれ、自殺の危機が直前にまで迫った人にはこのような複雑な感情に圧倒されているのだ。

3. 自殺予防のために

　以上述べてきた自殺の危険因子や特有の心理を理解したうえで治療を計画する(図1)。自殺未遂は一度だけで終わるというよりは、繰り返し生じてくる可能性を念頭において治療にあたる。そのためにも外来と入院が緊密な連携を取れる場で自殺の危険の高い患者の治療を進めていく必要がある。それには多くの時間も労力も必要となる[6)11)]。

　自殺の危険の高い患者の治療には次のような3本の柱を組み合わせて、長期間にわたり、集中的な治療をしていく必要がある。

1. **薬物療法**：背景に存在する精神障害に対する適切な薬物療法。他の章を参照。
2. **精神療法**：問題を抱えたときに自殺行動に及ぶという選択の幅の狭い傾向に働

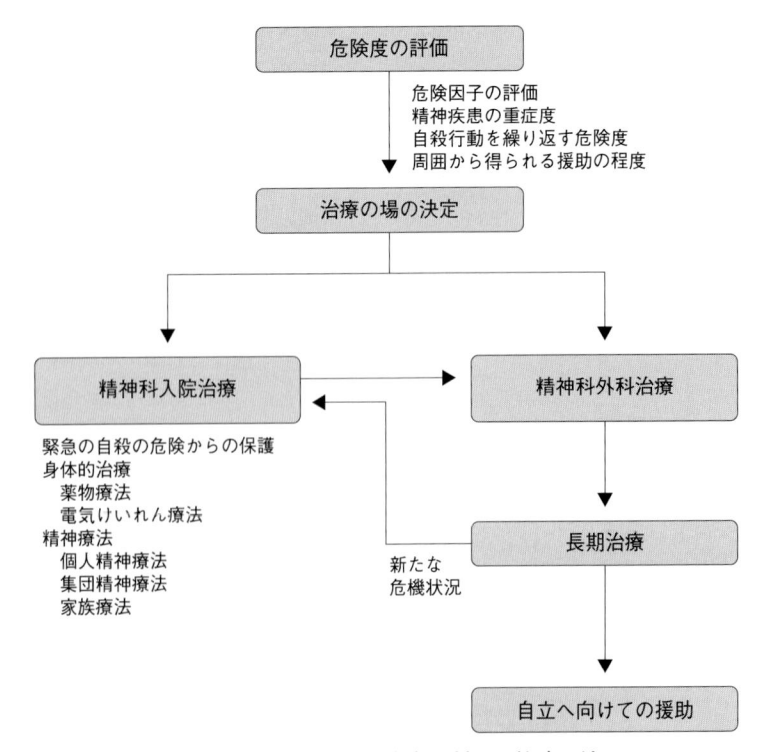

図1. 自殺の危険の高い患者に対する治療の流れ

表 2. 自殺の危険の高い患者に対する精神療法の原則

1. 自殺の衝動に圧倒されそうになったら、必ず連絡してくるように約束してもらう
2. 自尊心を高める（自分を守るべき対象ととらえられるようにする）
3. 危険を予測する能力を高める
4. 問題解決能力を高める
5. 自殺以外の他の解決手段を見つけ出せるようにする
6. 二者択一的思考から解放する
7. 曖昧さに耐える能力を高める
8. 適切な自己主張ができるようにする
9. 優先順位を設定できるようにする
10. 過去にこだわる態度から、「今、ここで」の発想に転換する
11. 衝動を制御できるようにする
12. 他者との関係を再構築する（キーパーソンに働きかける）
13. 危険が迫ったときに助けを求められるサポートシステムを作る
14. 背景に精神障害があれば、それを適切に治療する
15. 陰性の逆転移に常に注意を払う

きかけていく。その要点を**表2**に掲げた。

3. **周囲の人々との絆の回復**：既に述べたように、ある種の自殺の危険の高い患者の場合、周囲の人々との絆を自ら断ち切ろうとする行動に出る人がいる。患者をサポートする人々の輪を患者の周囲に築きあげていく必要がある。

●●●まとめ

「自殺企図は予防可能か？」という問いに対しては、100％予防可能とは残念ながら断言できない。しかし、自殺行動の背景に存在する精神障害を早期に発見するとともに、自殺の危険の高い人の心理を理解し、適切な治療を腰をすえて実施すれば、予防の余地は十分に残されているというのが結論である。

（高橋祥友）

■ 文　献 ■

1) 警察庁生活安全局地域課：平成13年度における自殺の概要資料．警察庁，2002.
2) 高橋祥友：自殺の予兆．「職場における自殺の予防と対応」，厚生労働省（編），p16-23，中央労働災害防止協会，2001.
3) 高橋邦明，ほか：新潟県東頸城郡松之山町における老人自殺予防活動．精神神経学雑誌 100：469-485，1998.
4) 高橋祥友：自殺の危険；臨床的評価と危機介入．金剛出版，東京，1992.
5) 高橋祥友：自殺の心理学．講談社，東京，1997.
6) 高橋祥友：自殺のサインを読みとる．講談社，東京，2001.
7) Kreitman N：Age and parasuicide(attempted suicide). Psychological Medicine 6：113-121, 1976.
8) Kreitman N：The clinical assessment and management of the suicidal patient. Suicide, Roy A(ed), p181-195, Williams & Wilkins, Baltimore, 1986.
9) 大原健士郎：臨床場面における自殺．臨床精神医学 8：1255-1259，1979.
10) 篠原　隆：自殺未遂後の一過性気分高揚に関する臨床的研究．帝京医学雑誌 15：407-417，1992.
11) 高橋祥友：医療者が知っておきたい自殺のリスクマネジメント．医学書院，東京，2002.
12) Richman J：Family Therapy for Suicidal People. Springer, New York, 1986[高橋祥友（訳）：自殺と家族．金剛出版，東京，1993].
13) Maltsberger JT：Suicide Risk；The Formulation of Clinical Judgment. New York University Press,

New York, 1986[高橋祥友(訳):自殺の精神分析;臨床的判断の精神力動的定式化.星和書店,東京,1994].
14) Pfeffer CR : The Suicidal Child. Guilford, New York, 1986[高橋祥友(訳):死に急ぐ子供たち;小児の自殺の臨床精神医学的研究.中央洋書出版部,東京,1990].
15) 高橋祥友:青少年のための自殺予防マニュアル.金剛出版,東京,1999.
16) 高橋祥友:群発自殺.中公新書,東京,1998.

青年期の自殺予防

■■1. 自殺の背後にある青年期の心理

　青年期は、身体的発達や性的成熟に加えて、価値観・人生観の確立や社会的役割の獲得を通して、大人になっていく時期である。いわば子どもとしての人生から大人としての人生への移行期であり、「自分はどんな人間なんだ？」「自分はどう生きるべきなのだろう？」などといった問いが頭をもたげてくる時期である。自己意識の高まりに連れて、自覚的に生きる姿勢をとらざるを得なくなったのに、どんな姿勢をとったらよいかがつかめない。つまりアイデンティティー形成の途上にあるのが青年期である。そうした中途半端な時期には、どうしても心理的に不安定になりがちである。

■アイデンティティー

　青年の心の中には、親からの自立をめぐる葛藤、自分をいかにして社会につなげていくかという生き方をめぐる葛藤が渦巻いている（榎本，2002)[1]。

■自立をめぐる葛藤

1 理想の自己と現実の自己

　青年期には、理想の自己像に向けての自己形成が行われるが、理想と現実のズレに自己嫌悪したり、自己・他者そして社会の間の矛盾を受け入れ難く思うなど、不満、不信、不安といった否定的な感情が渦巻き、どうしても情緒不安定になりがちである。

　ある意味で、このような青年期は、自分自身に批判的な目を向けながら、それを高めていく時期といえる。理想自己と現実自己のギャップは、そこに非現実的な歪みがない限り、成長へのバネとして機能する。問題となるのは、理想自己が非現実的な高さに掲げられたり、現実自己が不当に低く評価されたりする場合である。現実の自分を頭ごなしに否定してしまったら、向上心よりもあきらめや居直りが前面に出てきてしまう（図1）。

■理想自己

　現実自己を厳しくチェックして理想を追求するというのは一般的な心の動きであるが、完全癖のあまりに強い者、堅くて融通の利かない者は、現実自己を受容することができない。理想自己を目指して頑張るのは現実自己なのだから、その頑張っている自分を不完全ながらも一所懸命やっているのだからと認め、応援してやらなければ、頑張る力も湧いてこない。現実自己を頭から否定してしまったら、理想自己に向けて成長していく動きが停止してしまう。そこで、ますます自己嫌悪を強め、

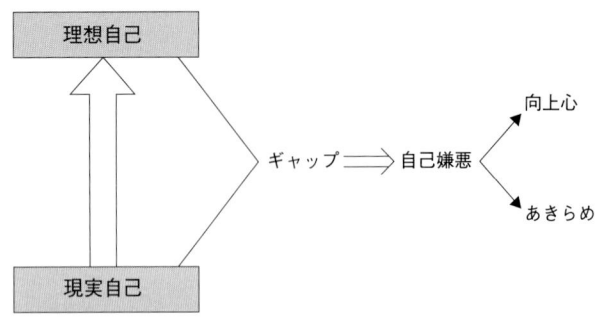

図 1. 現実自己と理想自己

悪循環となってしまうのである。

2 生き方・社会の在り方への疑問

■理想主義的傾向

　理想主義的傾向を強めがちな青年期には、周囲の人や社会に対して厳しい目を向け、批判的な構えをとることが多くなる。それも適度であれば問題はないが、あまりに現実批判に傾くと、どうしても生きにくくなってしまう。

　現実の社会は、善きにつけ悪しきにつけ、いい加減なところで動いている。そもそも、いい加減には、「適度によい加減」といった意味合いも含まれる。理想的でないにしても、取り敢えずはこんなところでといった感じの妥協点で動くのが現実である。

　それに対して、決して妥協は許さないといったあまりに頑なな姿勢を貫こうとすると、人間不信や現実社会の全否定という極端なかたちをとり、結局のところ社会に馴染むことができず、孤立傾向を強めることになる。

3 自立に伴う孤独と不安

■自己意識

■孤独

　児童期までの親にべったり依存した状態から脱して、自分自身の足で歩き始めなければならないのが青年期である。視線が自分の内面に向き、自己意識が高まる青年期には、自分自身の内面的世界を強烈に意識し、それまで心理的に一体化していた両親からも切り離された存在としての自己を発見することは、大きな孤独と不安をもたらす。

　親の分身ではない独自な人間としての歩みを始めようとし、「自分はいったいなんなのか？」「どう生きるのが自分らしいのか？」といったアイデンティティーをめぐる問いを発する青年期にある者は、親をはじめとする大人の影響下につくられてきたこれまでの自己を否定し、もう大人から干渉されたくないという意識を強くもつようになる。こうして、児童期までの開放的な自己は、青年期の訪れとともに閉鎖的なかたちをとるようになる。

　大人の干渉を拒否するものの、自分の道を自力で切り開きながら、未知の世界に歩み出していくことには、大きな不安や孤独が伴う。時に、この孤独な課題に取り

188

組んでいる自分の気持ちをだれかと分かち合いたい、だれかに支えてほしいといった思いが切実にこみ上げてきたりする。そこで、内面を分かち合うことのできる親しい相手を切に求めることになる。しかし、一方では、まだ自信がなく、ちょっとしたことで自己評価がぐらつくために、他人に心の中を覗かれるのが不安で、素直に心を開くことができない。

■自己評価

こうして、孤独に苛まれ、理解者を切実に求めていながら、他者が容易に近づけない態勢をとってしまいがちとなるのである。

4　孤独と向き合うとき

■自己探求

真剣な自己探求の中で力尽き、20歳の若さで自ら命を絶った女子大学生の日記を読むと、自己意識の高まりに伴って強烈に意識される孤独感、他者から切り離され、家族からも切り離された、一個の独立した個人としての生を自覚することの厳しさが、痛いほどに生き生きと伝わってくる。

「未熟であること、孤独であることの認識はまだまだ浅い。何を書きたいのだろうか？　家族とともに生活していると、何も考えずにいても楽しく過ごせるのだ。けれども、母は、父は、昌之は、ヒロ子ちゃんは、どれだけ私を知っているのであろうか、どのようなことで悩んでいるのか、何をやりたがっているのか知っているのであろうか。」

「『独りであること』、『未熟であること』、これが私の二十歳の原点である。」

「何をしてよいのかわからなかった。ほおをピシャリと打った。胸を拳で思いきりなぐった。ここ二、三日、自分のものとして、夕刊を読み、雑誌を読み、小説を読み、考えるのがよいと思ってきた。しかし、しても無駄のように思う。『絶望』というものを垣間見たような気がした。『独りである』ことは、何ときびしいことなのだろうか。」

「お酒を飲むのはやめにすること
　独りになれ
　さびしさは誰でももっているものだ
　甘えるな
　あせるなよ　疲れたら休めよ
　自分に自信がないなあ」

「人は誰でも独りで生きているんだなあ
　お母さんも　お父さんも
　昌之も　ヒロ子ちゃんも
　牧野さんも
　そして私も」（高野悦子：『二十歳の原点』．新潮文庫，1979)[2]

家族、友だち、恋人、どんなに親しい間柄でもすべてをわかり合うというわけにはいかない。人と人の間には、どうしても越えることのできない深い溝がある。自

分というのは、他の誰とも取り替えのきかない独自な存在である。最終的には、自分で自分を支えて生きるしかない。自分の人生は、自分自身で背負っていくしかないのである。青年期の自己意識の高まりとともに、このような人間存在の個別性に気づき始める。

■人間存在の個別性

家族に温かく包まれて無自覚に生きていた段階から、こうした人間存在の個別性を自覚して生きる段階への移行は、時に孤独地獄の深淵を垣間見させることになる。

2. 特に現代の青年にみられる人とかかわる力の欠如

以上に挙げたのは、青年期的な心理であり、極端化した場合に自殺の構成要因となりやすい心理といえる。つまり、一般に自殺への親和性を強めやすい要因として重要なものに、孤独感や疎外感（絆の欠如）、自己受容の欠如、自己・他者および現実社会に対する柔軟な態度の欠如などが挙げられる。

■自己受容

ところで、このような心理および態度は、いずれも豊かな人間関係を経験していないことによるところが大であるように思われる。そうなると、現代の青年は、非常に危険な状況にあるといわなければならない。

筆者がカウンセラーをしていた学生相談室には、さまざまな悩みを抱えた学生が訪ねてきたが、最近特に目立つのが、友だちができない、友だちとうまくいかない、人とどのように接したらよいのかわからない、雑談ができない、などといった人とのかかわり方についての悩みである。私の経験が特殊なわけではなく、学生相談で人とのかかわり方についての悩みが群を抜いて多いのは、全国的な傾向のようである。

絆の欠如による孤独感や疎外感というのは、まさに人間関係の乏しさによるものといえる。自己受容というのも、人との親密なかかわりの中で、相手から受け入れられる経験を積み重ねることで体得していくものである。自己・他者あるいは現実社会に対する柔軟な態度というのは、いわば完璧ではないけれども適度なところで納得したり、曖昧な状況に耐えたりする能力である。これも人間関係を通して身につけていくものといえる。幼時以来の人とのかかわりの中で、さまざまな人間関係にもまれて、理屈通りにいかず思い通りにならない現実をしぶとく生きる力が培われていくのである。

このところ若い世代に目立ついじめ、不登校、家庭内暴力、ひきこもり、摂食障害なども、その根っこにあるのは、幼時以来の人とかかわる体験の乏しさなのではないだろうか。それが、人間関係能力の未熟さ、自信のなさ、自分というものがわからない不安などにつながっていると考えられる。このように、現代の青年たちの問題行動の背後には、つかみどころのない自分および他人を前にしての不安や苛立ちが感じられる。自殺の場合も例外ではないはずである。

そして、このような傾向の背景として、幼時以来の人とかかわる体験の乏しさを

■人間関係の早期教育

指摘することができる。筆者が人間関係の早期教育を提唱しているのも、そうした事情を踏まえてのことである(榎本，1998 a)[3]。

3. 自殺親和傾向を生み出さないために

1 ありのままの自分を受け入れるように導く

　自殺に至りやすい性格を形成しないために、いってみれば生きる力を高めるために、まず第一に大切なのは、自己受容すなわちありのままの自分を受け入れるように導くことである。

　ありのままの自分を受け入れるというのは、条件つきでなく、無条件に自分を受け入れることを指す。不完全なままの、未熟な自分、まだまだ至らないところの多い自分を、そのままに受け入れるということである。勉強ができるから、スポーツができるから、みんなに人気があるから、のような条件つきで自分を認めるのでなく、何ができるできないに関係なく、自分がただ自分であるだけで、その価値を認めることである。これは、まだ人生経験が浅く、自信のない青年期には、案外難しいものなのである。

　自己受容の逆、つまり条件つきで自分を認めるという姿勢も、うまくいっているときは別に問題にはならない。むしろ向上へのエネルギー源となる。しかし、人生すべてが順調に進むわけではない。順風のときもあれば、逆風にさらされることもある。いくら頑張って勉強しても思うように成績が上がらない、大事な試験に失敗した、スポーツ・チームでレギュラー落ちした、友だちから仲間外れにされた、などといった挫折状況におかれたとき、条件つきの自己受容の姿勢では、そのうまくいかない自分を認めることができない。そうした姿勢は、ともすると自分を否定する心の動きにつながってしまう。

■基本的信頼感

　無条件に自分を受容する姿勢を身につけるにあたって鍵を握るのは、幼時以来の重要な他者とのかかわりの中で獲得する基本的信頼感である。しつけというのは、ある程度の条件をつけることが前提となる。頑張るようにプレッシャーをかけるのは、もちろん大事なことである。但し、うまくいかない場合にも、厳しい言葉をかけながらも、温かいまなざしを向け、愛情を注ぐことができていれば、自分を愛してくれる養育者に対する基本的信頼感とともに、愛される価値のある自分自身に対する基本的信頼感を獲得することができる。

　このような基本的信頼感を獲得した者は、どんな挫折状況に追い込まれても、自分を全面的に否定するといった発想には至らないものである。こうした基本的信頼感が獲得できていない場合、周囲とのかかわりを通して自分自身に価値を感じるようにサポートしていくことが大切である。何ができるできないといった条件を超えて、自分そのものに価値を感じることができるように、そのままの姿を認めてあげ

る姿勢が必要である。

　例えば、結果が思わしくなくても、頑張った自分を受容することができるように導く。バカなことをしてしまっても、それを反省している自分を受容することができるように導く。長所だけでなく、短所をも含めて、自分を丸ごと受容できるように導くのである。

2　さまざまな生き方があることに気づかせる

　自殺するほどに行き詰まるケースでは、ただ1つの価値尺度で自分を測って、「自分は生きるに値しない」「自分はもうダメだ」のように短絡的な発想に至ることが多いように思われる。そこで、自殺を防ぐには、単一の価値尺度にとらわれないように導くことが大切である。

■自己複雑性緩衝仮説

　リンヴィル(1985)[4]の自己複雑性緩衝仮説というのがある。これは、自己を多面的に把握している人の方がストレスとなる出来事があっても気分が沈んだり、うつ的な心理状態に陥ったりすることが少ないというものである。自己認知の複雑性がストレスを和らげる緩衝材の役割を果たすので、自己を複雑に、つまり一面的にではなく、多面的に把握することが心の健康につながるというわけである。

　この仮説の検証過程でも明らかになったことであるが、自分自身を多面的にとらえている人ほど、ストレスとなる出来事があっても、気分の変化が少なく、うつ的に沈み込むことも少なく、身体的な病気にかかることも少ないということである(図2)。風邪にかかる率が低いということも明らかになっているが、これは心理的なストレス耐性の高さが免疫力を高めていると考えることができる(榎本, 1998 b)[5]。

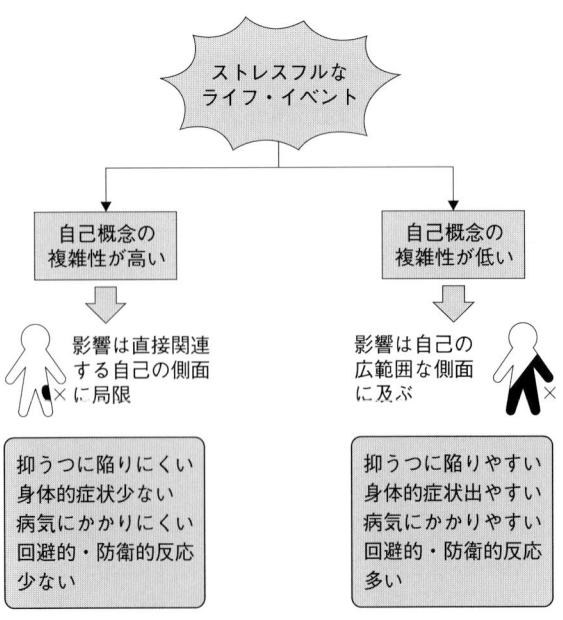

図 2. 自己概念の複雑さがストレス緩衝効果をもつ
(榎本博明:「自己」の心理学. サイエンス社, 東京, 1998 より引用)

このようなことから、自分自身の特徴を多面的にとらえ、自分の特徴の活かし方にも多様性をもたせていくことが、いざというときの生きる力になるといえる。例えば、小学生時代から勉強ができるということに自分の特徴を焦点づけ、がむしゃらに勉強し、勉強ができることを支えとしていた子だったのに、中学、高校と進むに連れて、成績が次第に低迷し始め、自分の特徴が崩れていくことに悩むということがよくある。そのようなとき、どうも自分は勉強で生きるタイプではなさそうだなと考え、生き方を切り替えることができれば問題はないだろう。秀才としての人生コースに見切りをつけ、別の生き方を思い描くことができればよいのである。

　困るのは、単一の価値尺度に縛られている場合である。そのような場合、どう頑張ってもうまくいかないという現実に直面しても、別の人生コースを思い描くことができない。例えば、秀才としての人生コースに自分を賭け、学校の成績がすべてという姿勢で頑張ってきた者にとって、学業の失敗は致命的となる。いくら頑張っても成績が向上せず、低迷し続け、一流大学から一流企業へという人生コースが非現実的なものとなったとき、自分の立つ足場が崩れ落ちていくような感覚に襲われる。他のオプションが思い浮かばないため、「自分はもうダメだ」と落胆し、自分を否定することになりがちである。

　このような事態に陥るのを防ぐためにも、人間にはいろいろな価値があることを、人生にはさまざまな充実の仕方があることを、そして自分にはいろいろな生き方の可能性が開かれているのだということを知らせるような教育的働きかけが必要である。自分の個性や能力、興味に応じて随時軌道修正ができるように、多くの可能性に目を向けさせ、多様な生き方があることを知らせることが大切である。

3　柔らかな心を育てる

■遊び心

　現実はなかなか思い通りにいかないものである。そこで大切なのが、適度な遊び心をもった柔軟性、融通性である。

　車のハンドルに遊びがなかったら、しょっちゅう左右にぶれて、運転しにくくてしようがない。それと同様に、適度ないい加減さというのは、現実をしぶとく生きていくには不可欠である。理想としての「こうあるべき」に過度に縛られずに、「それが理想だけど、なかなか理想通りにいくものではないし、自分なりに精一杯やっているんだから、まあいいじゃないか」といった程度の姿勢をとれるようにしたいものである。忙しければ適度に手を抜く、疲れたら適当に休む、時に羽目を外して発散するといった柔軟な姿勢が、いざ窮地に追い込まれたときの気持ちの余裕につながる。

　堅い性格は、非常に脆いものである。圧迫されるとポキッと折れてしまう。柔らかい性格は、圧迫されても強くしなって、なかなか折れない。何にでも興味をもっておもしろがる遊び心も大切である。すべきこと、当面必要なこと、するように言われたことをするのが中心の生活では、人生の幅は広がらない。やらなければなら

ないことが多少後回しになっても、手抜きになってもよいから、好奇心に任せて動くときをもつことが大切である。効率のよさを絶対視する姿勢が、人生を融通の利かないきつきつのものにしてしまう。

思う存分道草を食うことで好奇心がますます刺激され、世界が広がり、人生の幅が広がっていくのである。多少の揺れを吸収してしまうような幅のある生き方を身につけることが大事である。

4. 自殺徴候がみられたとき

自殺を試みる人の多くは、自分が危機的な状況にあることを訴えるなんらかのサインを周囲の人たちに送っているものである。ところが、身近な人物がまさか自殺するとはだれも思っていないため、そうしたサインは見逃されがちである。そして、自殺が決行されてから、「今思えば、あれが自殺をほのめかすサインだったのかもしれない」「そういえば、あのときの様子は確かにおかしかった。なぜ気づいてやれなかったのだろう」などと悔やむことになる。

自殺を考えている者には、**表1**のような徴候がみられる(榎本, 1996)[6]。

性格の変化というのは、うつ的になることを主として指すが、きまじめな人がやたらとはしゃいだり、穏やかだった人が感情的に激しくなるなど、いつもと違った面をみせるということも問題になる。

■自閉傾向　対人関係の変化とは、人づきあいが悪くなったり、口数が少なくなったり、表情が乏しくなったりするなど、自閉傾向を強めることを指す。

■睡眠障害　睡眠障害は、なかなか寝つけない、夜中にしょっちゅう目が覚める、早朝から目
■不眠　が覚めて眠れなくなるなど、不眠といったかたちであらわれる。

■気分の障害　気分の障害とは、不安や自責の念に苛まれてひどく落ち込んでいたかと思えば、気分が高揚してやたらと威勢のよいことをいうなど、気分が変化しやすくなることを指す。

■行動の障害　行動の障害とは、毎日きちんと学校や職場に通っていたのに、遅刻やさぼりが目立つようになったり、いつになく攻撃的な行動が目立つようになるなど、行動に乱れが生じることを指す。

趣味の消失あるいは変化とは、こだわりをもっていた趣味に急に無関心になったり、大事にしていたものを無造作に人にあげたり、突然宗教や哲学に関心をもつようになって生きる意味にこだわりをみせたりすることを指す。

外界への関心の低下とは、テレビを見ていてもストーリーにのめり込めなかったり、友だちや家族の輪の中にいても上の空で人の話を聞いていなかったりすることを指す。

■間接的な自傷　間接的な自傷行為とは、ケガや不注意による事故が目立つ場合のように、自分を
　　行為　守ろうという意思の欠如、あるいは自分を傷つけ破壊しようという無意識的な衝動の現れと思われる行動傾向を指す。

表 1. 自殺企図者にみられがちな徴候

1. 性格の変化
2. 対人関係の変化
3. 睡眠障害
4. 摂食障害
5. 気分の障害
6. 意欲全般の低下
7. 集中力の低下
8. 学業成績の低下
9. 行動の障害
10. 趣味の消失あるいは変化
11. 外界への関心の低下
12. 間接的な自傷行為
13. 口頭によるアピール
14. 書き物によるアピール
15. 身辺整理
16. 秘かな訣別

(文献6)より引用)

　身辺整理とは、部屋の中や机の周りをいつになくきちんと片づけたり、長年溜め込んでいたがらくたを処分したり、大切にしていたものを友だちにあげたり、旅立ちに向けての身辺整理をすることを指す。

　密かな訣別とは、いつになく謙虚な態度で家族に接したり、特に話すこともないのに珍しく茶の間で家族団らんの時を過ごそうとしたり、下宿生であれば用もないのに実家に電話してきたり突然帰郷するなどといった行動を指す。

　もちろん、ここに挙げた行動特徴は、青年期にある者の多くが日常生活において示しがちなものともいえる。注意すべきは、こうした徴候のいくつかが同時に見受けられる場合である。そのようなときには、なんらかの危機的状況が隠されているかもしれない。注意深く見守る必要がある。

■自殺企図

　自殺未遂者のデータをみると、8割から9割が事前になんらかのサインを発していたことがわかる。しかも、約半数は、自殺企図について直接言葉でほのめかしている。このように、本人の言動の中に自殺企図発見のなんらかの手がかりが隠されていることが多いので、そこに注意を向けていけば、自殺の予防率を高めていけるはずである。

　なお、心の絆が切れたと本人が感じたところで自殺が決行されやすいということがある。逆にいえば、たった1つの心の絆の存在が、最後の砦となって自殺を思いとどまらせることがある。したがって、身近なところで危険な徴候が認められた場合には、家族や友だちとして、心の絆を築いて最後の砦となるように心を砕くことが求められる。杞憂であれば、それに越したことはない。でも、万が一のことがあってからでは、取り返しがつかない。注意深く見守るとともに、気にかけている、理解したいと思っているといった気持ちが伝わるように、温かいまなざしを向けるよう心がけたいものである。

(榎本博明)

■ 文　献 ■

1) 榎本博明：〈ほんとうの自分〉のつくり方；自己物語の心理学．講談社現代新書，東京，2002．
2) 高野悦子：二十歳の原点．新潮文庫，東京，1979．
3) 榎本博明：子どもに生きる力を．創元社，大阪，1998 a．
4) Linville PW：Self-complexity and affective extremity；Don't put all of your eggs in one cognitive basket. Social Cognition 3：94-120, 1985.
5) 榎本博明：「自己」の心理学．サイエンス社，東京，1998 b．
6) 榎本博明：自殺；生きる力を高めるために．サイエンス社，東京，1996．

高齢者自殺予防・うつ
― 高齢者の自殺予防実践

●●●● はじめに

　わが国では、平成9〜10年にかけて、年間の自殺者が2万3,000人から3万2,000人へと急増し、その後も3万人台の自殺者が続いている。これは特に、50歳代の男性の自殺が急増したためであるが、高齢者の自殺率も高いままに推移している。従来から、わが国では高齢者の自殺率が高いことが指摘されてきており、加齢とともに上昇して75歳以上で高率となることが知られている。

■自殺率

　わが国の高齢者の自殺率は諸外国と比較しても高く、都市部に比べて農村部で高くなっている。男女比に関しては、他国と同様に女性よりも男性に高い傾向が認められるが、わが国では女性の自殺率が高いために男女差が比較的小さくなっている。また、高齢者の自殺では予告徴候があまり認められず、自殺行動が既遂となる割合が非常に高いことが知られている。全年齢を通じた自殺未遂者と既遂者の割合が約10対1、未成年者で100〜200対1であるのに対して、高齢者では4対1と高くなっている。

　高齢者の自殺の動機としては病苦が一貫して多く、警察庁の統計では6割以上を占め、家庭問題やアルコール症・精神障害がそれに続いている。しかし、その背景には家族問題が存在していることが少なくない。高齢者は自殺直前に一般医を受診する傾向が強いことなどが挙げられている。欧米における調査でも、高齢自殺者の70％以上が自殺の1カ月以内に一般医を受診していることが明らかにされているが、適切な精神医学的治療が施されていないことも報告されている。

　こうした状況の中で、われわれは、自殺率が全国平均より高い青森県名川町で平成11年度から、うつ病による自殺を予防するための実践的介入プログラムを作成する活動を行ってきている。本稿では、その成果をもとに、高齢者の自殺予防について概説することにする。

1. うつ病と自殺

　特にわれわれがうつ病に注目したのは、自殺者の9割以上がその前に精神医学的障害に罹患しており、中でもうつ病がその最大の要因であることが各種の研究から明らかにされているためである。特に高齢者においては、自殺の要因としてうつ病が深く関与していることが多く、自殺の予防のためにはうつ病の早期診断と治療が有効であることが指摘されているためである。スウェーデンのゴットランドで行わ

■ゴットランド

れた研究では、一般医をトレーニングする導入することによって、自殺が減少したことが示されている。

■うつ病

こうした研究から、自殺の予防にはうつ病への早期介入が重要であることがわかるが、一般医のトレーニングの効果は一時的であるという報告があることを考え合わせると、その取り組みを医療場面に限定せず、地域全体に広げていく方がより効果的である。

■松之山町

実際にわが国では、新潟県松之山町や岩手県J町などで、地域介入によって高齢者の自殺率が低下したことが報告されている。松之山町では、65歳以上の全住民に対して、SDSを改訂した新潟大学式うつ病自己評価尺度（Niigata university Self-rating Depression Scale；NSDS）の得点が60点以上の高齢者、または①過去にうつ病相があった老人、②自殺をほのめかしている老人、③配偶者が死亡した直後の老人、④医療機関から退院直後の老人、⑤最近、親族や近隣に自殺が発生した高齢者、を高危険群として、Research Diagnostic Criteria（RDC）を用いた診断面接を行い、それによってうつ病と診断された住民に対して医学的治療やグループケアが行われた。

さらに、うつ状態の老人や閉じこもりの老人に対するグループケアや訪問活動も並行して行われた。そしてその結果、介入開始前16年間と開始後10年間を比較したところ、65歳以上自殺死亡率が有意に低下していた。

2. 自殺予防活動の基本的方向性

松之山町の介入活動の一連の報告をもとに、大山[1]は同町の自殺予防活動の成果に第二次予防活動と福祉増進的方向性をもつ予防活動が強く影響することを指摘している。

ここでいう第二次予防活動は、松之山町で最初に導入されたようなうつ状態スクリーニングと高危険群に対する個別ケアを軸とした地域精神保健活動である。

■地域精神保健活動

一方、福祉増進的方向性をもつ予防活動は、松之山町では第二次予防活動に数年遅れて導入されている。これは、うつ状態・閉じこもり老人に対する施設での集団援助と、これに参加できない老人に対する友愛訪問が活動の中心になっていた。これはまた、閉じこもりがちな高齢者に対するグループケアや訪問といったかかわりの再構築を通して高齢者自殺の危険因子である心理的孤立を防ごうとする試みでもある。

こうした訪問や在宅・施設福祉サービス整備などの高齢者福祉活動の重要性は、最近行われた松之山町とその周辺で実施された高齢者自殺介入活動の比較研究からも明らかにされている。大山によれば、松之山町と近接する類似規模のM町とA町ではスクリーニングテストとしてSDS、確定診断基準として構造化された診断面接であるRDCを年1回町民全員に実施して、高齢者自殺予防を目的としたうつ状態

に対する二次予防活動が展開された。

M町とA町では自殺予防活動の成果が認められなかったが、その大きな違いは地域の連携と福祉活動にあった。つまり、自殺予防活動が成果を上げた松之山町では、成果が認められなかったA町に比べて地元の一般医と精神科医と連携が密であり、閉じこもり老人に対する福祉訪問や集団援助、特別養護老人ホームにおける入所サービスなどの保健福祉活動が積極的に実施されていた。

また、保健師1人あたりの担当者数が半分程度に少なく、訪問指導が6倍強で、デイサービスやショートスティ利用延べ人数が約4倍と福祉サービスの利用率が高かった。健康教育参加者数は2.5倍に上り啓発普及の活動性も高かった[1]。岩手県J町における地域介入活動でも、在宅福祉サービス担当者と精神科医の連携が密であったことが報告されている。こうした結果から、高齢者自殺の予防には、うつ状態・うつ病への第二次予防活動だけでなく、在宅福祉サービスを含めた福祉増進的方向性をもつ第一次予防活動が重要な役割を果たしていることがわかる。

3. 自殺予防活動の実際[2]

1 スクリーニングの作成と活用

■予防活動

■スクリーニング

これまでみてきたように、自殺の予防のためにはうつ病性障害の早期発見と早期介入の第二次予防に加えて、第一次予防活動が有用であることが明らかである。これは特に、自殺の要因としてうつ病の関与が強く認められる高齢者では特にそうである。そこで、われわれは、一般住民を対象とした信頼性と妥当性のあるうつのスクリーニング方法を確立し、効果的かつ効率的なうつに対する地域介入システムを構築することを目的とする活動を行っているのでそれを紹介しつつ自殺予防活動の実際について解説したい。

われわれが調査、介入を行っているのは青森県名川町である。まず最初に町の事業の健康事業の一環として、町民に調査の目的を知らせたうえで、ある地区に在住している65歳以上の高齢者433名(男性166名、平均年齢73.95±6.17歳；女性267名、平均年齢74.20±6.64歳)に調査への参加を呼びかけた。

このうち、調査に協力した住民は358名(男性129名、平均年齢73.54±5.64歳；女性229名、平均年齢73.65±6.40歳)であったが、5名(男性1名、女性4名)については痴呆が疑われたので、分析から除外した。最終的に分析の対象となったのは353名(男性128名、平均年齢73.49±5.64歳；女性225名、平均年齢73.59±6.31歳)である。

調査に参加しなかった75名(平均年齢76.47±7.45歳)は、参加した358名(痴呆を含む、平均年齢73.61±6.13歳)よりも有意に年齢が高かった($t(431)=3.53$, $p<.001$)。男女間で年齢差はみられなかった。

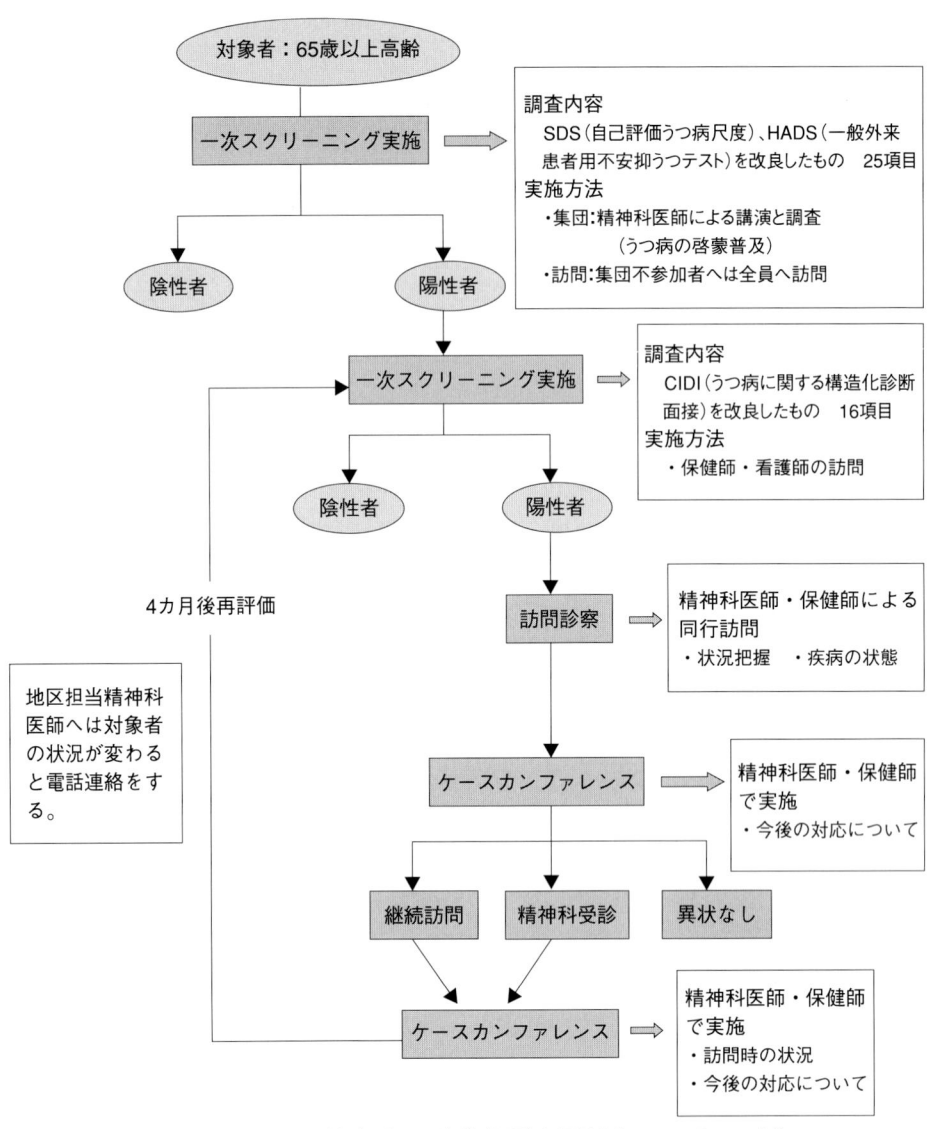

図 1. 名川町心の健康づくり事業（個別支援体制フローチャート）
目的：地域における自殺危機群を把握し、そこへの危機介入や心身の健康増進活動を通じ自殺予防体制の個別支援システムの構築を図る。併せて、種々の啓発普及活動により心の危険信号をタイミングよくとらえ、治療に結びつけたり正しい接し方、保健指導ができるようにする。

　われわれは、図1に示した介入プログラムに沿って、自記式のうつ病評価尺度であり新潟松之山町でもその改変版が用いられているSDS（Zung Self-rating Depression Scale）と、身体疾患をもつ人のうつと不安を評価する自記式質問紙で青森県で用いられたことのあるHADS（Hospital Anxiety Depression Scale）の2種類の質問紙と痴呆スクリーニングをまず施行した。
　SDSおよびHADSは本来は自己記入式の質問紙として開発されたものであるが、調査協力者が高齢であることを考慮して、自分で質問紙に記入できない者に関しては、調査者が質問文を読みあげる形式をとった。

これらの質問紙でうつ病の疑いがあると判定された住民に対しては、世界保健機関(WHO)が中心になって開発した構造化面接であるCIDI(Composite International Diagnostic Interview)を改変してうつ病性障害の現在症のみを診断できるようにしたツールを用いて、精神科医と保健師が面接を行って確定診断をすることにした。そして、その面接によってうつ病と診断された住民や、確定診断がつかなくてもうつ病および自殺の危険性が高いと判断された住民に対して保健師が介入するとともに、事例検討会を開いて介入技法の検討を行い、技能の向上を図った。

これらの一連の活動を通してまず明らかになったのは、うつ病の早期発見と自殺予防のためのスクリーニング質問しに関しては、できるだけ項目数が少ない簡便なものを開発する必要があるということである。質問項目数が少ないのはもちろん、質問文もできるだけ短かいものが望ましい。あまり長い質問紙では高齢者が疲れて集中力が続かない。

そこでわれわれは、Receiver Operating Characteristics analysis(ROC分析)を用いてそれまで得られたデータの解析を行い、うつ状態の自殺の危険性をスクリーニングするための簡易質問紙の開発を行った。その結果、抑うつ症状の有無、および自殺念慮の有無をよく弁別する以下の5項目の質問が選択された。

①毎日の生活が充実していますか？
②これまで楽しんでやれていたことが、今も楽しんでできていますか？
③以前は楽にできていたことが、今ではおっくうに感じられますか？
④自分は役に立つ人間だと考えることができますか？
⑤わけもなく疲れたように感じますか？

■簡易スクリーニング尺度

さらにわれわれは、この簡易スクリーニング尺度の妥当性があるかを検証するために、GDS(Geriatric Depression Scale)を外的基準とする調査を行った。

その調査には、同一地区に在住している65歳以上の高齢者382名(男性146名、平均年齢72.87±6.03歳；女性236名、平均年齢73.61±6.33)が協力した。性別による年齢差はみられなかった(t(380)＝1.131, ns)。これらの高齢者に、前年度のデータをもとに新たに作成した高齢者用抑うつ状態・自殺念慮のスクリーニング尺度と、高齢者の抑うつ状態の妥当性指標としてGeriatric Depression Scaleの短縮日本語版(GDS-S；村岡, 生地, 井原, 1996)を実施した。その結果、簡易スクリーニング尺度が2点以上の場合の感度.705、特異度.729の値が得られ、一次スクリーニングのツールとしては十分実用に耐えるものであることが明らかになった。

2 地域におけるスクリーニングの実際

━a━ 一次スクリーニング

図2は、前述したスクリーニング質問紙をもとに作成したうつ病および自殺念慮のスクリーニングの手順を示したものである。最初に施行する一次スクリーニングは、8問で構成されている。このうち、問1から問5までは前項で説明した抑うつ症

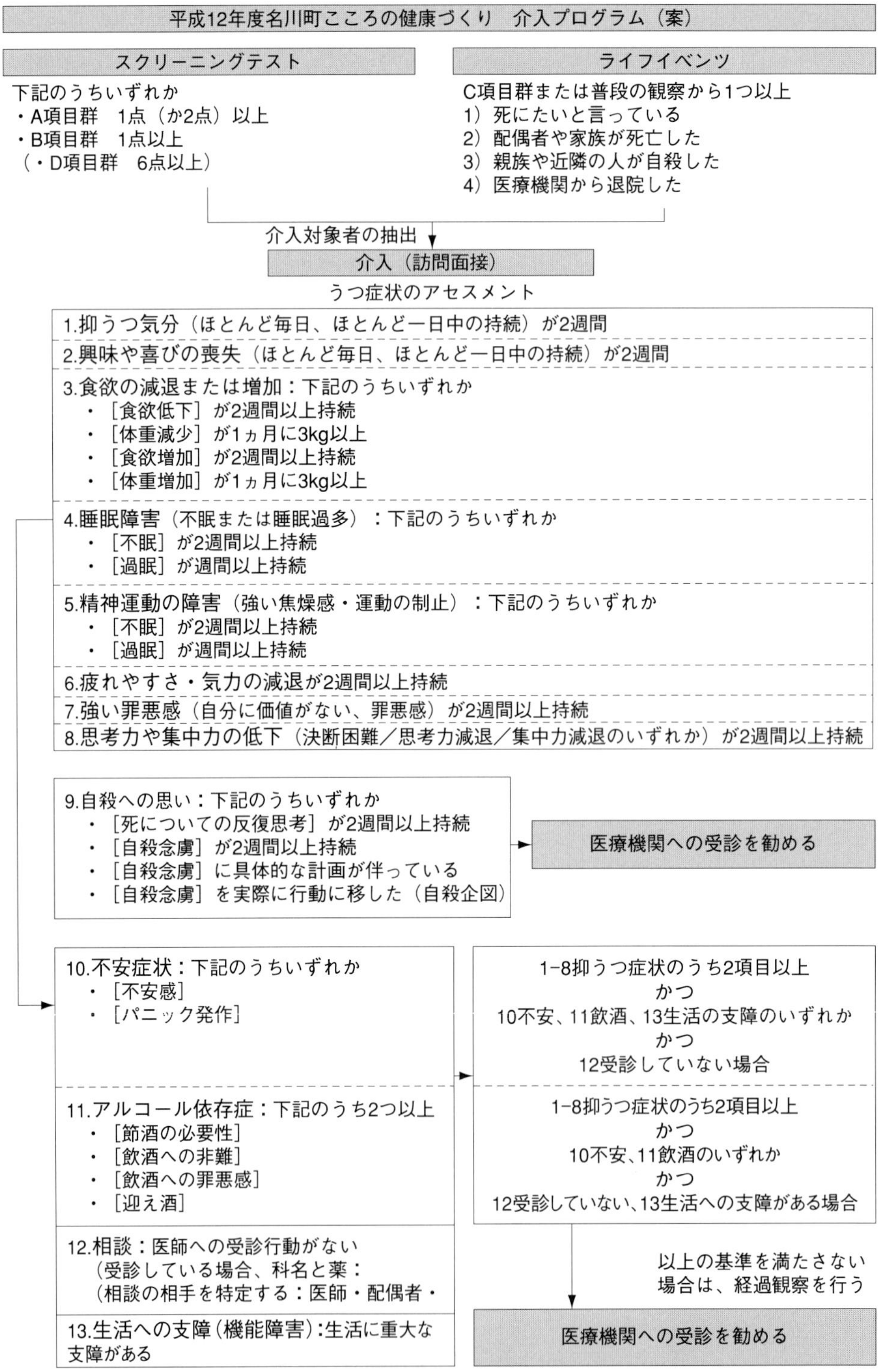

平成12年度名川町こころの健康づくり 介入プログラム（案）

スクリーニングテスト

下記のうちいずれか
- A項目群　1点（か2点）以上
- B項目群　1点以上
- （・D項目群　6点以上）

ライフイベンツ

C項目群または普段の観察から1つ以上
1) 死にたいと言っている
2) 配偶者や家族が死亡した
3) 親族や近隣の人が自殺した
4) 医療機関から退院した

↓ 介入対象者の抽出

介入（訪問面接）

うつ症状のアセスメント

1. 抑うつ気分（ほとんど毎日、ほとんど一日中の持続）が2週間
2. 興味や喜びの喪失（ほとんど毎日、ほとんど一日中の持続）が2週間
3. 食欲の減退または増加：下記のうちいずれか
   - ［食欲低下］が2週間以上持続
   - ［体重減少］が1ヵ月に3kg以上
   - ［食欲増加］が2週間以上持続
   - ［体重増加］が1ヵ月に3kg以上
4. 睡眠障害（不眠または睡眠過多）：下記のうちいずれか
   - ［不眠］が2週間以上持続
   - ［過眠］が週間以上持続
5. 精神運動の障害（強い焦燥感・運動の制止）：下記のうちいずれか
   - ［不眠］が2週間以上持続
   - ［過眠］が週間以上持続
6. 疲れやすさ・気力の減退が2週間以上持続
7. 強い罪悪感（自分に価値がない、罪悪感）が2週間以上持続
8. 思考力や集中力の低下（決断困難／思考力減退／集中力減退のいずれか）が2週間以上持続

9. 自殺への思い：下記のうちいずれか
   - ［死についての反復思考］が2週間以上持続
   - ［自殺念慮］が2週間以上持続
   - ［自殺念慮］に具体的な計画が伴っている
   - ［自殺念慮］を実際に行動に移した（自殺企図）

→ **医療機関への受診を勧める**

10. 不安症状：下記のうちいずれか
    - ［不安感］
    - ［パニック発作］

11. アルコール依存症：下記のうち2つ以上
    - ［節酒の必要性］
    - ［飲酒への非難］
    - ［飲酒への罪悪感］
    - ［迎え酒］

12. 相談：医師への受診行動がない
    （受診している場合、科名と薬：
    （相談の相手を特定する：医師・配偶者・

13. 生活への支障（機能障害）：生活に重大な支障がある

1-8抑うつ症状のうち2項目以上
かつ
10不安、11飲酒、13生活の支障のいずれか
かつ
12受診していない場合

1-8抑うつ症状のうち2項目以上
かつ
10不安、11飲酒のいずれか
かつ
12受診していない、13生活への支障がある場合

以上の基準を満たさない場合は、経過観察を行う

→ **医療機関への受診を勧める**

図2．自殺予防介入プログラム

■自殺予防介入プログラム

　状の有無を自殺念慮の有無を判断する目的の質問であり、2項目が2週間以上続いている場合には危険性があると判断する。

　通常はこの5項目だけでも十分であるが、自殺念慮のスクリーニングに力を入れ

たい場合には問6および問7を含める。この2項目に関しては、1項目だけでも認めた場合には危険性が高いと判断して、すぐに医療機関の受診を勧めるようにする。

また、自殺にはライフイベンツが影響していることが多いことから、なんらかのライフイベンツが存在しているかどうかを問8で質問するようになっている。因みに、内外の先行研究からは、①死にたいと言っているとき、②配偶者や家族が死亡したあと、③親族や近隣の人が自殺したあと、そして④医療機関から退院したあとには自殺の危険性が高まる、とされており、こうした回答が得られた場合には危険性があると考えて早めに介入するようにする。

なお、このスクリーニングは、①町の住民を対象とした定期健康診断などに組み込む、②保健師や民生委員、保健推進委員の訪問時に利用する、③地域の病院の受診時(医療スタッフによるスクリーニング、または自己チェックとして)、などさまざまな場面で活用することを想定しているが、それ以外の場面でも活用は可能である。また、このままの形で使うのではなく、地域差や社会文化的要因を考慮に入れながら、文章や構成を柔軟に改変することも必要である。

b 二次スクリーニング

一次スクリーニングで危険性があると判断された高齢者には、保健師が直接面接して抑うつ症状の有無を判断する。われわれはDSM-IVの大うつ病性障害の診断基準に沿って質問する形にして、保健師が参考にできるよう質問文と症状を解説したマニュアルを作成した。

面接を用いる二次スクリーニングでは、抑うつ症状に加えて、不安症状とアルコール乱用の可能性、および生活への支障を評価して、最終的に全体を判断して医療機関への受診を勧めることになる。ここで、不安やアルコール依存を評価するのは、うつ病に不安症状やアルコール依存が併存している場合に自殺の危険が高まることが報告されているからである。

その判断基準であるが、大うつ病性障害の診断基準を満たさない小うつ病性障害でも自殺の危険性が高まるとされていることから、閾値を低く設定して医療機関の受診を勧めるようにしている。

なお、抑うつ症状が存在していても軽度ですぐに介入する必要がないと判断された場合でも、保健師が定期的に訪問して本人や家族と話をするようにする。そのとき同時に、地域の民生委員や保険協力員にも様子を聞くようにするとよい。訪問の頻度は人によって異なるが、心配なときには月に1、2回声をかけるようにする。その場合に何を話すかであるが、その内容は特に決めずに、世間話をしながら雑談の中で困っていることがないか尋ねるようにする。

また、地域住民が精神的な問題を相談することに対して躊躇する可能性を考慮して、相談室の設置場所の選定を慎重に行うとともに、そうした相談窓口の存在を地域に伝えるようにすることが望ましい。

うつ病はとても多い病気ですが、気づかれないまま悩んでいる方が少なくありません。
しかし、うつ病は治る病気です。
次の①から⑤の5つの症状のうち2項目以上当てはまった人は、早めに医師や保健婦にご相談
下さい。

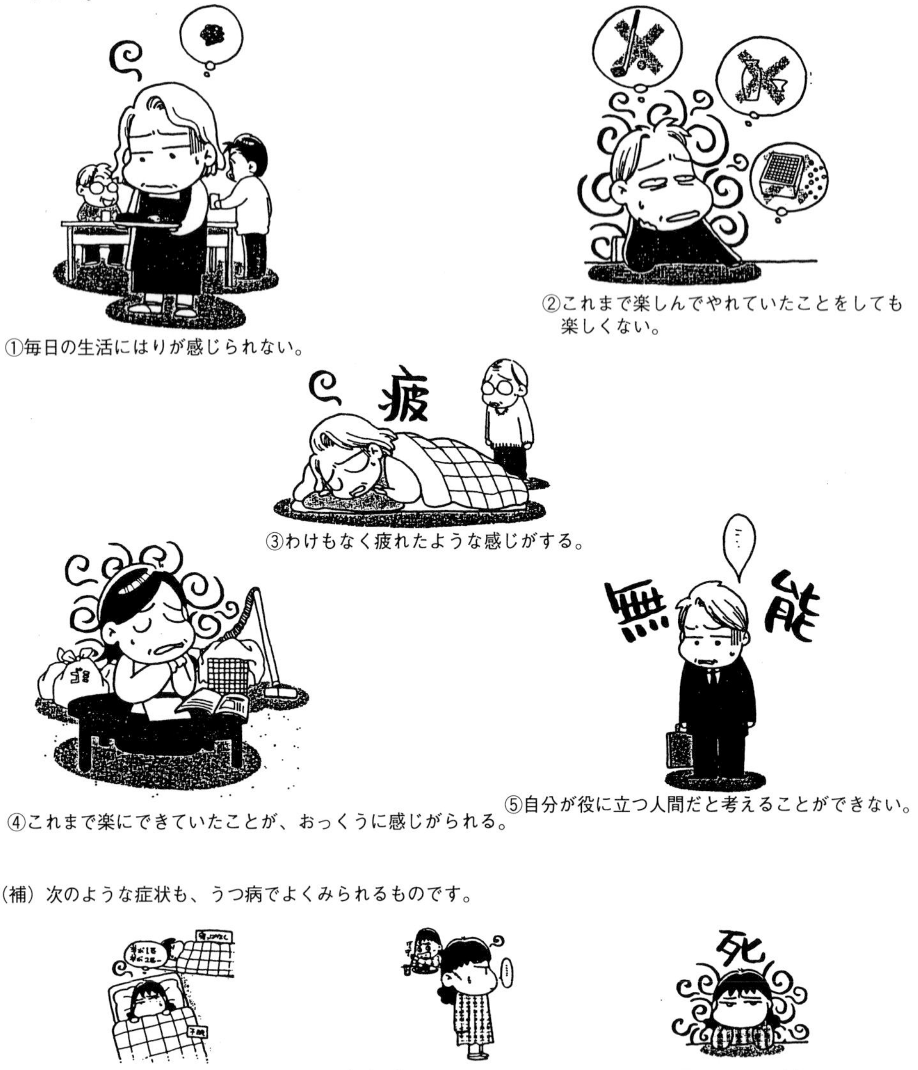

① 毎日の生活にはりが感じられない。

② これまで楽しんでやれていたことをしても楽しくない。

③ わけもなく疲れたような感じがする。

④ これまで楽にできていたことが、おっくうに感じがられる。

⑤ 自分が役に立つ人間だと考えることができない。

(補) 次のような症状も、うつ病でよくみられるものです。

睡眠障害
(眠れなくなる、または寝過ぎる)

食欲障害
(食欲がわかない、または食べ過ぎる)

死についてよく考える

図 3. うつ病・うつ状態の早期発見のために
(大野 裕：『「うつ」を直す』(PHP新書)より転載、イラスト：藤臣柊子)

3 地域住民の協力

　これまでは、うつ病とそれに伴う自殺の予防に関する行政の側の働きかけを中心に述べてきたが、それが効果を上げるためには住民の側の主体的な動きが不可欠である。高齢者の自殺予防に関しては、まずうつ状態を防ぐような環境づくりが重要である。

われわれの調査に協力している名川町では、「よりあいっこ」と呼ばれる高齢者向けの集会を開催している。これは、高齢者が集まって一緒に趣味的な活動をしたり、さまざまな専門家の講話を聞いたりするものであり、自分の世界に閉じこもって生き甲斐を喪失していくのを防止することを目的としている。また、「よりあいっこ」では、地域の子どもたちが参加して高齢者と交流する機会もつくっている。これは、子どもにその豊富な体験を伝えるという重要な役割を担ってもらうことによって、社会の中で役割を見失いがちになっている高齢者をサポートするためのものである。

しかし、このような活動をしてもうつ病などの精神疾患はある一定の割合で発症する。アメリカ精神医学会の診断分類であるDSM-IVによれば、うつ病の中核群である大うつ病性障害の1年間の時点有病率は女性で5%から9%、男性で2%から3%である。

したがって、本人はもちろん、家族など周囲にいる人たちが変調に気づくことが重要になる。そのためには、うつ病についての啓発活動を行う必要があり、その目的でわれわれはパンフレット(図3)を作成して全戸に配布した。これは、前述したうつと自殺のスクリーニングのための5項目を図柄化したものである。また、自治体の広報誌やマスメディアを活用して情報の提供も行っている。

4. 保健活動の質の向上と関連機関との連携

これまで述べてきたようなスクリーニングをはじめとする地域介入や住民に対する普及啓発活動はもちろんのこと、うつ状態にあると判断された地域住民への援助にあたってより質の高いサービスを行うためには、保健師などの関係者の能力を高める努力を続けることが不可欠である。

そのためには、保健師が相談の際の基本的な態度や面接技法を修得し、住民の精神状態を把握して必要に応じてと援助・介入を行えるような技法の修得を目的とした研修を行うことが必要になる。また、こうした活動には地域の民生委員や保健推進委員の協力も欠かすことができないことから、これらの人たちに対する啓発活動も同時に行う必要がある。

さらに、地域における初期介入を効率的に行うためには保健師を中心として、一般臨床医や精神科医、その他の医療関係者との緊密な連携を確立することも重要である。特に、自殺者の3分の2が死の1カ月以内に医師を受診しているが、抑うつ患者が自分から自殺念慮について医師に話すことはなく、医師が注意することが重要であると指摘されている。このように、自殺患者の多くが自殺前に医師のもとを受診してることを考慮すると、早期に介入して治療を行うことが重要であることがわかる。

しかし、自ら自殺念慮があることを訴える患者が少ないことを考えると、地域お

よびプライマリ・ケアを実践する医療機関での積極的な介入が必要になるのである。しかも、うつ病患者はさまざまな身体不定愁訴を訴えるためにその背後に隠れているうつ病に気づきにくいことが少なくないので注意を要する。身体的な不定愁訴のために受診していた患者や、気分や意欲の低下を訴えていた患者が受診しなくなった場合も要注意であり、そうした場合には本人や家族に連絡を取ることが望ましい。

なお、うつ病のために自分を傷つける可能性が高くなった場合や自殺企図がみられた場合には消防や警察とも連携しながら、本人や家族に対して適切な援助を行う可能性について慎重に検討する必要がある。

●●●おわりに

本稿では、高齢者の自殺予防実践について、過去の実践事例をもとに筆者らが行っている活動について、スクリーニングと自治体および地域住民の連携を中心に論じた。

■プライバシー

こうした活動を行う場合には迅速な対応が不可欠ではあるが、同時に個人のプライバシーや地域住民の反応にも十分に注意を払う必要がある。つまり、うつ病や自殺など精神医学的な問題は極めて個人的な情報であり、その情報の取り扱い、同意、プライバシーの保護などについては地域で十分に検討し、個人に不必要な負担がかからないように配慮しなくてはならない。

なお、自殺予防活動を行っても完全に自殺を防ぐことはできない。近親者の自殺に直面した家族の精神的苦痛は非常に強く、後々まで精神的な影響が残る可能性がある。したがって、こうした人たちに対する精神的なケアを行うことも、予防活動と同様に重要である。

(大野　裕)

■文献■

1) 大山博史, 熊谷　輝, 小井田潤一, ほか：高齢者自殺のリスクマネージメン；うつ状態の第二次精神保健予防活動および閉じこもり老人に対する高齢者福祉活動によるアプローチ. 厚生科学研究費補助金(障害保健福祉総合研究事業)総括研究報告書,「うつ病のスクリーニングとその転帰としての自殺の予防システム構築に関する研究」主任研究者：大野裕, 2000.

2) 大野　裕：うつ病のスクリーニングとその転帰としての自殺の予防システム構築に関する研究. 厚生科学研究費補助金(障害保健福祉総合研究事業)総括研究報告書,「うつ病のスクリーニングとその転帰としての自殺の予防システム構築に関する研究」主任研究者：大野裕, 2000.

自殺予測とその判定基準

1. 自殺と法医学

■異状死体
■検視

　法医学では、「確実に診断された内因性疾患で死亡したことが明らかである死体以外のすべての死体を異状死体」と定義している。異状死体と判断されると警察は検視を行わなければならない。検視の際には医学知識が必要となるので医師が立ち会い、検死して死体検案書を作成する。検視では、遺族や隣人などからの聞き取りによる環境捜査が行われ、これらを考慮して死因・死亡時刻・死因の種類などが判断され、死因の種類としては、内因死（病死・自然死）、外因死（事故・自殺・他殺）、あるいは不詳などと認定される。自殺者も、異状死体の範疇に含まれる。したがって、法医が自殺者を検死する機会は少なくない。そして、死因を推定できない場合、自殺か否かを判断できない場合、あるいは、状況捜査から自殺と認定できても死因や身元が確定できない場合があり、法医は自殺者、あるいは自殺が疑われる死亡者を解剖することがある。このように、法医は臨床医よりはるかに自殺者をみる機会が多い。検死あるいは解剖の実態については、「監察医の目から見た自殺の実態」（240頁）で詳述されるので、ここでは法医と自殺者との接点を概述した。

■法医と自殺者

2. 自殺の動向

　平成元年（1989年）から平成13年（2002年）までの全国の異状死体取り扱い件数を警察庁の統計でみると、右肩上がりの増加を示している（図1）。自殺者は平成6年頃まで2万3,000人を超えることはなかったが、平成7年以降から徐々に増加し始め、平成10年には一気に約8,000人増加して3万3,000人を超えた。その後徐々に減少傾向がみられるが、平成13年でも3万人を超えている。但し、異状死体数が増加しているため、異状死体に占める自殺者の割合は平成10年をピークに減少している。この傾向は福島県内の異状死体数・自殺者数でもまったく同じである。異状死体の増加は自殺者の増加にもよるが、独居高齢者が増加し、しかも在宅医療政策が推し進められているので、医師に看取られぬまま臨終を迎える人の増加にも起因する。臨終時に医師がいない場合には異状死体として扱わざるを得ないからである。いずれにせよ、異状死体の増加は、解剖の増加につながるので、解剖を担当する全国の法医学教室には大きな負担となっている。

■自殺者の増加

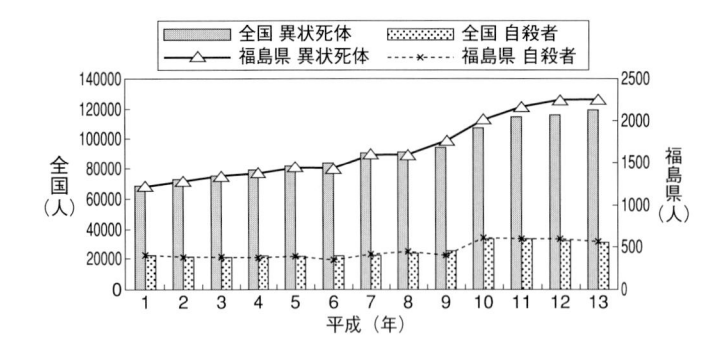

	全国		福島県	
平成	異状死体	自殺者	異状死体	自殺者
1	68,774	22,571	1,219	410
2	72,809	21,461	1,273	383
3	75,224	21,302	1,336	389
4	78,803	22,372	1,379	383
5	81,580	22,171	1,454	394
6	83,749	22,472	1,429	355
7	90,747	23,198	1,607	419
8	91,452	24,051	1,595	452
9	94,232	26,006	1,764	413
10	107,173	33,925	2,020	616
11	114,267	33,664	2,169	606
12	116,164	32,674	2,246	603
13	119,396	31,768	2,260	570

図1. 異状死体と自殺者の動向

なお、平成10年を境に自殺者が急増した原因の分析は、本稿の趣旨から外れるので割愛した。

3. 福島県の自殺の実態

■自殺者の実態調査

著者らは、自殺者数が急増する平成10年以前の平成元年から7年間の福島県における自殺者の実態調査を行った。この調査は、文部省の平成7年度〜8年度科学研究費補助金研究「日本人の自殺の実態把握と予防医学へのアプローチ(研究代表者・秋田大学医学部法医学講座吉岡尚文教授)」として行われたものである。調査は、平成元〜7年の厚生省資料をもとに、自殺率の高い県(秋田、岩手、新潟、宮崎)、やや高い県(青森、山形、和歌山、鹿児島)、平均的な県(福島、富山)、および、やや低い県(石川、滋賀、三重、岡山)が抽出され、各県の自殺の実態調査を各県に所在する大学の法医学教室が分担して行われた。著者らは福島県の調査を担当した。調査は、福島県警察本部に保管されている平成元年1月から平成7年12月までの7年

■検視報告書
間にわたる自殺者の膨大な検視報告書を、各県共通する分類項目を設定し、一例ごと詳細にチェックする方法で行われた。

福島県の7年間の自殺者は2,733例であり、集計結果の詳細は原著[1]に譲るが、研究成果報告書[2]には各県の集計から抽出された以下の共通点が挙げられている。

■高齢者
1. 男女とも、高齢者群での自殺が多い。

■働き盛り
2. 男性では40歳代、50歳代のいわゆる働き盛りでの自殺が多い。

■自殺背景は病苦
3. 高齢者の自殺背景は病苦とされているものが大部分である。

■精神科的疾患
4. 高齢者以前の年代では精神科的疾患を背景に有する人の自殺が多い。

5. 自殺の手段は縊頸が圧倒的に多く、次いで、入水、服毒、排ガス、飛び降りなどであるが、年齢・性別により異なる。

6. 自殺者のうち、独居者は10%程度であり、大部分は同居である。

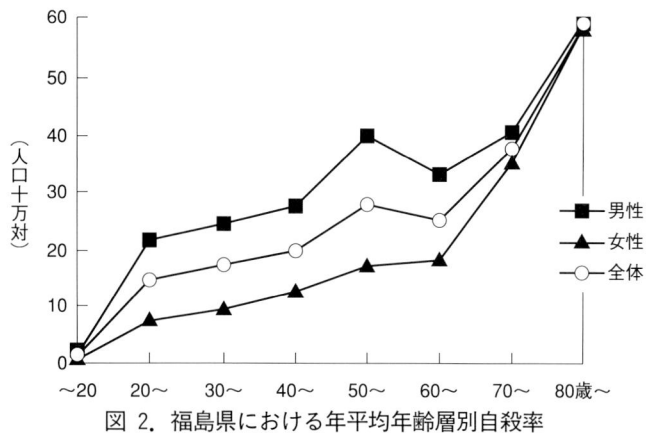

図 2．福島県における年平均年齢層別自殺率
(國井　敏，栗崎恵美子，阿部すみ子，ほか：福島県における自殺の統計的検討(1989-1995年)，福島医誌 47，1997 より転載)

7．独居者の自殺は独居5年目以降に急増している。
8．過去の自殺企図は女性が高く、年齢層によっては自殺した5人に1人の県もある。
9．大部分の県では春から初夏にかけて自殺が多く、冬季は少ない。

■自殺率

　因みに、福島県における7年間の性別・年齢層別・平均自殺率を図2に示した。上記1．2．の項の内容が浮き彫りになり、しかも、男性の自殺率は50歳代のピークが特徴である。男性の自殺率が50歳代でピークを示すのは福島県だけの特徴ではない。人口動態統計などの資料に基づいて同時代(1995年)の全国の自殺率を分析した結果でも、男性の自殺率は50歳代にピークがあると報告されている[3]。そして、この分析でも、女性の自殺率は高齢になるほど上昇している。福島県の自殺率が"全国平均"であることを併せ考えると、福島県の自殺者の背景を調査することは全国の自殺の動向・背景を知り、自殺の防止対策を考えるうえでの手がかりになるはずである。

■自殺者の背景
■自殺の防止対策

■■4．自殺の背景

　そこで、平成元年から7年間の福島県の自殺者について、自殺の原因と考えられた背景も検視記録から調査した。自殺の背景の特定は不可能ともいえるが、環境捜査が行われているので検視担当警察官の判断を重視し、検視記録を参考にしながら、背景を大きく7項目に分類し、重複も含めて集計した。その結果を表1に示す[1]。この分類で自殺の背景をすべて網羅しているとは毛頭考えていないが、全体の傾向を把握するうえでは決して無駄ではない。病苦との分類には精神科的疾患以外の疾病・疾患のすべてが含まれており、経済的問題には失業、事業の失敗などが含まれ、対人関係には家庭内の不和、異性問題も含まれる。7年間の累計は3,055件で、病苦が1,139件(37.3%)と最も多く、次いで、精神科的疾患729件(23.9%)、対人(家

表 1. 自殺の背景

	病苦	厭世	仕事上の悩み	経済的問題	対人(家族)関係	精神科的疾患	その他・不明	計
10〜19歳	3	4	2	1	13	12	18	53
20〜29歳	34	16	21	23	68	90	24	276
30〜39歳	48	23	29	51	59	142	17	369
40〜49歳	105	19	35	69	76	173	21	498
50〜59歳	205	34	20	95	69	138	28	589
60〜69歳	266	21	7	43	75	88	17	517
70〜79歳	288	25	1	12	54	57	8	445
80〜89歳	176	33	0	3	40	27	2	281
90歳以上	14	6	0	0	4	2	1	27
男性計	623 33.0%	123 6.5%	105 5.6%	261 13.8%	282 15.0%	388 20.6%	104 5.5%	1,886
女性計	516 44.1%	58 5.0%	10 0.9%	36 3.1%	176 15.1%	341 29.2%	32 2.7%	1,169
総計	1,139 37.3%	181 5.9%	115 3.8%	297 9.7%	458 15.0%	729 23.9%	136 4.5%	3,055

(重複あり．文献1)から再掲)

族)関係458件(15.2%)と続く。但し、年代別にみると、40歳までは精神科的疾患が最も多い。すなわち、高齢となるにつれて、病苦が多くなる。一方、自殺時の疾病既往で分類すると、悪性腫瘍は4.5%であり、悪性腫瘍を悲観した自殺は極めて少ない。検視記録を詳細にみると、病苦と分類される疾病の多くは自殺を迫られるほど悲観的な疾病ではなく、加齢とともに多くの人が抱える慢性疾患と判断せざるを得ない。したがって、病苦と分類されているものの、自殺の背景には第三者が知り得ない精神的、あるいは心理的な面が深く関与していることが窺われた。

■悪性腫瘍
■慢性疾患
■自殺者の入院・通院

なお、2,733例の自殺者の入院・通院状況をみると、通院加療中は1,245例(46.1%)、入院中が228例(8.4%)、退院直後または自宅療養中が384例(14.2%)で、医療との接点があった自殺者は全体の66.7%にも達している。この点は特に注目すべきである。

5. 自殺防止へ向けて

1 自殺者の生前の行動特性

前述の如く、著者らは自殺防止対策を模索するため、福島県の平成元年(1989年)から平成7年(1995年)までの7年間の自殺の実態調査を行った。福島県の自殺者数などは毎年福島県警察から地方新聞を通じて公表されている。1997年当初に福島県警察が1996年の福島県の自殺者数を集計した結果をみると、自殺者数は前年(1995年)よりも増加していた。自殺防止を目的とする数多くの研究が報告されており、著者らの調査もその1つであったが、膨大なエネルギーを費やしたにもかかわらず、自殺防止にまったく役立たないことを痛感した。

そこで、このような調査とは異なる観点から自殺防止のための調査を発想した。この発想には、自殺者の背景を検視記録により1例ごと詳細にチェックした経験が強く影響している。検視記録は臨場警察官が遺族や隣人などからの聞き取りをもとに作成されることは既に述べた。警察官の尋問は、死者が犯罪に巻き込まれたものでないかを主眼にして極めて慎重に行われ、記載内容はかなりの量となる。しかも、その内容は医学的所見が書かれた診療録とは異なる。しかし、その内容を丁寧に読むと、多くの自殺者が自殺直前にはうつ状態にあり、かつ、家族もそれがうつ状態と診断できないまでも、自殺者の言動の変化に気づいていた、という印象が強かった。したがって、家族間で、自殺企図前に自殺者のうつ状態およびうつ状態になった原因に気づき、うつ状態は自殺へ発展する可能性があることが一般に知れ渡っていれば、家族間の協力、例えばうつ状態にある家族を無理にでも医療機関へ連れていき、専門医が適切に治療すれば自殺を未然に防止できるのではないか。

■うつ状態
■言動の変化

換言すれば、一般家庭内で容易に気づくことができる自殺者の生前の行動特性を明らかにし、家族間で利用できる自殺予防診断基準を作成できれば、これが自殺防止に役立つのではないか、という発想である。

■自殺予防診断基準

2 福島県警察との連携

自殺者の遺族に対して自殺者の生前の言動を調査した報告は、その当時は皆目見当たらなかった。このような調査は、日常異状死体の検視業務に携わる警察の全面的な協力なしには行えない。その当時、福島県警察も自殺者の増加とその対応に苦慮していたので、この調査には全面的な協力を得ることができた。そこで調査を始めるに先立ち、警察本部から福島県下全署の検視担当官へ、後述のアンケート票と調査の意味・注意事項、特にアンケート調査は環境捜査の一環として行ってもらいたいこと、そのために調査票に従って遺族へ質問し、その回答を検視担当官が直接記入するよう指示してもらった。検視時の環境捜査は殺人事件をも念頭においた事情聴取なので、遺族などからの回答は極めて信憑性が高いはずである。

3 アンケート調査

a 質問票

■質問票

心療内科医と共同して、33項目からなる質問票を作成した（表2）。質問内容は、うつ病、統合失調症（精神分裂病）、人格障害、あるいは薬物乱用者にみられる諸症状を中心に、専門家でなくても容易に理解できる表現を用い、質問項目の順序はランダムに配置した。検視時に混乱しないように質問のほとんどは二者択一式とし、回答を簡単に記入できるよう配慮した。回答記入後の質問票は検視記録とともに福島県警察本部に回送され、質問票の記載内容と検視記録の内容に矛盾がないかを確認後に集計した。

表 2. 自殺者の遺族への質問票

#	質問事項	
1.	故人はここ3カ月、食欲があまりなかったようですか。	はい・いいえ
2.	故人はここ3カ月、やせてきたようですか。	はい・いいえ
3.	故人はここ3カ月、眠れない日が多かったようですか。	はい・いいえ
4.	故人はここ3カ月、眠りすぎるような日が多かったようですか。	はい・いいえ
5.	故人には最近1年間で、夜ふかしをして朝方眠るような昼夜逆転の生活をしていた時期がありましたか。	はい・いいえ
6.	故人はここ3カ月、朝起きるのが辛そうでしたか。	はい・いいえ
7.	故人は部屋や家にひきこもりがちで、外出するのがおっくうそうでしたか。	はい・いいえ
8.	故人は最近友人や知人とのつきあいは少なく、一人でいることが多かったですか。	はい・いいえ
9.	故人の仕事あるいは学業は思うように進んでいるようでしたか。	はい・いいえ
10.	故人の家族あるいは親しい人へ攻撃的な態度に出たり、暴言を吐くことがありましたか。	はい・いいえ
11.	故人は被害妄想的な話しぶりをしたり、妙な声が聞こえる、見えないはずのものが見えると話していたのを聞いたことがありますか。	はい・いいえ
12.	故人の話しぶりは、ときにおおげさだったり、激しすぎたり、芝居がかったことがありましたか。	はい・いいえ
13.	故人はここ6カ月、つじつまの合わないような話をすることがありましたか。	はい・いいえ
14.	故人はここ1年間、お酒を飲み過ぎる傾向がありましたか。 「はい」の場合、1度にどのくらい飲んでいましたか。 　日本酒；　　合、焼酎；　　合、ウイスキー；グラス　　杯 　ビール；大瓶　　本、その他　正確に覚えていないがかなり多量であった。	はい・いいえ
15.	故人はここ1年間、お酒のせいで人間関係(家族、職場、友人など)に深刻な問題が起こったことがありますか。	はい・いいえ
16.	故人はここ6カ月、物忘れがひどくなったような傾向が見られましたか。	はい・いいえ
17.	故人はすぐに興奮したり、かと思えば落ち込みやすかったりというように気分の変わりやすい傾向がありましたか。	はい・いいえ
18.	ここ6カ月の故人の行動で、何か以前と変わったなと感じたことがありましたか。 「はい」の場合、どのように変わったかを記入してください。 (　　　　　　　　　　　　　　　　　　　　　　　　　)	はい・いいえ
19.	故人はここ3カ月、むやみに自分を責めたり、自信がなさそうな話しぶりや態度をしていませんでしたか。	はい・いいえ
20.	故人はここ3カ月、仕事や作業にひどく時間がかかる傾向が見られましたか.	はい・いいえ
21.	故人はここ3カ月「生きていても仕方がない」というような暗い内容の話をしていたことがありましたか。	はい・いいえ
22.	故人は健康に悪い薬、例えばシンナー・覚醒剤・麻薬などを使っていたようですか.	はい・いいえ
23.	故人はここ1年間、不健全あるいは無謀な行動をしたことがありますか。 「はい」の場合、下記の該当事項に○をして下さい。 　・浪費　・食べ過ぎ　・危険な運転　・ギャンブルへの熱中　・過度の性行為　・その他 (　　　　　　　　　　　　　　　　　　　　　　　　　)	はい・いいえ
24.	故人には最近ストレスになるようなことがありましたか。 「はい」の場合、下記の該当事項に○をして下さい。 　・失業　・親しい人の死　・倒産　・離婚　・人間関係の不和　・事故　・病気 　・その他 (　　　　　　　　　　　　　　　　　　　　)	はい・いいえ
25.	故人は何か病気を苦にしていたようでしたか。	はい・いいえ
26.	故人は精神科・神経科・心療内科のいずれかに受診したことがありますか。	はい・いいえ
27.	故人は過去に自殺をしようとしたことがありますか。	はい・いいえ
28.	故人の家族の中に自殺した人がいますか。	はい・いいえ
29.	故人はここ1年のうちに生命保険に加入していましたか。	はい・いいえ
30.	故人はここ1年間に、妙によそよそしかったり、奇妙で不自然な仕草をしていましたか。 「はい」の場合、その内容を以下に記入して下さい。 (　　　　　　　　　　　　　　　　　　　　　　　　　)	はい・いいえ
31.	故人はここ6カ月、身なりや部屋の整頓を気にしなくなりましたか。	はい・いいえ
32.	故人はここ6カ月、以前楽しんでいたことに興味を示さなくなってきましたか。 「はい」の場合、下記の該当事項に○をして下さい。 　・テレビ　・趣味　・遊び　・交友　・買い物　・おしゃれ　・読書 　・その他　(　　　　　　　　　　　　　　　　　　　)	はい・いいえ
33.	遺書、もしくは遺書と思われるものがありましたか。	はい・いいえ

b 調査対象者

調査開始日は1997年7月17日とした。福島県内の各警察署へ届け出があった異状死体の検視時に、環境捜査などを総合して自殺と認定された異状死体を対象者(自殺群)とし、立ち会い遺族などを回答者とした。調査は1年間で、前向き調査とした。

■立ち会い遺族

対照は、当大学教室員・大学職員・学生などに協力を依頼し、一般家庭での家族間におけるアンケート被調査者(対照群)である。アンケート調査を依頼する際、目的を十分に説明したうえで承諾を得、質問票を本人に渡し、家族の一員を念頭において質問票に直接記入してもらった。また、質問票を手渡した本人も被調査者(対照群)となるよう、質問票を自宅へ持ちかえってもらい、家族の一員に記入してもらった。なお、対照群への質問票では、「故人」を「対象者」と置き換え、また、質問項目「27・28・29・33」は削除して使用した。

4 調査結果

調査期間の自殺者は537人で、420人の自殺者の遺族などからアンケートを回収でき、回収率は78.2%であった。自殺者を性別で分けると男性292人、女性128人で、420人の平均年齢は54.2±18.1歳(最高齢95歳、最年少12歳)である。

一方、対照群は234人で、性別は、男性83人、女性119人、平均年齢は52.0±21.0歳(最高齢92歳、最年少8歳)である。

自殺群と対照群における各質問への肯定率とカイ2乗値を、カイ2乗値の順に図3に示した。なお、対照群への調査票から省いた4項目の質問、ならびに両群での肯定率の有意差検定において危険率が0.01以上であった質問は図から省いた。

■ストレス

自殺群での肯定率が最も高かった質問は「ストレスの有無について」であるが、対照群での肯定率も高かった。ストレスについての分析結果は既に報告してあるので、詳細は原著[4]をご覧頂きたいが、自殺群と対照群でストレスの内容を分類して統計的に分析しても有意差を認めていない。したがって、日常生活のストレスが原因となってうつ状態が生じ、時に自殺企図につながることが示唆されている。

また、今回の自殺者の遺族へのアンケート調査でも、自殺者の約1/3が精神科への入通院歴があり、精神科以外の医療機関へも約1/3が入通院していた。この結果は先の7年間の集計とまったく同じであった。自殺者の大半が医療機関を受診しているにもかかわらず、自殺を防止できていないことを医師は真剣に受け止めるべきである。

■高齢自殺者

なお、高齢自殺者ついては、生前の行動様式・精神状態を詳しく分析するとともに、平成10年に行政機関に対して自殺当時の公的福祉サービス受給状況を調査した[5]。その結果をみると、高齢自殺者の約98%は身体異常を訴え、90%以上が入院を含めて受療中であった。75%に食欲不振・体重減少・睡眠障害の身体症状、76%に孤独・孤立、84%に自信喪失・自責感・罪悪感、89%に心理的・身体的ストレス、

■自殺企図の反復

20%に自殺企図の反復があった。女性自殺者の76%で既に配偶者を欠いていたが、

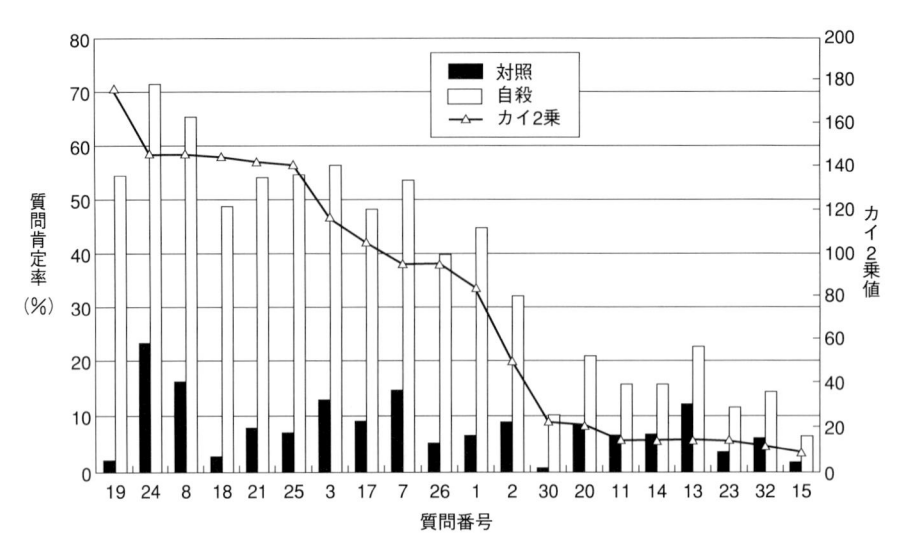

図 3．自殺者の言動の変化への遺族の認識率

独居高齢者の自殺率は低い。高齢自殺者で福祉サービスを受給しており、重複受給を含めた割合(17.6%)は、高齢者の受給率(22.6%)に比較して有意差はないもののやや低い値であった。すなわち、高齢自殺者の多くは自殺当時要援護対象者ではなかったものの、慢性疾患などによる身体異常を訴えるとともに精神的孤立感が強く、医療機関も含めた地域社会全体での精神的ケアが必要と考えられた。

■精神的孤立感

5 自殺予防診断基準

著者らが以前に行った調査で、自殺者の遺族は自殺者の死亡前のうつ状態や、うつ状態になった原因に気づいていたとの印象が強く残ったことは既に述べた。**図3**からも明らかなように、うつ状態、あるいは抑うつ反応と考えられる言動・症状を、わかりやすい表現で質問したところ、遺族はそれらに十分気づいていることを確認できた。そこで、これらの質問のうちカイ2乗値が高い質問「1・2・3・7・8・17・18・19・21・24・25・26」を抽出した。加えて、質問1と2、および質問19と21は関連性が高いので、論理和(OR)で整理し直して、両群間で有意差を調べたところ、質問1と2、および質問19と21を併せたそれぞれのカイ2乗値はさらに大きくなった（$\chi^2=100$、$\chi^2=216$）。そこで、これら10の質問を組み合わせて、自殺群と対照群での質問肯定数に対する該当例の度数分布を**図4**に示した。対照群では、質問肯定数が増加すると、該当例は指数関数的に減少するが、自殺群では質問肯定数が多くなると、逆に該当例は増え、さらに質問肯定数が増えると該当例が減少する。したがって、これらの質問の組み合わせは自殺予防診断基準に利用できる。そこで、参考までにわれわれの診断基準を**表3**に示した。この診断基準は平易な言葉で表現してあり、一般家庭内で利用できるはずである。

■自殺予防診断基準

そして、自殺を減少するためには、一般家庭医の役割が重要との指摘が数多くあ

■一般家庭医の役割

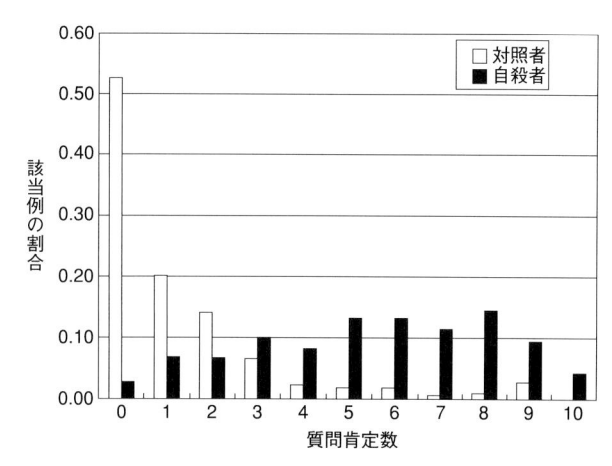

図 4. 質問肯定数と該当例の割合

表 3. 自殺防止のための診断基準
家族の一員で以下の項目に当てはまる方はいませんか

| 1. 最近友人や知人との付き合いは少なく、1人でいることが多い |
| 2. 最近ストレスになるようなことがあった |
| 3. ここ3カ月、むやみに自分を責めたり、自信がなさそうな話しぶりや態度をしたり、あるいは暗い内容の話をしたりする |
| 4. 何か病気を苦にしているようだ |
| 5. ここ6カ月の行動で、何か以前と変わったなと感じることがある |
| 6. 部屋や家にひきこもりがちで、外出するのがおっくうそうだ |
| 7. ここ3カ月、眠れない日が多いようだ |
| 8. すぐに興奮したり、落ち込んだり、気分の変わりやすい傾向があるようだ |
| 9. ここ3カ月、あまり食欲がないか、あるいはやせてきたようだ |
| 10. 精神科、神経科、あるいは心療内科を受診している |

3～5項目該当：イエローカードです。早めに医療機関を受診して下さい
6項目以上該当：レッドカードです。すぐに医療機関を受診して下さい

る。その中でも一般家庭医に対してうつ病についての定期的な卒後教育プログラムが実施されると、その地域での自殺者は減少すると報告されている[6)7)]。自殺の防止には患者と接するすべての医療関係者が専門領域に拘泥せず、うつ状態を正しく理解するための卒後教育が必要であろう。

■卒後教育

●●●おわりに

　自殺者の生前の言動の変化を遺族は気づいており、医療機関へ受診させたり、あるいは、自殺者自らも受診していた。残念なことは、そのような変化や徴候が現れると自殺する可能性があるということをすべての国民が十分理解していない点である。うつ状態となる原因の多くは日常生活の「ストレス」であり、「ストレス」から「うつ状態」、ひいては「自殺」への流れに誰もが巻き込まれることを周知する必要がある。そして、家族が早期にうつ状態に気づき、医療機関へ"強制連行"する必要がある。うつ状態は誰もが"罹患"する可能性があり、精神科あるいは心療内科な

家族・医療関係者間の相互協力

どへの受診で世間を憚ることのない社会にすべきである。このような家族・医療関係者間の相互協力およびうつ状態についての正しい認識が社会全体へ浸透すること以外、自殺を防止できる方法はないと考えている。

（平岩幸一、阿部すみ子）

■ 文　献 ■

1) 國井　敏，栗崎恵美子，阿部すみ子，ほか：福島県における自殺の統計的検討(1989-1995年)．福島医誌 47：233-241，1997．
2) 吉岡尚文，ほか：日本人の自殺の実態把握と予防医学へのアプローチ．平成7年度-8年度科学研究費補助金(基盤研究(A)-(2))研究成果報告書，p 3，1997．
3) 石原明子：近年の自殺に関する統計的考察；経済環境，配偶関係に注目して．平成12年度健康作り委託事業：経済環境および家族環境と中高年の自殺問題に関する研究報告書，p 7-27，2001．
4) 平岩幸一，阿部すみ子，藤岡耕太郎：自殺者の遺族からみた自殺者のストレスについて．ストレス科学 14：285-292，2000．
5) 阿部すみ子，加藤清司，國井　敏，ほか：福島県における高齢自殺者の実態と福祉サービス．福島医誌 48：223-228，1998．
6) Rhimer Z, Rutz W, Pihlgren H：Depression and suicide on Gotland. An intensive study of all suicides before and after a depression-training programme for general practitioners. J Affect Disord 35：147-152, 1995.
7) Rutz W, von Knorring L, Walinder J：Long-term effects of an educational program for general practitioners given by the Swedish Committee for the Prevention and Treatment of Depression. Acta Psychiatr Scand 85：83-88, 1992.

自殺企図者を取り巻く環境
―職場におけるメンタルヘルス―

●●●● はじめに

■事業場における労働者の心の健康作りのための指針

　労働者がストレスや過労を原因として自殺することが社会的な問題となってから、かなりの月日が経ったように思われる。平成12年には厚生労働省(旧労働省)から「事業場における労働者の心の健康作りのための指針」[1]が発表され、職場におけるメンタルヘルス対策も社会全体の問題としてとらえられるようになった。しかし、職場におけるストレスが増強する一方で、メンタルヘルスに対する一般の人々の認識や理解は、まだそれほど高くはないのが現実ではないだろうか。例えば、過労自殺は精神的に弱い人が陥るものだという認識をもっている人も多いかと思われる。

　近年、自殺した労働者の遺族によって労災保険における遺族補償給付の不支給処分に対する取消請求や、使用者の安全配慮義務違反による損害賠償請求訴訟が数多く行われてきた。これらの裁判例をみると、真面目で仕事熱心な普通の労働者が自殺に追い込まれているという現実を知ることができる。希望に燃えている新入社員や、仕事熱心で家庭では温厚だった父親がなぜ自殺しなければならなかったのか、どのような状況が彼らを追いつめたのかを知ることは、同様の状況にさらされている労働者の自殺の危険を回避するために必要であるといえる。本稿では裁判例をもとに、自殺した労働者の過酷な就労状況や職場環境を抽出し、メンタルヘルス対策に関する問題の現状について検討したいと思う。

1. 裁判例の整理

　まず、労働者がどのような状況下で自殺に追い込まれたのかを知るために、過労自殺を原因として補償が争われた10例の裁判例を整理してみたいと思う(表1)。

1 年齢と性別

　今回取りあげた裁判例を整理すると、25歳以下の自殺者が4例あった。これは就職して間もない時期に、職務上過剰なストレスが発生していることが原因と考えられる。それ以外の年代は係長、課長へと昇進する年代である30歳代前半、および40歳代となっている。性別では10例中9例が男性の自殺者であった。

　A事例[2]は短大を卒業後、保母資格を取得し、無認可保育園に就職した女性の事例である。就職してわずか3カ月で退職し、その1カ月後に自殺している。彼女が就職した無認可保育園は、18名の園児(2歳児7名、3歳児11名)を2人の保母で面倒

表 1. 過労自殺に対する補償が争われた裁判例

事例	年齢性別	勤続年数	性格	労働時間	ストレスの原因	身体症状と受診の有無	健康管理体制
A	21歳女性	3カ月	不明	1日10～11時間 休日出勤あり 自宅での仕事あり	主任保母を引き受けさせられた	体重減少、放心状態 受診あり（受診科は不明）	不明
B	24歳男性	1年4カ月	明朗快活 素直 優しい 責任感あり 几帳面	午前2時以降の退社が1カ月に10回 休日出勤あり	恒常的な長時間労働	睡眠障害、痩せ、口腔内の違和感 受診あり（耳鼻科）	健康診断 ミニドック 健康管理センターの設置 深夜帰宅時のタクシー券の配布 深夜帰宅時のホテルの準備 上司は早く帰宅するように話す
C	24歳男性	2年5カ月	明朗快活、優しい 真面目 責任感あり	1日あたりの平均在社時間が11時間43分	室温が40度を超える作業環境 慢性疲労 人員配置の変更	悪心、食欲不振、全身倦怠感（脱水症）、不眠 受診あり（受診科不明）	定期健康診断 上司に対して「仕事を辞めたい」と数回相談し、休暇をとることや営業の手伝いをするよう助言を受ける。
D	25歳男性	9カ月	明朗 積極的 率直	1日約10時間 休日出勤なし	海外勤務によるビジネス習慣の違い	不明	インドの宿舎に診療所あり 同僚が受診をすすめる
E	不明男性	6年9カ月	明朗で温和 誠実で忍耐強い	自宅にて午後9時ころから11時ないし翌日午前1時まで仕事を行う	転勤後、仕事の質的・量的負担の増加	不眠、食欲減退、体重減少、微熱、頭痛 受診不明	不明
F	30歳男性	11年9カ月	明朗 責任感強い 真面目 社交的	平均5.4時間の深夜残業	班長昇進	不眠、胃、腰、頭の痛み、足の冷え 受診あり（小児科）	不明
G	35歳男性	10年4カ月	几帳面 積極的あり 真面目 明るい 完全主義 凝り性	1カ月68時間（死亡する前月）の時間外労働	職場委員長へ就任予定 2週間の海外出張命令	肩こり、不眠、早朝覚醒 受診不明	定期健康診断 上司は顔色がすぐれないため声をかけ夏休みはしっかり休むように、仕事上の問題はみんなで一緒にやりましょうなどの助言を行う。
H	43歳男性	23年	几帳面 責任感が強い 完全指向 子煩悩	1日5時間の残業 休日出勤あり（1日あたり11時間）	掛長昇進	眼精疲労、微熱、上腹部痛、左胸の痛み 受診あり（眼科、内科）	専属産業医 健康診断と健康指導 健康管理センターの設置 上司が仕事を引き受けると話すが本人が拒否
I	45歳男性	5年11カ月（これ以前には別の職場にいた）	弱音を吐かない	1日平均3時間30分を超える時間外労働 休日出勤あり	天候不良による工事の遅延	全身倦怠感、体重減少、不眠 受診あり（内科）	不明
J	不明男性	26年5カ月	生真面目 完全主義	不明	課長昇進に伴う職責の変化 父の痴呆と死亡 人間関係 同僚の転勤	短期間の体重増加、頭痛、不眠、易疲労 受診あり（受診科は不明）	定期健康診断 本人が自殺未遂した旨を妻から上司に報告するが適切な措置はとられず

をみていた。おやつや食事、排泄の世話、昼寝の準備、リズム体操や園庭遊びといった通常の保育のほかに、園児の給食の調理、食材の購入および後始末、園児の送迎バスの乗り降りの確認といったこともすべて保母の仕事であった。

■新採用者

通常、新採用者はオリエンテーション期間を経ながら徐々に仕事に慣れていくことが多いと思われる。しかし、彼女は新人保母でありながら最初からこれらの職務をこなさねばならなかった。さらに、彼女が就職したのは12月だが、1月には4月から主任保母を引き受けてほしいと要求された。自分自身も新人保母でありながら、自分以外の保母もすべて新卒者という条件での主任保母である。彼女は気が進まずいったん断ったが、園長が協力すると言ったため引き受けることにした。これにより、従来の業務に加え、お遊戯会の企画や新しく導入されるコンピューターを用いた保育の勉強もしなくてはならなかった。こうした状況の中、実際には協力すると言っていた園長の協力が得られず、彼女は身体的精神的に疲労していったと推測できる。

D事例[3]は新人が孤独な就労環境におかれた事例である。この事例では入社して8カ月目の新入社員がインドへ2カ月間の出張を命じられ、赴任して約1カ月後現地で自殺している。現地には同じ会社から派遣された日本人の先輩もいたが、技術指導員であり自殺した労働者の直接的な上司ではなかった。また、派遣された現地は通信事情が悪く、何かトラブルが発生しても日本から指示を得るのに時間がかかるような状況であった。新入社員にとって気候やビジネス習慣が日本とは異なる孤立した環境におかれることは、過酷過ぎるといわざるを得ない。

2 共通した性格傾向

■真面目

今回取りあげた裁判例によると、自殺者は一様に真面目で責任感があり使用者にとってみれば望ましい労働者像であるといえる。誰一人として仕事に不真面目、さぼりがちといったマイナス要素は持ち合わせていなかった。真面目で責任感が強いということはそれだけ、仕事を抱え込んでしまうということになりがちである。また、小さな失敗の一つひとつをすべて自分の責任であると思ってしまう。

■責任感

真面目で几帳面、仕事熱心といった性格はうつ病の病前性格としてよく知られている。しかし、真面目で几帳面な人がすべてうつ病になり自殺をするわけではない。このような労働者がいなくなったら職場自体成り立たない。真面目で几帳面、責任感が強いという性格と自殺との間には仕事上のストレスが介在すると同時に、そのストレスの強度は個人によって変化する。周囲の人からみると、これらの性格の人が急に怒りっぽくなったり、ずぼらになることは、ストレス過重状態のサインとして観察することができる。

F事例[4]を例にみてみよう。亡くなった男性の性格は明朗で、釣りや投網を楽しみ家庭生活も問題なく過していた。職場でも責任感があり、真面目で、部下に対しては面倒見がよいリーダー的な存在であり、人間関係も良好だった。しかし、自殺す

る半年くらい前から同僚や親族に対して「仕事を辞めたい」との言動がみられるようになった。その後独り言を言ったり、話をしても上の空といった様子のことが増え、自殺する16日前には子どもたちを急にどなりつけるなどの不機嫌な様子もあった。そして元来風呂好きであったにもかかわらず、自殺するまでの間風呂にも入らず、ひげも剃らなかったとのことである。

　この男性は班長に昇進してから工場のプレス部門を管理する責任者としての地位と、実務の責任者としての地位とを双肩に担わされ、納期に追われ続けていたような状況にあった。これらの責任をすべて自己の責任と受け止め真面目に仕事を行ってきた結果、長時間労働をするようになり身体的精神的な疲労を招いたのである。一方で、この男性にみられるような行動および言動の変化は、周囲の人たちが気づきやすいストレスのサインであるといえる。

■行動および言動の変化

3　労働時間

■時間外労働
■休日出勤
■深夜残業

　B事例[5]の職場は、決められた時間以上の時間外労働手当の請求はせず、休日出勤、深夜残業などのサービス残業も当然といった長時間労働が常態化していた。自殺した男性は午前2時以降の退社が死亡した前月で12回、死亡した月で10回もあった。H事例[6]で亡くなった労働者は、毎日午前8時30分までには出社し、帰宅時間は午後10時から12時の間で、月2、3回は午前2時頃まで仕事をしていた。掛長に昇進したあとは午前8時前後には出社し、午後11時から12時に退社、週に2、3回は午前0時を過ぎて帰宅するようになったとある。

　B事例の判決はこの点について「社会通念上許容される範囲をはるかに越え、いわば常軌を逸した長時間労働」と、H事例でも「業務上の過重な負荷と常軌を逸した長時間労働により心身ともに疲弊し…」と述べられている。使用者の立場としては、同じ程度の労働時間をこなしている者もいるのに、なぜ彼（彼女）だけが自殺をしなくてはならないのか、というのが本音だと思う。このくらいの時間外勤務ならば私もしているという方もいると思われる。しかし、長時間労働をしているからといって必ずしもうつ病になり自殺をするわけではないと同時に、個人が耐えうる労働時間にも差があることに対する理解が必要といえる。

4　労働者がかかえるストレス

　ここでは長時間労働以外の職場におけるストレスの原因を探ってみたい。裁判例で取りあげた労働者はそれぞれ職種もさまざまなため、ストレスの種類も多岐に渡る。そして、ストレスの原因も単一ではなく、複数のストレスが混在している場合が多いようである。その中から職場環境、人間関係、昇進・昇格、転勤の4項目に焦点を当ててみたい。

━a━ 職場環境

　身体的に過酷な労働環境から精神面に悪影響を及ぼしたと考えられる事例として

C事例[7]がある。この事例では職場での人間関係といった精神的なストレスのほかに、高温での作業という身体的なストレスがあった。これは、食品製造業に従事する男性の事例で、職場では真夏でもクーラーのない部屋で作業をしていた。そして食品衛生上、窓を開けることもなかったため、夏期の室温が40度の環境で作業をしなくてはならなかった。当然身体的な疲労が蓄積されていく状況にあった。男性は暑い時期である9月に自殺をしていることから、労働環境が身体的・精神的に与える影響は大きかったと思われる。

■身体的なストレス

b 人間関係

職場での人間関係をストレスと感じる場合は、どこでも少なからずあるのではないかと思われる。C事例で亡くなった労働者は、職場の配置転換によって年上の同僚を指導しなければならない立場になってしまった。この同僚に失敗が多いことに加え、失敗は自分の責任ではないという対応をしたことから、どのように指導をしていったらよいのか精神的な負担が増大していったとされている。

J事例[8]で自殺した労働者は自殺未遂をしているが、未遂する前に上司から「自殺できるものならしてみろ」と言われている。さらに自律神経失調症のため1カ月間の休養を必要とする診断書を先の上司に提出したところ、「この診断書を提出して会社を休むと気違いと思われる」と説明されている。どちらの言動も仕事を辞めないでほしい気持ちから生じた叱咤激励だったのかもしれないが、既に自殺未遂をするほど心が疲れている人にとって配慮に欠ける言動であったといえる。また、このような上司との関係では、自分のストレスを理解してもらおうとして悩みや不安を表出することが難しいことを表しているといえる。

■配慮に欠ける言動

c 昇進・昇格

今回取りあげた事例の中でF、H、Jの3例は、班長、掛長、課長といった役職の昇進に伴い精神的な負担が増強していることが認められている。F事例において本人は「班長になると責任が重くなり、残業手当もなくなるから班長になりたくなかった」と同僚に漏らし、昇進を望んでいなかったようである。同様にJ事例は課長に昇格したことが非常に負担であることをかかりつけの医師に話している。J事例は本人の課長昇進と実父の痴呆が悪化した時期が重なったというのも過重なストレスとなっていたようである。昇進は周囲の人からみると喜ばしいことのように思われがちだったが、責任感の強い人はそれだけプレッシャーを感じていることも明らかである。

H事例では掛長昇進後に業務上の負荷が増大し、これが長時間労働に至った原因と認められている。このほかにG事例[9]も係長へ昇進して約1年半後の自殺であり、昇進後のストレスの強さを伺うことができる。

■昇進後のストレスの強さ

d 転勤

E事例[10]は小学校の教諭が転勤後に自殺した事例である。この男性は転勤先の小学校で行われていた道徳の授業方式が自分の教育理念に合致せず悩んでいた。また、

前任校では児童を中心とした教育活動を行ってきたのに対し、管理的な側面が強い転勤先の教育活動に対しても違和感をもっていた。それでも早く新しい勤務先に馴染もうと努力し、公開授業の準備や運動会などの学校行事に取り組んだ結果、自宅でも仕事を行うようになり心身ともに疲労していった。

5 受診の有無と職場における健康管理体制

今回取りあげた10例では、ほぼすべての事例で精神的な症状のほかに、睡眠障害、肩こり、微熱などさまざまな身体的症状を示していた。これを原因として受診している例もあるが、残念なことに精神科や心療内科の受診を勧められた事例はなかったようである。

A事例では疲れ切って放心状態となったため入院したところ、精神的ストレスが起こす心身症的疾患と診断されている。このとき診察した医師は精神科医ではなかったが精神科的治療の必要性を示唆したようである。

I事例[11]は出向社員が工事の遅延を自分の責任と感じ、時間外勤務が増えたため心身ともに極度に疲労したことが原因となって自殺した男性の事例である。この男性は周囲の人から顔がどす黒いと言われ、4回にわたり胃腸科内科を受診し、全身の倦怠感、体重減少および不眠を訴え、仕事がうまく進行しないことで悩んでいる旨を内科医に伝えている。このとき特に異常所見がないと告げられ、不眠を解消するための睡眠薬の処方を受けただけであった。

■長時間労働を軽減するための配慮

職場における健康管理体制をみると、定期健康診断などの措置はとられているものの長時間労働を軽減するための配慮は欠けていたように思われる。周囲は自殺前の労働者が非常に疲れている様子であることを承知しながら適切な処置をとっていない。本人が疲労している状況をみかねて上司が「休むように」と助言をしている例もある。しかし、既に精神的に非常に疲労し、判断能力も衰えている状況で「休むように」と助言を受けても、その助言通りに行動することすらできなくなっているといえる。

2. 職場におけるメンタルヘルス対策上の課題

以上の裁判例をもとにして、職場におけるメンタルヘルス対策について使用者として考えなければならない内容を長時間労働、職場内の人間関係の調整、家族へ対するメンタルヘルス教育、プライバシーの4つの観点から抽出してみたい。

1 長時間労働をめぐる問題

自殺した労働者の勤務時間をみると、おおむね時間外勤務が多い傾向にある。時間外勤務は職場外(主に自宅)で行われる場合もあり、そのほかにも休日出勤をしている事例もある。また、職場に届け出る時間外勤務のほかにもサービス残業として

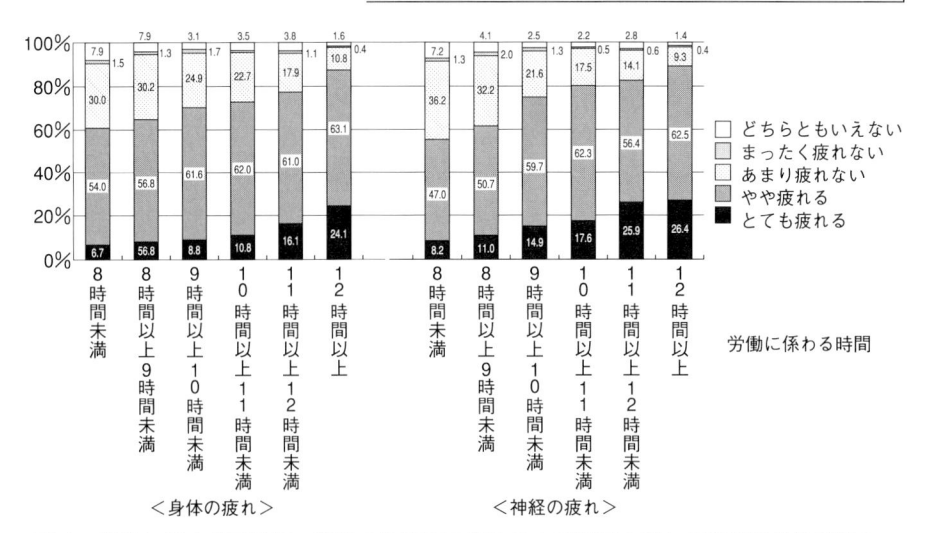

図 1. 労働に係る必要時間、普段の仕事での身体および神経の疲れの程度別労働者割合
(労働省 平成9年労働者健康状況調査結果．1998より転載)

長時間労働を行っている労働者もいた。労働省の調査[12]によると労働に係る必要時間(実労働時間と往復の通勤時間を合わせた時間)が長ければ長いほど身体的、神経的な疲労を感じる人の割合が増加している(図1)。例えば、労働に係る時間が9時間以上になると7割以上の人が身体的な疲労と神経的な疲労の両方を感じている。何を基準に長時間労働とするかの基準に関しては、法律上労働時間や時間外労働時間に対する規制がある。しかし、ここでは労働時間と疲労の関係から、9時間以上を長時間労働の1つのめやすとしたい。すると、今回取りあげた事例の多くは、長時間の労働によって疲労を感じていたことになる。

■長時間労働の常態化

社会人ならば多くの人が職務を理由とした長時間労働を経験することと思う。ただ、理由はどうあれ裁判例を通じていえることは、長時間労働の常態化を避けなくてはならないということである。長時間にわたり仕事を続けると、身体的な疲労とともに精神的疲労も蓄積されていく。ストレス解消にスポーツや趣味を楽しむ方法もあるが、長時間労働をして心身ともに疲労した状態では、このような手段をとることさえままならない状況に陥ることがある。また、疲労が蓄積すると作業効率の低下を招き、仕事を増やし、長時間の労働を必要とし、さらなる疲労を蓄積させていく悪循環が繰り返されていく。

今回取りあげた労働者は真面目で責任感が強いという特徴があり、この性格ゆえに長時間労働を招いてしまった。しかし、真面目で責任感が強い性格を責めることはできない。長時間労働を改善するためには職場全体での努力が必要である。例えば、1人に過度な責任が集中しないような配慮、能力や適性に基づく業務配分などである。業務上やむを得ず長時間労働が継続した場合は、まとまった休暇を取れるようにする配慮も心身の疲労回復に役立つことだろう。

■自宅へ仕事を持ち帰る場合

このほかにも長時間労働に関して、自宅へ仕事を持ち帰る場合と仕事量を調整す

■中間管理職

る役割をもつ中間管理職が長時間労働をしてしまう場合という2つの問題がある。前者の場合、職場外での残業はやめようという取り決めができたとしてもこっそり持ち帰って仕事をする人もいることから、これを発見してやめさせることはほとんど不可能に近い。責任感の強い人はそれゆえ自分の仕事を全うしようとして仕事を抱え込んでしまう傾向にあるからである。したがって自宅に仕事を持ち帰るにしてもこれが常態化せず、休養をとる時間を確保できることが必要といえる。

本来部下の仕事を調整する役割を担う中間管理職が長時間労働をしなくてはならない原因としては、上からは高い目標を設定される一方で部下が自分の期待したように動かないというジレンマが挙げられる。自分の部署に配属された部下がその仕事に不向きだったり、慣れない場合、本来部下がやらなければならない仕事を自分が引き受けてしまうことも多いのではないだろうか。また、中間管理職になると残業手当がつかなくなり、時間外労働時間の実態を把握することが困難な場合もある。したがって中間管理職を監督する立場の人からの配慮が必要といえる。

長時間労働の常態化による過労自殺者の遺族が損害賠償請求を求めた場合、使用者側に支払いの義務が生じる可能性は高くなっている。過労自殺に及ばなくても労働者が長時間労働からうつ病に罹患し長期欠勤した場合、使用者は金銭的なリスクを負うことになる。労働者を限界まで働かせ心身の健康を奪うことは企業、職場にとって賢い選択とはいえない。

1日は24時間に限られているため、長時間労働を行うということは、その分休養に当てる時間が確実に減少しているはずである。慢性的に長時間労働を行っている場合には、自分でも気がつかないうちに疲労が蓄積されていることに労働者自身が気づくことも必要といえる。

2 職場内における人間関係の調整

前出の労働省の調査によると、自分の仕事や職業生活での「強い不安、悩み、ストレスがある」労働者の割合は62.8%にものぼっている。このうちストレスの内容は「職場の人間関係の問題」が最も多く46.2%（男性40.6%、女性56.9%）を占めている。次いで仕事の質の問題(33.5%)、仕事の量の問題(33.3%)、仕事への適性の問題(22.8%)、昇進・昇給(19.8%)の問題と続く。

対人関係の良好な職場では、仕事の能率が上がりやすく、内容的にも質のよいものが得られる[13]ことと思われる。特にグループで1つの仕事を行う場合、人間関係の善し悪しは仕事の結果にも大きく影響するだろう。しかし、職場内の人間関係の問題は、出身、年齢、学歴、経歴、性別、家庭環境、価値観、能力などさまざまな違いを有する人たちが集まって仕事をする場合が多いためたいへん複雑である。それは上記の労働省の調査で約半数の人が人間関係によるストレスを感じていることから明らかである。人間関係が何事もなくスムーズにいく方が稀なのかもしれない。

労働者はどのような人間関係にストレスを感じているのだろうか。この点につい

て裁判例の中で上司の無理解に対する悩みを家族や同僚に打ち明ける事例が数例あった。悩みの原因として、上司や他部門から無理な仕事のノルマを課せられたり、部下にこれを達成させるために無理をいわなくてはならないといった板挟み状態が上司への不信感を招いている様子がうかがえる。ほかにも上司の考え、方針についていけないことを悩んだり、上司から靴に入ったビールを飲むように強要された事例もあった。仕事上のトラブルを打ち明けても解決策につながる助言が得られなかった事例もある。このことから職場の人間関係をよくするために上司の対応は重要といえる。

■上司の対応

　但し、上司は場合によっては部下のために厳しい助言をしたり、無理な課題を設定する必要もあるかと思う。一方で、上司が人間関係の調整に関する全責任を負わなくてはならない状況では、上司が人間関係のストレスを一手に引き受けることになり危険といえる。前出の調査では、男性で「職場の人間関係の問題」にストレスをもつ割合の最も高い年代が40歳代であった（43.8％）。これは、中間管理職として人間関係を調整しなくてはならない困難さを表していると思われる。そのため、上司にはさまざまなタイプの部下たちとスムーズにコミュニケーションを図るスキルの習得が不可欠[14]となる。

■コミュニケーションを図るスキルの習得

　職場内の人間関係が円滑であるということは、それだけお互いに関心を寄せているということでもある。そのため、部下や同僚の心理的な変化にも気がつきやすくなり、労働者が自殺に至る前になんらかの対策を講じることも可能になるだろう。うつ状態になった労働者に対して「疲れているようだから休むように」と話したものの結局休むことなく自殺してしまった事例もあった。この理由として、前述した判断能力の欠如のほかに、上司が休養をとるために積極的な介入をせず表面上の言葉をかけているに過ぎないため、あるいは両者の間に信頼関係が構築されていないためと受け取ることができる。職場内の人間関係を円滑に保つことは人間関係によるストレスを軽減するとともに、労働者間の信頼関係を保つことにもつながるのではないだろうか。

3 家族に対するメンタルヘルス教育

　今回取りあげた事例のうち、海外出張したD事例を除き、自殺した労働者は家族と同居をしていた。家族は本人の眠れない様子、食欲減退、言動・行動の変化に気がつき受診をすすめている例や、神経科へ連れて行こうと思った矢先に自殺をしてしまった例もある。また、社会人になったのだから本人の自覚に任せようと食事を工夫したり、通勤時に車で駅まで送るなどして生活を見守っていた両親もいる。どの事例でも家族は心配して、対応を思い悩んでいる様子があった。早期に治療を開始するためにも労働者はもちろんだが家族へのメンタルヘルス教育は重要である。しかし、本人が受診に納得しても、家族の反対にあって受診できない事例もある[15]。したがって、家族に対するメンタルヘルス教育は、労働者へ対する対応や観察といっ

■メンタルヘルスに対する偏見

た具体的な方法のほかに、メンタルヘルスに対する偏見を取り除くことにも重点をおかなくてはならない。

　一般の人々には精神疾患に対するネガティブなイメージがあると同時に、わかりにくいという側面も持ち合わせている。例えば、健康診断では血圧や血液検査値を数値によって確認することが可能である。その結果、検査値の高低により自分の症状の程度を推測したり、受診をする行動がとられる。しかし、精神疾患の場合には何を基準にして、どこへ受診したらよいのかという判断は、経験のない一般人にとって明確ではない。家族は様子がおかしいなと思っても、もう少し様子をみてみよう、疲れがとれたらもとのように戻るかもしれない、仕事のストレスだから私にはどうしようもない、と考えがちである。職場に相談したら本人に不利益になるのではないだろうか、降格して給料が減るのではという心配も持ち合わせているだろう。このような家族の心情を理解し、深刻な状況になる以前に適切な治療や処置がとられるために、家族にもメンタルヘルスに関する知識をもってもらうことが必要である。

■家族の心情を理解

4　メンタルヘルスに関するプライバシー保護の問題

　プライバシーに関しては、前出の「事業場における労働者の心の健康作りのための指針」の中で次のように述べられている。

> 　心の健康については、プライバシーの保護および労働者の意思の尊重に留意することが重要です。また、人事労務管理と関連する要因によって影響を受けるため、人事労務管理と連携する必要があります。家庭・個人生活などの影響を受けている場合も多くみられます。

　メンタルヘルスにおいてプライバシーの保護が重要視される理由は、精神科疾患に対する世間一般の認識に偏見が残っていること、プライバシーが保護されることにより労働者は治療を受けやすくなるということが挙げられる。当然のことだが心の相談窓口を設けたとしてもプライバシーが守られない状況では労働者自身の本音を打ち明けることができない。また、相談するという行為が本人の不利益にならない環境でないと、相談室の利用は増えないであろう。

■本人の不利益にならない環境

　精神状態の悪化が職場の問題のみならず、家庭・個人生活などの影響を受けている場合も多いと思われる。離婚、育児、受験、親の介護など家庭に関するストレスがある場合もまたプライバシーの保護に配慮することが必要である。J事例では仕事上のストレスと痴呆の実父の介護がストレスとなっていた。メンタルヘルスに家族の協力が必要なことは既に述べたが、必ずしも家族関係が良好な人ばかりではないということもある。仕事上のストレスがあるために私生活に支障をきたしたり、その逆の場合もあると思われる。使用者側としてはまず仕事上のストレスの軽減に協力しながら私生活が改善されるのを待つなど、ケースに合わせた柔軟な対応が必

私生活上のストレス

この点について裁判例の多くは私生活上のストレスを自殺の原因として積極的に認定していない。裁判の中で企業側は責任を回避するためにストレスの原因を私生活に求めている。例えば恋人とのすれ違い、子どもの夜泣き、家のローン、子どもの受験の失敗、義父母との同居などである。しかし、判決ではこれらがうつ状態に陥らせる程度のストレスではないことから、主に職場のストレスを自殺の原因として認める傾向にある。このことは、使用者が職場のメンタルヘルスケアの環境を整える必要を示唆していると思われる。

3. 医療者側が配慮すべき点

最後に医療者または産業保健スタッフが配慮しなくてはならない点について若干述べたいと思う。

身体症状

1つは、身体症状を軽視しないということである。裁判例で取りあげた労働者が身体症状を理由に病院や医院を受診している場合があることは先に触れた。軽症うつ病の患者が正しく診断され、適切な治療を受けるまでに相当の時間を無駄にしている[16]ことも指摘されている。ストレスを原因にした身体症状は数多く、これらのすべてに対してストレスが原因かどうかを見極めることは困難かもしれない。しかし、問診の段階で日常をどのように送っているか(例えば、食事、睡眠、勤務時間、休息、身だしなみ)を聴き、観察することで、疲労やストレスによる生活の乱れを発見することは難しくないと思われる。

次に実際に医療機関や相談室を訪れる労働者への対応である。過労自殺をした家族の手記には次のようなことが書いてある。亡くなった男性の妻が過労状態にある夫を心配して過労死110番に電話をしたところ、心療内科の医師を紹介してもらい本人に「病院へ行こう」と誘うと、「どうせ自律神経失調症と言われるだけだから嫌だ」と拒否をしたということである[17]。この男性はその前に食欲不振や過換気症候群で受診をしているが、必要とされた治療が受けられなかったようである。そのため、医療に対する不信感からか専門医を受診する一歩手前で本人が拒絶してしまったのである。

これと似たような例として、医師が不定愁訴を訴える患者に対して「検査ではどこも悪くないから治療の方法がない」、「気のせいだから薬は出せない」と言われショックを受けたという話をよく聞く。受診者数の多い病院や医院では患者の話をゆっくりと聞く時間もないのかもしれない。しかし、この一言で医療や治療に対する不信感を招くのは残念なことである。職場のメンタルヘルスも重要だが、医療者側のメンタルヘルスに対する認識も改善する必要がありそうである。

●●●●おわりに

　以上、裁判例を通じて過酷な労働の実態から職場におけるメンタルヘルスについて留意すべきことをまとめてみた。

　現在、今まで述べたようなメンタルヘルスケアを既に積極的に導入している職場があるのに対し、まだ何も対策がとられていない場合もある。前出の労働省の調査では、従業員数が多いほどメンタルヘルスに対する取り組みの実施率が高い傾向にある。従業員数5,000人以上の事業所では96.6％の実施率に対して、100人未満では30.6％(50～99人未満39.4％、30～49人未満30.7％、10～29人未満21.9％)と大きな差があった。小規模の事業所では、金銭的な問題および産業医の選任義務がないことなどから、メンタルヘルスケアに必要な人材の確保が難しい場合もあるかと思われる。この場合には、地域産業保健センターを含めた事業場外の施設におけるメンタルヘルスケアのシステムを構築し、サポートを充実させ、利用をすすめるといった行政側の積極的な働きかけが必要である。

■地域産業保健センター

　最後に、メンタルヘルスは職域レベルだけの問題ではなく小児期から老年期まで幅広い人々の問題でもあるため、一般の人々が正しい情報や知識を身につけることも必要である。個人でメンタルヘルスに対応していくには限界がある。職場でのメンタルヘルス対策が定着するため過労自殺の問題が風化することなく、社会全体の問題として関心を継続していくことが重要と思われる。

（菅原真優美）

■　文　献　■

1) 厚生労働省(旧労働省)：事業場における労働者の健康づくりのための指針. 2000.
2) 東加古川幼児園事件, 神戸地裁平成9年5月26日判決, 大阪高裁平成10年8月27日判決, 労働判例 No.744：17-28, 1998.
3) 加古川労基署長(神戸製鋼所)事件, 神戸地裁平成8年4月26日判決, 労働判例 No.695：31-43, 1996.
4) 大町労基署長(サンコー)事件, 長野地裁平成11年3月12日判決, 判例タイムズ No.1059：144-158, 2001.
5) 電通事件, 東京地裁平成8年3月28日判決, 労働判例 No.692：13-29, 1996. 東京高裁平成9年9月26日判決, 労働判例 No.724：13-23, 1997.
6) 川崎製鉄(水島製鉄所)事件, 岡山地裁倉敷支部平成10年2月23日判決, 労働判例 No.733：13-30, 1998.
7) オタフクソース事件, 広島地裁平成12年5月18日判決, 労働判例 No.783：15-35, 2000.
8) 三洋電機サービス事件, 浦和地裁平成13年2月2日判決, 労働経済判例速報 No.1799：17-25, 2002.
9) 豊田労基署長(トヨタ自動車)事件, 名古屋地裁平成13年6月18日判決, 判例時報 1769：117-153, 2001. 但し, この判決は係長への昇進とストレスとの関係を直接に認めていない.
10) 地公災基金岩手支部長(平田小学校教諭)事件, 盛岡地裁平成13年2月23日判決, 労働判例 No.810：56-66, 2001.
11) 協成建設工業ほか事件, 札幌地裁平成10年7月16日判決, 労働判例 No.744：29-34, 43, 1998.
12) 労働省：平成9年労働者健康状況調査. 1998.
13) 坪井康次：ストレス・マネジメント. 職場のメンタルヘルスケア, 第2版, 白倉克之, 高田勗, 筒井末春(編), p123, 南山堂, 東京, 2001.

14) 森崎美奈子：企業内カウンセラーには何が求められるか．現代のエスプリ別冊新しい産業カウンセリングの展開シリーズⅡ産業カウンセリングの実践的な展開，p 63-77，2002．
15) 和田憲明，児島達美：家族カウンセリング；家族療法とシステム理論．現代のエスプリ別冊新しい産業カウンセリングの展開シリーズⅠ産業カウンセリングの理論的な展開，p 145-156，2001．
16) 久保木富房：現代人のストレスと不安・うつ．現代のエスプリ別冊現代のストレス・シリーズⅢ現代的ストレスの課題と対応，p 238-248，1999．
17) 大森秀昭：市役所観光係長の死；下田市役所・疲弊うつ病自殺事件．激増する過労自殺，ストレス疾患労災研究会，過労死弁護団全国連絡会議（編），p 150-178，皓星社，東京，2000．

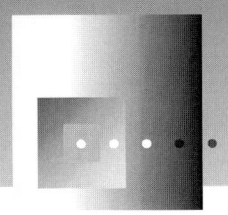

自殺の生物学的研究の現状

　厚生省の人口動態統計によると、日本の自殺死亡者数は1998年以降4年連続で3万人を越える事態が続いている。交通事故死亡者数は毎年約1万人弱であるので、自殺死亡者数はその3倍以上にも及ぶことがわかる。このような状況を受け自殺予防につながる自殺研究は急務となってきている。

　従来の自殺研究は、心理、社会的側面や疫学的要因を対象とした研究が主であった。精神科領域では、精神疾患、特にうつ病との関連に着目した自殺研究が多くなされてきた。また、臨床現場では、自殺未遂者に対する自殺予防の実践などさまざまなアプローチが行われている。これらの試みは自殺予防に一定の成果を上げてきたが、自殺を精神疾患の枠を越えて生物学的に捉え、一層の自殺予防に役立てようする本格的な試みが新たに始まってきている。本稿では、自殺に対する最近の生物学的研究についてその意義と成果、さらに自殺予防における生物学的研究の役割について述べる。

1. 自殺の生物学的背景

　自殺者が精神疾患を合併する率は高く、約90%には精神疾患が関与すると考えられている。精神疾患の中でも、うつ症状を伴う感情障害圏が最も多く約60%に及ぶ。その他の精神疾患としては、統合失調症、アルコール・薬物依存症、人格障害などの合併が多いとされている。このように自殺における精神疾患は重要な問題ではあるが、精神疾患の重症度と自殺のリスクの高さとは必ずしも相関しない。例えば、うつ病では発病初期や回復期に自殺のリスクが高いことがよく知られている。また、自殺の動機として、病苦、経済苦、家族問題などのさまざまなストレスが取りあげられることが多いが、同じようなストレスを抱えていても、自殺に至る人とそうはならない人に分かれることも事実である。これらの差を生む要因の1つとして、自殺に至る閾値を規定する生物学的因子が存在するのでは考えられている。衝動性や攻撃性の高さで代表される情動不安定性や、ストレスにより容易に不安や焦燥感をもたらすといったストレス耐性の低さが、閾値を規定する因子として特に重視されている。すなわち、自殺に至るメカニズムとして、①ストレス因子（引き金となる因子）と、②素因（閾値を規定する因子）、の2つの因子の相互作用が存在すると考えられてきている[1]（図1）。

　ストレス因子としては、精神疾患の急性増悪、アルコール・薬物乱用による脱抑

■生物学的因子

■ストレス因子
　（引き金となる因子）
■素因（閾値を規定する因子）

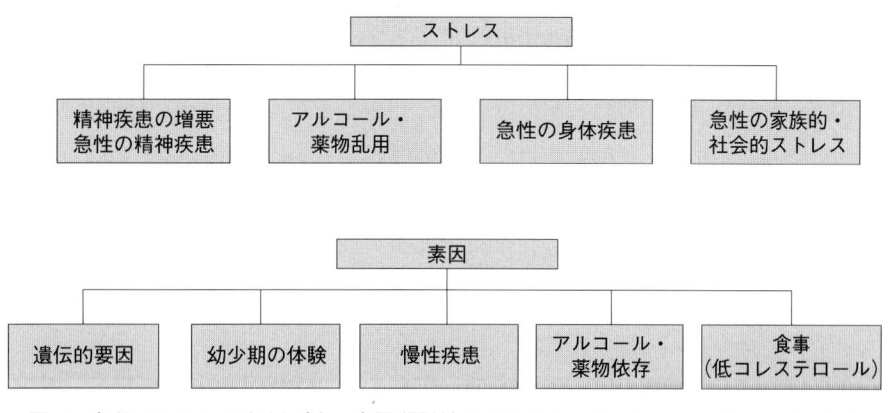

図 1. 自殺のストレス(引き金)－素因(閾値)モデル (Mann JJ：The neurobiology of suicide. 1998 より引用)

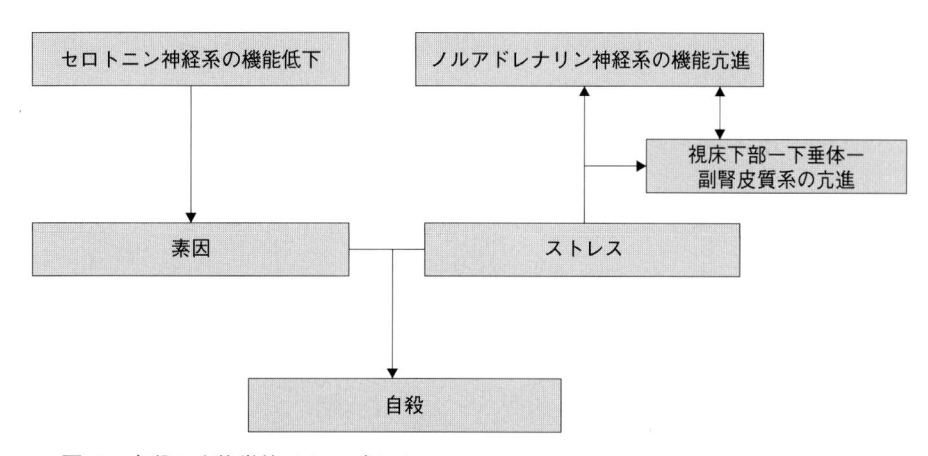

図 2. 自殺の生物学的メカニズム (Mann JJ：The neurobiology of suicide. 1998 より引用)

制、急性の身体疾患(特に脳神経に影響する疾患)、最近起こった家庭や社会的ストレスが挙げられる。素因としては、遺伝的因子、幼少期の体験、慢性(精神・身体)疾患、アルコール・薬物依存、食事習慣(低コレステロール)が提唱されている。これら素因はどれも情動不安定性やストレス耐性の低さにつながり、その背景には脳内の神経化学的失調があると考えられ、自殺の生物学的研究は進められている(図2)。また、遺伝子レベルでの変化(遺伝子多型)が気質と相関するとの報告があり、自殺の素因としての情動不安定性やストレス耐性の低さが遺伝子レベルで影響を受けている可能性が考えられている。

- 情動不安定性
- ストレス耐性の低さ

2. 自殺の神経生化学的研究

1 セロトニン神経系

自殺の生物学的研究は、自殺者における神経生化学的、神経内分泌学的変化を見

表1. 自殺者におけるセロトニン系の変化

	自殺者
脳脊髄液	
セロトニン	↓
5ハイドロキシインドール酢酸	↓
プロラクチン反応	↓
前頭前野(腹側のみ？)	
セロトニントランスポーター	↓
セロトニン受容体2A	↑
セロトニン受容体1A	↑

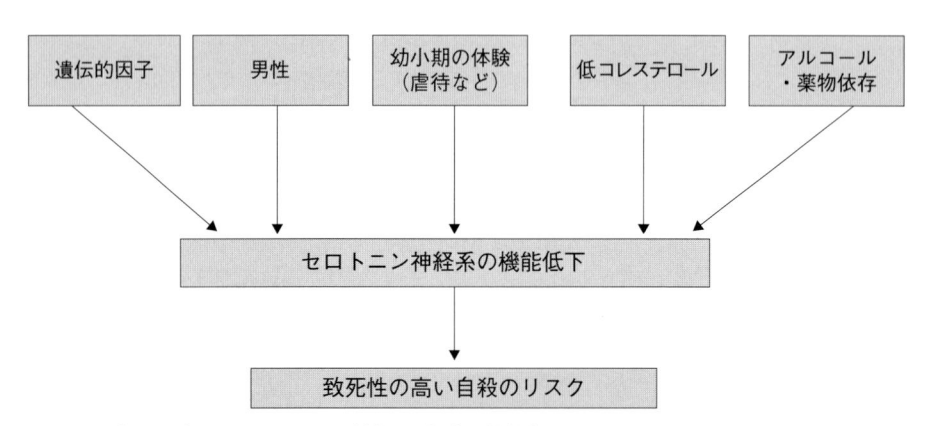

図3. 自殺の素因とセロトニン神経伝達系の機能低下(Mann JJ：The neurobiology of suicide. 1998 より引用)

い出すことから始まった。自殺企図歴のある患者を対象とした研究の結果、自殺のリスクの高い患者では精神科診断の如何にかかわらず、脳内セロトニン神経伝達の低下を示唆する次のような所見が得られた[2]（表1）。

1．自殺者では、脳脊髄液中のセロトニン代謝産物(5-HIAA：5ハイドロキシインドール酢酸)が低い傾向が認められる。致死性の高い自殺を企図した者ほど、脳脊髄液中の 5-HIAA がさらに低い傾向がある[3,4]。
2．フェンフルラミンはセロトニンの遊離を誘発するとともにセロトニンの再取り込みを阻害し、その結果プロラクチンを増加させることが知られている。自殺者ではこのフェンフルラミン投与によるプロラクチン反応が低下しており、致死性の高い自殺企図者ほどその低下の程度は強い傾向がある[5]。

■自殺者死後脳研究

また、自殺者死後脳研究では、シナプス前部に存在するセロトニントランスポーターの減少や、シナプス後部に存在するセロトニン1A受容体およびセロトニン2A受容体の増加が報告されている。さらに、これらの変化は、前頭前野でも特に腹側で目立つことから、この領域が関与するといわれている抑制機構の異常、中でも自殺行動における衝動性や攻撃性の顕在化と関連しているのではないかと考えられている。

■セロトニン神経系の機能低下

これらの研究結果を合わせて考えると、セロトニン神経系の機能低下が、衝動性や攻撃性の高さといった情動の不安定性に関連して、自殺行動における生物学的背

表 2. 自殺者におけるノルアドレナリン系の変化

	自殺者
脳幹	
ノルエピネフリン	↓
ノルエピネフリントランスポター	↓
前頭前野	
ノルエピネフリン	↑
β_1アドレナリン受容体	↓
α_1アドレナリン受容体	↓
α_2アドレナリン受容体	↓

景として中心的な役割を果たしていると考えられており、「自殺のセロトニン仮説」と呼ばれている (図3)。

2 ノルアドレナリン神経系

　ノルアドレナリン神経系は、セロトニン神経系に比べ、より状態依存的でストレスにより駆動する系であるが、不安・焦燥と関連する神経系として自殺における関与が示唆され、次のような報告がなされている (表2)。

1. 自殺者死後脳青斑核において、ノルアドレナリンニューロン数が減少している[6]。また、脳幹でノルエピネフィリンが減少している[7]。
2. 前頭前野でβ_1アドレナリン作動性受容体およびαアドレナリン作動性受容体結合能が減少し、ノルエピネフィリン量は増加している[8]。

■ノルアドレナリン神経系の過活動

　自殺者ではストレスによりノルアドレナリン神経系の過活動が引き起こされ、その結果ノルエピネフィリンの脳幹での枯渇が生じているのではと推察されている。しかし、自殺者におけるノルアドレナリン神経系の変化は、セロトニン神経系に比べて限られており、必ずしも一致した結果が得られていないのが現状である。

3 視床下部-下垂体-副腎系

■ストレス耐性
■視床下部-下垂体-副腎系の機能失調

　ストレス耐性との観点から、自殺における視床下部-下垂体-副腎系の機能変化も重要と考えられる。動物実験の結果、胎生期や新生児期の強いストレスが視床下部-下垂体-副腎系の機能失調をきたし、情動反応に影響を与え、ストレス耐性の低下をきたすことが明らかにされている。また、ヒトにおいても幼少期の虐待などが、解離性障害や心的外傷後ストレス障害、さらにはうつ病や不安性障害の病因として論じられるようになってきている。さらに、慢性的ストレスがコルチゾールの高値をきたし、海馬における神経細胞の変化が生じ、さらにはグルココルチコイドのフィードバック系に異常をきたし、その結果認知障害や気分変調を起こすと考えられている。自殺との関連では、自殺企図者において、視床下部-下垂体-副腎系の過活動が報告されている[9]。但し、セロトニンの前駆体である5-ハイドロキシトリプトファンによってコルチゾール増加がみられるように、視床下部-下垂体-副腎系は、セロトニン神経系と相互に影響し合うことが明らかにされており、自殺への関与という点では

セロトニン神経系に比べると副次的であると考えられている。

4 コレステロール

血中コレステロール低値と自殺や衝動性・攻撃性との関連は、疫学的研究やや高脂血症治療薬の研究において見い出されている。低コレステロール者は、自殺、事故死が多いとする報告があり、衝動性や攻撃性・抑うつとの関連が示唆されている[10]。しかし、低コレステロールと脳機能との関連、すなわち低コレスレロールがセロトニン神経伝達の低下をきたすかどうかについては現在のところ明らかではない。

■低コレステロール

■■■3. 最近の自殺の生物学的研究

近年ヒトのゲノムの塩基配列の解析がほぼ終わり、既知および未知の遺伝子の構造や機能解析が盛んに行われている。ヒト一人ひとりの染色体の遺伝子配列にはごくわずかな違い（多型）が存在することが知られており、中でも、塩基配列が1カ所置換した多型や、塩基の欠損や挿入を伴う多型、および数塩基で構成される繰り返し配列の回数の違いによる多型と疾病との関連が注目されている。これら遺伝子多型により、発現している蛋白質の量や機能が個人間で微妙に違いを生じることが考えられる。例えば、自殺者のセロトニン機能低下がセロトニン神経系の遺伝子多

■遺伝子多型

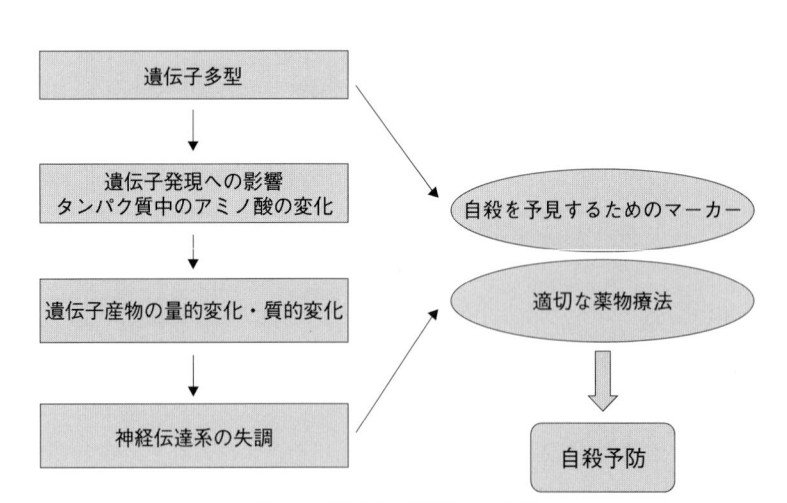

図 4. 遺伝子多型研究の意義

表 3. 自殺研究所で注目されているセロトニン神経系遺伝子多型

遺伝子	遺伝子多型
トリプトファン水酸化酵素（TPH）遺伝子	A218C 多型、A779C 多型
セロトニントランスポーター（5HTT）遺伝子	5HTT-LPR 多型
セロトニン受容体2A（5HTR2A）遺伝子	A-1438G多型、T102C多型
セロトニン受容体1A（5HTR1A）遺伝子	Pro16Leu多型、Gly272Asp多型
セロトニン受容体1B（5HTR1B）遺伝子	G861C多型
A型モノアミン酸化酵素（MAOA）遺伝子	MAOA-uVNTR多型

■セロトニン神経系遺伝子多型

型に起因する可能性もある。自殺者群と正常群のセロトニン神経系遺伝子多型のパターンや頻度を比較し、どの遺伝子多型が自殺と関連しているかを調べ、自殺の生物学的背景を明らかにし自殺予防に役立てようとする研究が最近始められている（**図4**）。**表3**に、現在まで研究が進められているセロトニン神経系の代表的な遺伝子多型を挙げた。

1 トリプトファン水酸化酵素遺伝子多型

■トリプトファン水酸化酵素（TPH）
■A 218 C 多型
■A 779 C 多型

トリプトファン水酸化酵素（TPH）はセロトニン生合成系の律速酵素である。TPH遺伝子は第11染色体（11 p 15.3-p 14）に位置し、A 218 C 多型（218番目の塩基がAからCに置換した多型）とA 779 C 多型は自殺との相関研究において最も注目されてきた。この2種の多型はほぼ完全な連鎖不平衡にあり、218番目の塩基がCに置換してれば、779番目の塩基も同様にCに置換を示す。A 218 C 多型とA 779 C 多型はともにタンパクのコード領域外に存在しTPHのアミノ酸配列に直接は変化をきたさないが、われわれの最近の研究でA 218 C 多型がTPHの免疫活性に影響する可能性が示唆された[11]。

A 218 C 多型またはA 779 C 多型と自殺との相関研究は、1994年のNielsenらの報告に始まる。NielsenらはA 779 C 多型のC対立遺伝子が自殺企図者で多くみられると報告[12]したが、1997年にMannらがうつ病患者の自殺企図者にはA対立遺伝子多くみられたと報告[13]するなど、結果はいまだ一致していない。日本人自殺既遂におけるわれわれの研究ではこの多型と自殺既遂者とには相関は認められなかった[14]。

2 セロトニントランスポーター遺伝子多型

■セロトニントランスポーター(5HTT)

セロトニントランスポーター（5 HTT）はセロトニンの再取り込みに関与するタンパク質で、抗うつ薬の一種である選択的セロトニン取り込み阻害薬（SSRI）の標的タンパクである。5 HTT遺伝子は第17染色体（17 q 11.1-q 12）に位置し、タンパク質の発現をコントロールするプロモーター領域に44塩基の繰り返し配列多型（5 HTT-LPR多型）をもつ。この多型は、5 HTTタンパクの発現量に影響する機能多型であることから[15]、自殺との相関が検討されてきたが否定的な報告が多い。日本人を対象とした研究でも、5 HTT-LPR多型と自殺とは相関しなかった[16]。

■5 HTT-LPR 多型

3 セロトニン受容体2A遺伝子多型

■セロトニン受容体2A (5HTR2A)
■A-1438 G 多型
■T 102 C 多型

セロトニン受容体2A（5 HTR 2 A）は中枢神経系におけるシナプス後部に存在するセロトニン受容体である。5 HTR 2 A遺伝子は第13染色体（13q14-q21）に位置し、ほぼ完全な連鎖不平衡にあるA-1438 G 多型とT 102 C 多型の2種の多型が自殺研究において注目されている。A-1438 G 多型はプロモーター領域にあるが、遺伝子の転写活性に影響するかは不明である。A-1438 G 多型と前頭前野における5

HTR2A量との関係も検討されてきたが、この多型は受容体量に影響しない可能性が高い[11]。2000年にDuらが自殺念慮の強いうつ病患者群とT102C多型C遺伝子型が相関したとの報告[17]したが、日本人を対象とした研究を含め[18]、ほかの多くの報告はA-1438G多型と自殺との相関を認めていない。

4 セロトニン受容体1A遺伝子多型

■セロトニン受容体1A (5HTR1A)

セロトニン受容体1A (5HTR1A) は自己受容体として中枢セロトニン作動性神経系の活動を調節し、不安と関連していると考えられているが、前頭前野では主としてシナプス後部に存在する。5HTR1A遺伝子は第5染色体 (5q11.1-q13) に座し、アミノ酸置換を伴うPro16Leu多型 (16番目のプロリンがロイシンに置換)、Gly272Asp多型 (272番目のグリシンがアスパラギン酸に置換) の2種の多型をもつ。これら2種の多型と自殺との相関研究が報告されたが、有意な相関は認められなかった[19]。

5 セロトニン受容体1B遺伝子多型

■セロトニン受容体1B (5HTR1B)
■G861C多型

セロトニン受容体1B (5HTR1B) は、自己受容体として、セロトニン遊離を調節している。5HTR1Bは攻撃性に関与していると考えられている。5HTR1B遺伝子は第6染色体 (6q13) に位置し、タンパク質のコード部位にG861C多型をもつ。G861C多型と自殺との相関研究から、自殺との相関はないか、または低いと考えられる[20]。

6 A型モノアミン酸化酵素

■A型モノアミン酸化酵素 (MAOA)
■MAOA-uVNTR多型

A型モノアミン酸化酵素 (MAOA) はセロトニンの代謝における主要な酵素であり、攻撃性・衝動性との関連が指摘されている。MAOA遺伝子はX染色体 (Xp11,4-p11,3) にあり、転写活性に影響する多型 (MAOA-uVNTR多型) をもつ。この多型と自殺との相関研究をわれわれは行ったが、相関は認められなかった[21]。

以上、セロトニン神経系の代表的遺伝子多型と自殺との最近の相関研究からは、現在までのところ自殺の生物学的マーカーとなりうるような多型を同定するには至っていない。もちろん自殺には生物学的要因のみならず多くの要因が関与しており1つの遺伝子の変化が決定的な要因として働いているわけではない (図5)。現在、自殺と遺伝子多型の相関研究はセロトニン神経系を中心に行われてきているが、今後はノルアドレナリン系など他の神経系の遺伝子についても相関研究や、複数の遺伝子の組み合わせなどの研究を進める必要があろう。

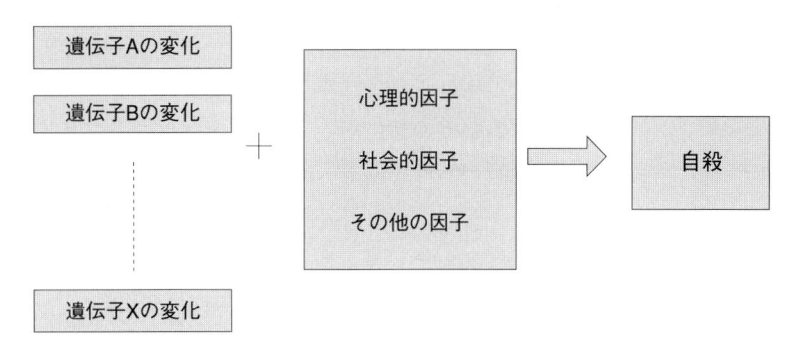

図 5. 自殺における遺伝子の関与

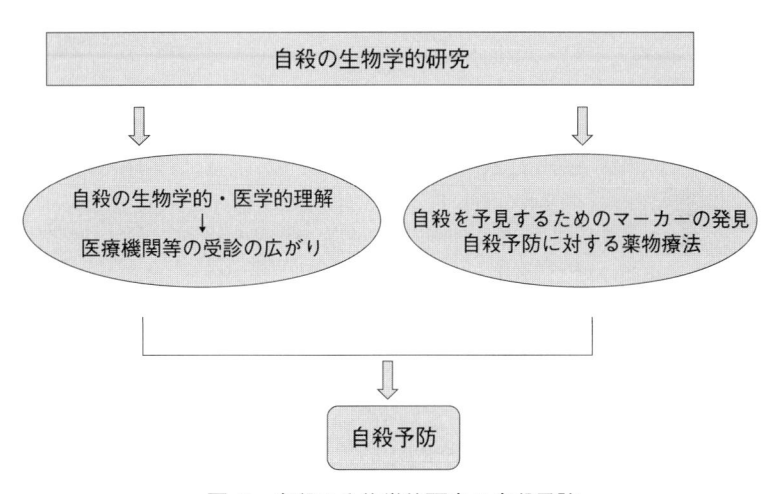

図 6. 自殺の生物学的研究と自殺予防

4. 自殺予知・予防における生物学的研究の役割

この数10年間、精神疾患に対する薬物療法は飛躍的に進歩してきたが、自殺率の減少はみられていない。その原因の1つとして、うつ病圏の治療が十分に行われていないのではないかと指摘されている。自殺の生物学的側面がさらに明らかになれば、自殺を心理社会的な問題のみでなく、生物学的・医学的な問題としても理解することが深まると思われる。すなわち、自殺を「加療可能な病状」として捉え、身体疾患と同様に専門相談機関や医療機関を訪れることができるようになれば、自殺予防への寄与も大きい。例えば、最近の中高年男性の自殺増加に対して、心理社会的問題として経済苦が取りあげられることが多いが、これらの自殺の中には早期の医学的介入（うつ状態の加療）によって自殺予防が可能なケースが少なからずあると考えられる。

■自殺予防

■生物学的な
　マーカー

自殺の生物学的研究が進み、生物学的なマーカーがさらに利用できるようになれば、より有効な自殺予防の手段（治療方法を含めて）が取りうると考える。さらに、自殺に対する生物学的研究の成果は、向精神薬の適切な投与法の開発などを通じて

■薬剤の適切な使用

も、自殺予防に貢献しうる可能性を秘めている。自殺におけるセロトニン神経系の失調が明らかになれば、選択的セロトニン取り込み阻害薬（SSRI）、非定型抗精神病薬、リチウムなどのセロトニン神経伝達系に作用する薬剤の適切な使用により自殺の予防が進む可能性も考えられる。

　もちろん、上記のような自殺に対する生物学的研究の成果を将来有効に生かすためには、自殺予防対する個人の意識、社会文化的背景の育成に努めることが不可欠である。また、相談・受療機関、サポート体制の充実も必要である。自殺の生物学的な側面が明らかになり、心理社会的なアプローチに加えて生物学的アプローチを

■自殺予防プログラム

取り入れたより統合的な自殺予防プログラムの構築が期待される[22]（図6）。

（小野久江、白川　治、前田　潔）

■　文　献　■

1) Mann JJ : The neurobiology of suicide. Nat Med 4 : 25-30, 1998.
2) Mann JJ, Oquendo M, Underwood MD, et al : The neurobiology of suicide risk ; a review for the clinician. J Clin Psychiatry 60 Suppl 2 : 7-11, 1999.
3) Asberg M : Neurotransmitters and suicidal behavior. The evidence from cerebrospinal fluid studies, Ann NY Acad Sci 836 : 58-181, 1997.
4) Mann JJ, Malone KM : Cerebrospinal fluid amines and higher-lethality suicide attempts in depressed inpatients. Biol Psychiatry 41 : 162-171, 1997.
5) Malone KM, Corbitt EM, Li S, et al : Prolactin response to fenfluramine and suicide attempt lethality in major depression. Br J Psychiatry 168 : 324-329, 1996.
6) Underwood AV, Mann JJ : Fewer pigmented locus coeruleus neurons in suicide victims ; preliminary results Biol Psychiatry 39 : 112-120, 1996.
7) Ordway GA, Widdowson PS, Smith KS, et al : Agonist binding to _adrenoreceptors is elevated in the locus coeruleus from victims of suicide. J Neurochem 63 : 617-624, 1994.
8) Arango V, Emsberger P, Sved AF : Quantitative autoradiography of α_1-, and α_2 adrenergic receptors in the cerebral cortex of controls and suicide victims. Bain Res 630 : 271-282, 1993.
9) Sachar FJ, Roffwarg HP, Gruen PH, et al : Nuroendocrine studies of depressive illness. Pharmacopsychiatry 9 : 11-17, 1976.
10) Kaplan JR, Muldoon MF, Manuck SB, et al : Assessing the observed relationship between low cholestereol and violence-related mortality ; implication for suicide risk. Ann NY Acad Sci 836 : 57-80, 1997.
11) Ono H, Shirakawa O, Kitamura N, et al : Tryptophan hydroxylase immunoreactivity is altered by the genetic variation in postmortem brain samples of both suicide victims and controls. Mol Psychiatry 7(10) : 1127-1132, 2002.
12) Nielsen DA, Goldman D, Virkkunen M, et al : Suicidality and 5-hydroxyindoleacetic acid concentration associated with a tryptophan hydroxylase polymorphism. Arch Gen Psychiatry 51 : 34-38, 1994.
13) Mann JJ, Malone KM, Nielsen DA, et al : Possible association of a polymorphism of the tryptophan hydroxylase gene with suicidal behavior in depressed patients. Am J Psychiatry 154 : 1451-1453, 1997.
14) Ono H, Shirakawa H, Nishiguchi N, et al : Tryptophan hydroxylase gene polymorphisms are not associated with suicide. Am J Med Genet 96(6) : 861-863, 2000.
15) Lesch KP, Bengel D, Heils A, et al : Association of anxiety-related traits with a polymorphism in the serotonin transporter gene regulatory region. Science 274 : 1527-1531, 1996.
16) Maeda K, Shirakawa O, Ono H, et al : Functional Serotonin Transporter Gene Polymorphism and Suicidality. Singapore Medical Journal 41 (3) : 23-24 (Suppl). 2000.
17) Du L, Bakish D, Lapierre YD, et al : Association of polymorphism of serotonin 2 A receptor gene

with suicidal ideation in major depressive disorder. Am J Med Genet 96 : 56-60, 2000.
18) Ono H, Shirakawa H, Nishiguchi N, et al : Serotonin 2A receptor gene polymorphism is not associated with completed suicide. J Psychiatr Res 35(3) : 169-172, 2001.
19) Nishiguchi N, Shirakawa O, Ono H, et al : No Evidence of an association between 5HT1B receptor gene polymorphism and suicide victims in a Japanese population. Am J Med Genet 105(4) : 343-345, 2001.
20) Nishiguchi N, Shirakawa O, Ono H, et al : Lack of an association between 5-HT1A receptor gene structural polymorphisms and suicide victims. Am J Med Genet 114 (4) : 423-425, 2002.
21) Ono H, Shirakawa H, Nishiguchi N, et al : No evidence of an association between a functional monoamine oxidase a gene polymorphism and completed suicides. Am J Med Genet 114 (3) : 340-342, 2002.
22) 白川　治：自殺の生物学的側面と自殺予防．心と社会 33：34-40, 2002.

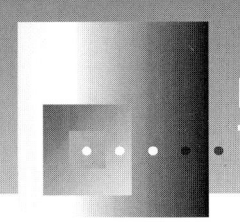

監察医の目からみた自殺の実態

●●●●はじめに

今回私に与えられたテーマは「監察医の目からみた自殺の実態」とのことである。今回この企画を頂いたときに精神科領域とは直接かかわりがなかった私としては非常な戸惑いを感じたが、打ち合わせを通じて東京都監察医務院で日常遭遇する自殺者の実態をまとめるということを承諾頂いたので今回この企画に参加させて頂くことになった。精神医学に関して門外漢である私が自殺の精神病理、その分析などを述べるのはおこがましいので、この点などは本書の他の執筆者の項で詳細に述べられるであろうからそちらを参照願いたい。また東京都の監察医として扱う症例は原則として23区内死亡ないしは発見死体に限られ、日本全国にすべてが当てはまるわけではなく、東京都23区内というある地域で発生している現象に限っていることを申し添えておく。

東京都監察医務院は、上野正彦元院長の著書を通じてその存在、職務などをご存じの方もおいでるとは思われるが、東京都23区以外の在住の方がその存在、業務に触れることは稀で医学界の中でもよく知られているとは言い難い。そこでまず東京都監察医務院に関してその沿革、設立目的、職務とその実績に関して述べ、その後東京都監察医務院の職務対象となっている自殺例の実態に関して述べようと思う。

■■ 1. 東京都監察医務院とは

1 東京都監察医務院の沿革

東京都監察医務院設立のきっかけは、終戦直後の昭和20年11月18日付朝日新聞の全国主要都市の飢餓状況に関しての記事が当時の連合軍総司令部の目にとまり、変死者の死因調査を行う方法として連合軍総司令部の指導のもとにアメリカ合衆国で実施されている Medical Examiner's system をわが国に導入することが決定されたことによる。昭和21年4月1日より東京大学、慶応義塾大学に委嘱してわが国初の監察医務業務が始まったが、昭和23年3月21日に東京都監察医務院が開院し、東京都の独立施設としてその業務を開始した。当初連合軍総司令部は監察医を全国主要都市に配置しようと計画したが果たせず現在に至り、現在では東京都23区、大阪市、横浜市、名古屋市、神戸市にのみ監察医制度が施行されている。

2 東京都監察医務院の設立目的

東京都23区において発生するすべての不自然死について死体の検案、およびその解剖を行い死因を明らかにすることにより公衆衛生の向上を図ること、監察医の養成および補習教育を行うことを目的として設立されている。

3 職務対象

監察医の検案・解剖対象となる死体は死体解剖保存法第8条の「伝染病、中毒または災害により死亡した疑いのある死体、その他死因の明らかでない死体」と規定されているが、実際は医師法第21条に規定されている異状死体、警察に届けられた変死者および変死の疑いのある死体の検案・解剖対象としている。異状死体と変死体は必ずしも一致するものではないが、現実には23区内ではほぼ同様のものとして扱われ、警察の検視が終わった後、監察医が死亡現場、警察署に出向き検案している。検案のみで死因を決定し得ない際には監察医務院に搬送しいわゆる行政解剖を行い死因を究明している。解剖に関しては原則的には犯罪性のない例のみが対象となっている。ここでいう異状死体の実際に関しては、現在さまざまに議論されているが、日本法医学会が平成6年5月に行った提言[1]に詳しいので紙面の都合もありそちらを参照願いたい。

■医師法第21条
■異状死体

■行政解剖異

■日本法医学会が平成6年5月に行った提言

4 実績

昭和23年3月21日以後平成13年12月31日までに東京都監察医務院の検案対象症例は33万5,427例、そのうち剖検対象となった例は10万8,522例である。この期間の検案・解剖例の記録は現在に至るまで保存されており、今回の調査にはこれらの保存された資料およびその統計資料を用いている。図1は検案例の死因別

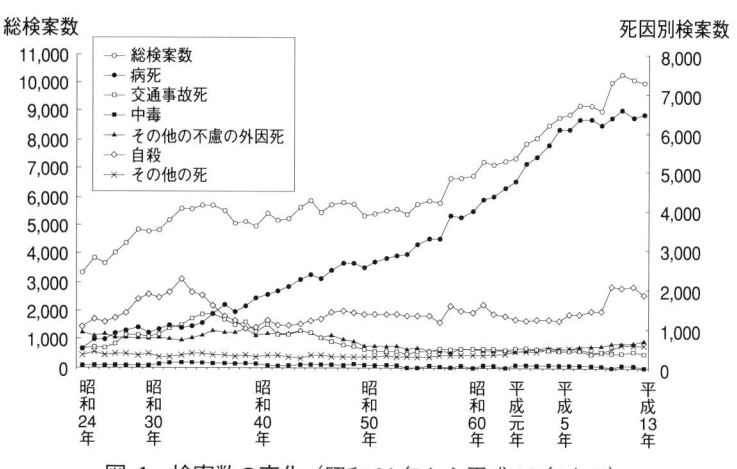

図1. 検案数の変化（昭和24年から平成13年まで）

変化で、昭和23年は年度開始であるのでこの図には入れていない。昭和24年は全検案例数は3,298例であったが近年は年間1万例前後に達し、そのうち病死例扱いが主体となっているが自殺例がそれに次いでいる。この52年間の総検案例中病死は16万6,231例(49.6%)、自殺が7万6,169例(22.7%)、交通事故死3万4,284例(10.2%)、中毒死4,238例(1.3%)、その他不慮の外因死3万5,721例(10.6%)、その他の死1万8,784例(5.6%)であった。

2. 東京23区内における自殺の実態

1 調査資料および調査方法

前述したように、創設以来蓄積された報告書・統計資料を用いて、男女別、年齢別、手段別に解析した。昭和63年より導入されたデータベースシステムを使用して動機、精神疾患の既往、遺書の有無に関しての調査を行ったが、昭和63年は導入開始年でありデータ蓄積などに多少難があるため平成元年からのデータを使用した。

2 結果

a 総検案数および死因別検案数の変化

図1に示すようにこの52年間の23区内の自殺者数は昭和39年を除き交通事故死数を上回っており、この期間の総自殺者数は7万6,169例(男性4万7,268例、女性2万8,901例)であった。この期間の変遷は昭和33年の年間2,239例を最大とする30年代前半と平成10年の2,082例を最大とするここ数年に大きなピークが認められ、昭和60年前後に低いピークが認められている。平成13年は自殺者数は減少しているが、これは単年度の変動なのか再増加するかは今後の時間経過を待たねばならない。

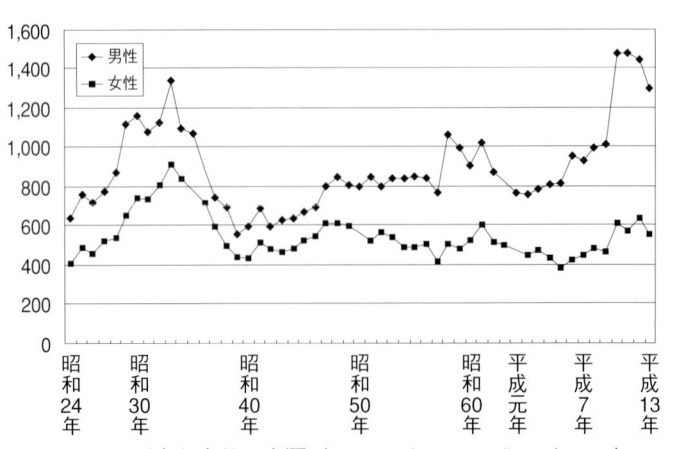

図2. 男女別自殺者数の変遷 (昭和24年から平成13年まで)

図 3. 男女別自殺者数の変遷

図 4. 年齢別自殺者数の変化（昭和24年から平成13年）

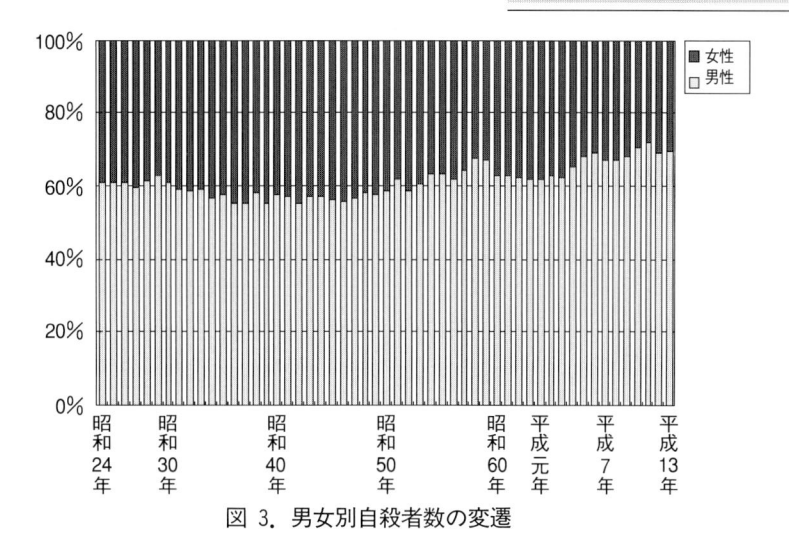

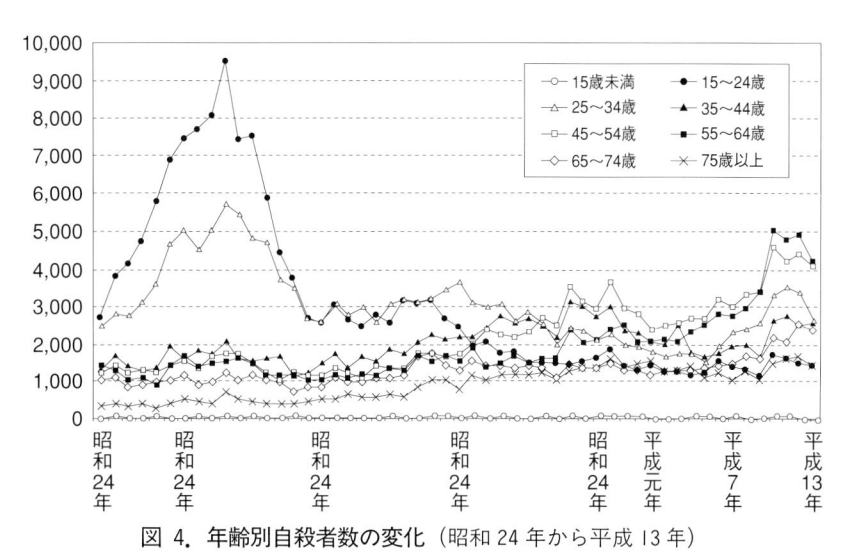

b 男女別自殺者数の変化

図2のように男性の自殺者数は常に女性を上回り、ピークも先鋭化するが平成に入っては男性の自殺者数の増加が著しく、昭和30年代前半より多くの男性自殺者が認められている。また図3に示すように総自殺者数に占める男性の割合も次第に高まり、70%に達している。

■男性の自殺者数

c 年齢階層別の自殺者数の変化

図4に年齢階層別の自殺者数の変化を示す。昭和30年代のピークを形成していた年齢階層は15〜34歳にかけてであり、最近は47〜74歳の中高年層である。24歳以下の年齢階層はここ20年ほどはあまり変動をみせていない。また75歳以上の後期高齢者の自殺者数も大きな変動をみせていない。さらに男女別に検討したものが図5、図6で、最近の25歳以上の男性自殺者の増加が目立つ。男性の中年層の自殺者はピークアウトしたような印象があるが、高齢者の自殺はいまだ増加傾向にある。

■男性自殺者の増加
■高齢者の自殺

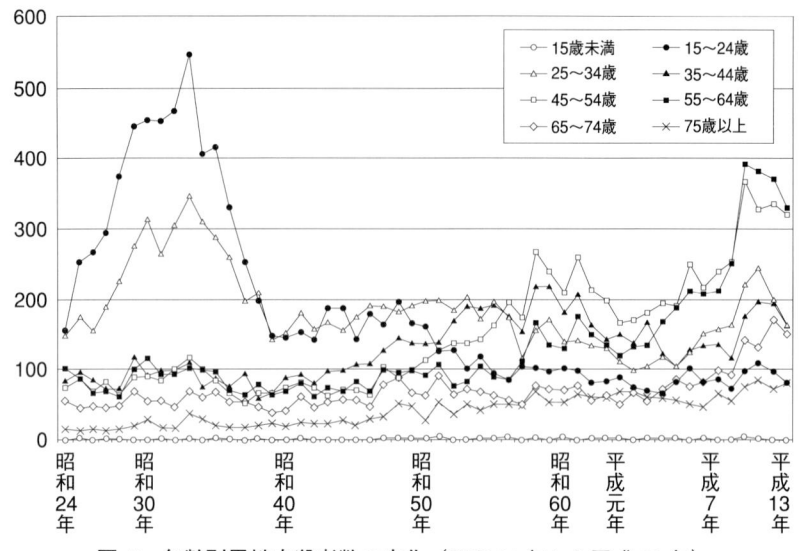

図 5. 年齢別男性自殺者数の変化（昭和 24 年から平成 13 年）

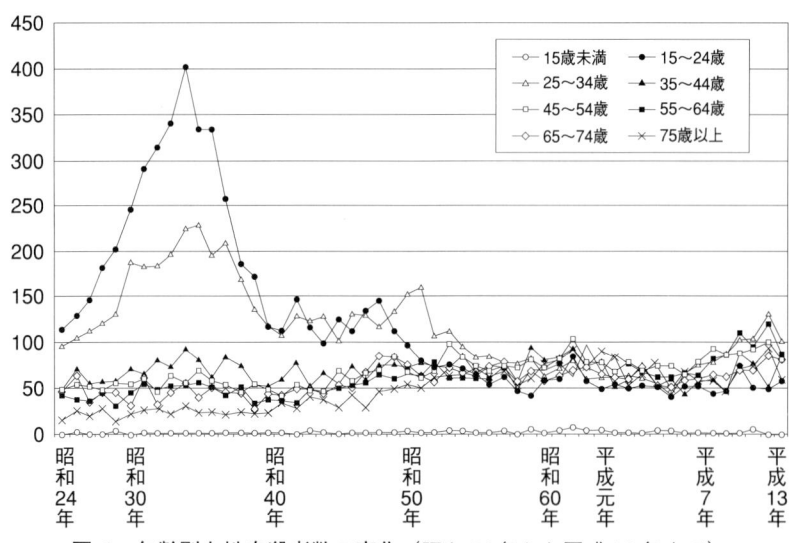

図 6. 年齢別女性自殺者数の変化（昭和 24 年から平成 13 年まで）

女性においては、男性のように平成の自殺者の増加は目立たないが中年期から初老期にかけてやや増加傾向にある。

d 自殺手段

　自殺の手段を縊死（いわゆる首つり）、入水による溺死、交通機関への飛び込み、高所よりの飛び降り、中毒、鋭利な刃器による自傷、その他に大別して検討した。ここにいう中毒死には、医薬品、農薬、その他の劇毒物、一酸化炭素などすべての中毒を含めている。この 52 年間で縊死 2 万 5,832 例（33.9%）、溺死 4,813 例（6.3%）、交通機関への飛び込み 8,002 例（10.5%）、高所よりの飛び降り 1 万 0,138 例（13.3%）、中毒 2 万 2,239 例（29.2%）、鋭器による自傷 2,080 例（2.7%）、

■縊死
■入水による溺死
■交通機関への飛び込み
■飛び降り
■中毒
■自傷
■その他

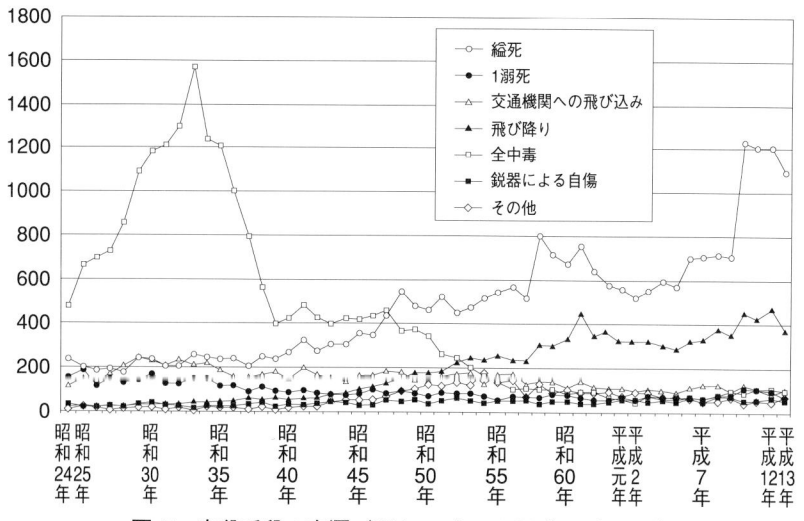

図 7. 自殺手段の変遷（昭和 24 年から平成 13 年まで）

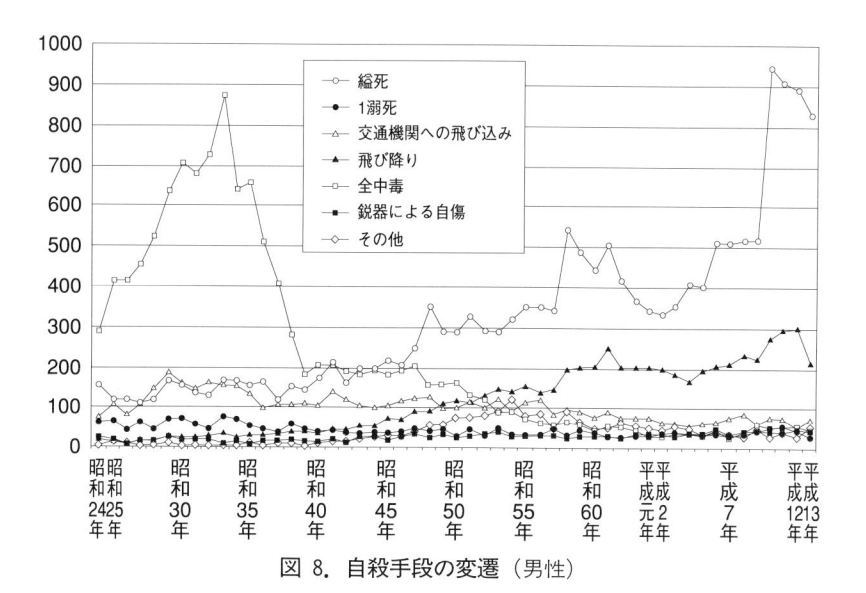

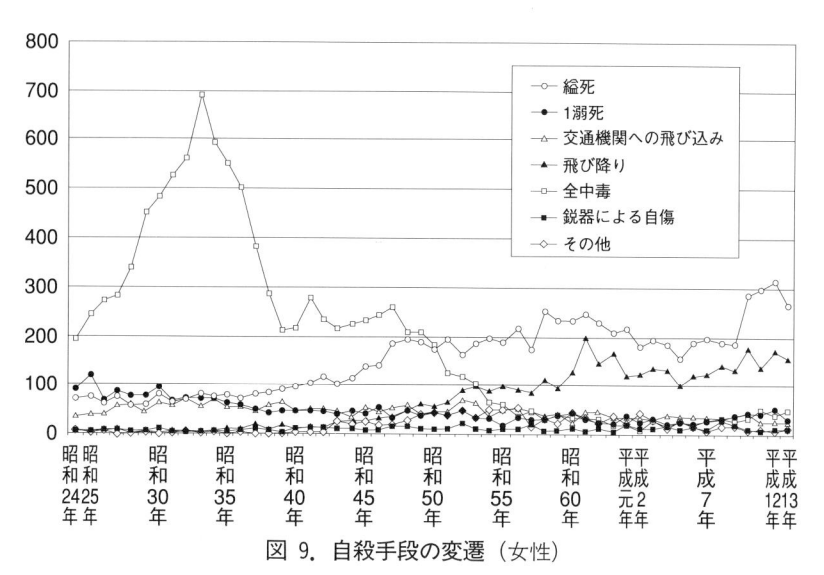

図 8. 自殺手段の変遷（男性）

図 9. 自殺手段の変遷（女性）

その他 3,066 例 (4%) であった。男女別にみると男性では縊死 1 万 7,437 例、溺死 2,366 例、交通機関への飛び込み 5,515 例、飛び降り 6,402 例、中毒 1 万 1,978 例、鋭器による自傷 1,510 例、その他 2,060 例で、女性ではそれぞれ 8,395 例、2,449 例、2,487 例、3,743 例、1 万 0,261 例、570 例、996 例であった。自殺手段の経年変化を図 7 に示すが、昭和 47 年までは中毒によるものが第 1 位で以後は縊死が自殺手段の第 1 位となり、昭和 53 年からは高所からの飛び降りが第 2 位の自殺手段となっている。これを男女別にみたものがそれぞれ図 8、図 9 で、主な自殺手段は縊死、高所からの飛び降りとなる。女性は以前は大多数が中毒であったため全体としての中毒死が多いが、経年的にみると最近では縊死、高所よりの飛び降りが主たる手段となっている。

e. 自殺手段の詳細

i. 中毒

図 10 に中毒死の年齢階層別経年変化を示す。この手段は主として青年期に使用されていたが最近は著減している。当院で扱う中毒自殺の代表的なものは睡眠剤・向精神薬、一酸化炭素、青酸化合物である。また以前は殺鼠剤として使用されていた黄燐などもありこれらに関して検討した。催眠剤・向精神薬とは、異論があるとは思われるが、単剤使用ばかりとはいえないため睡眠剤、鎮静剤、抗精神病薬、抗うつ薬、抗そう薬、抗不安薬を含めている。一酸化炭素の分析を行い始めたのが昭和 26 年からであり、この検討に関しては昭和 26 年から平成 13 年の 51 年間のデータを用いている。男女別に中毒手段を検討したものが図 11 で男女ともに催眠剤・向精神薬中毒例が多く、次いで一酸化炭素中毒、青酸化合物中毒となる。経年変化をみたものが図 12 で睡眠剤・向精神薬は昭和 20 年代から 30 年代にかけて多く、一酸化炭素中毒は昭和 30 年代から 50 年代前半に多く、青酸化合物中毒は昭和 30 年代

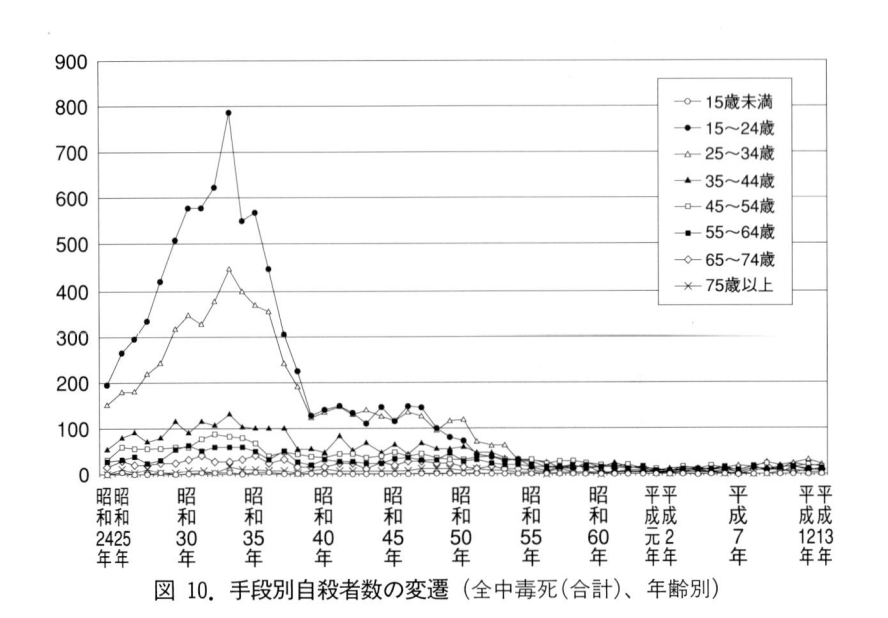

■睡眠剤・向精神薬
■一酸化炭素
■青酸化合物

■睡眠剤・向精神薬は昭和 20 年代から 30 年代
■一酸化炭素中毒は昭和 30 年代から 50 年代前半

図 10. 手段別自殺者数の変遷（全中毒死（合計）、年齢別）

監察医の目から見た自殺の実態

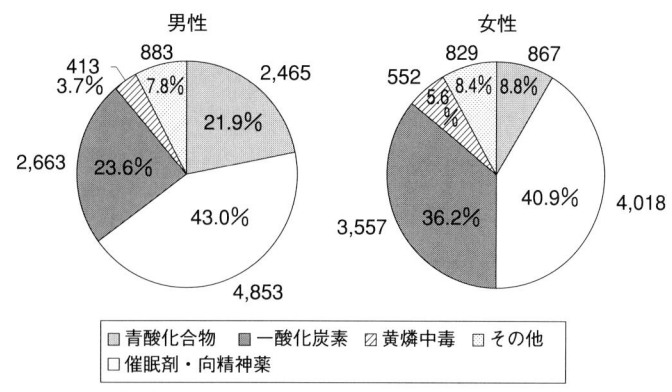

図11. 中毒手段別自殺者数（昭和26年から平成13年まで）

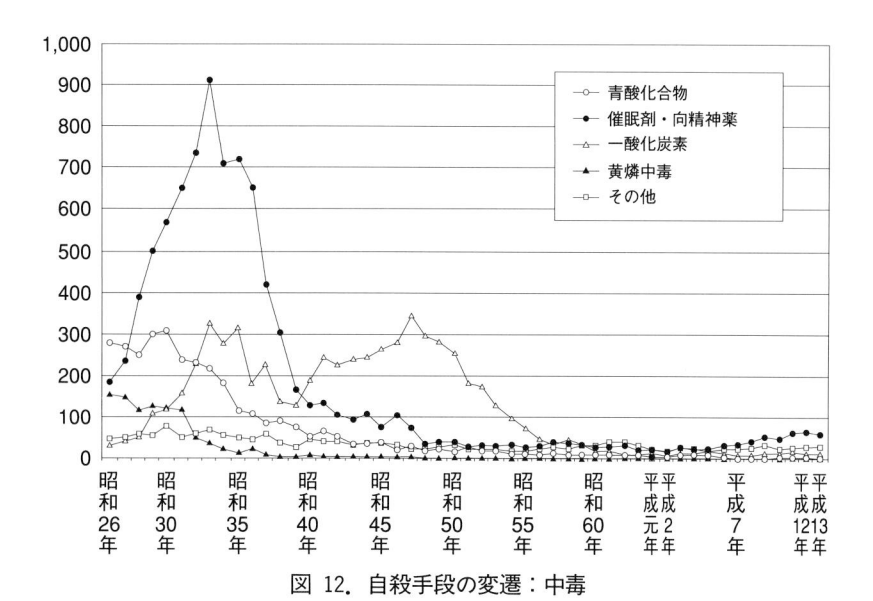

男性: 青酸化合物 413 (3.7%), 一酸化炭素 2,663 (23.6%), 黄燐中毒 883 (7.8%), その他 2,465 (21.9%), 催眠剤・向精神薬 4,853 (43.0%)

女性: 青酸化合物 552 (5.6%), 一酸化炭素 3,557 (36.2%), 黄燐中毒 ，その他 829 (8.4%), 催眠剤・向精神薬 4,018 (40.9%), 867 (8.8%)

図12. 自殺手段の変遷：中毒

図13. 睡眠剤・向精神薬中毒自殺（年齢階層別）

247

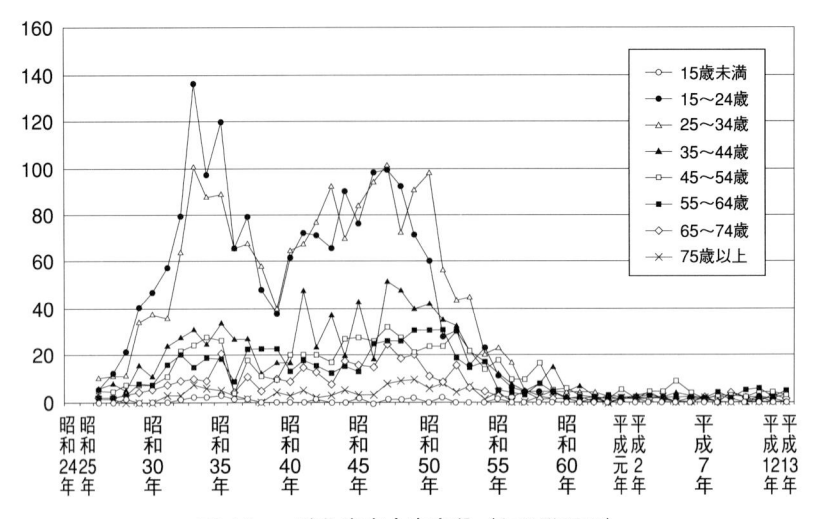

図 14. 一酸化炭素中毒自殺（年齢階層別）

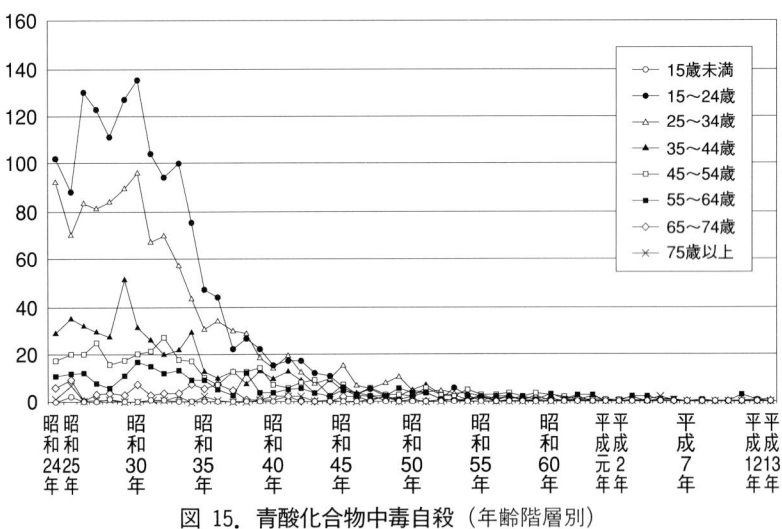

図 15. 青酸化合物中毒自殺（年齢階層別）

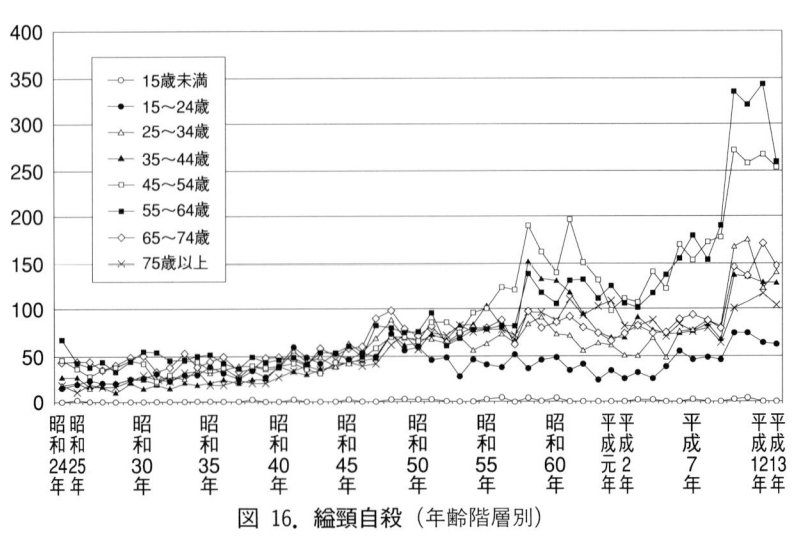

図 16. 縊頸自殺（年齢階層別）

図 17．飛び降り自殺（年齢階層別）

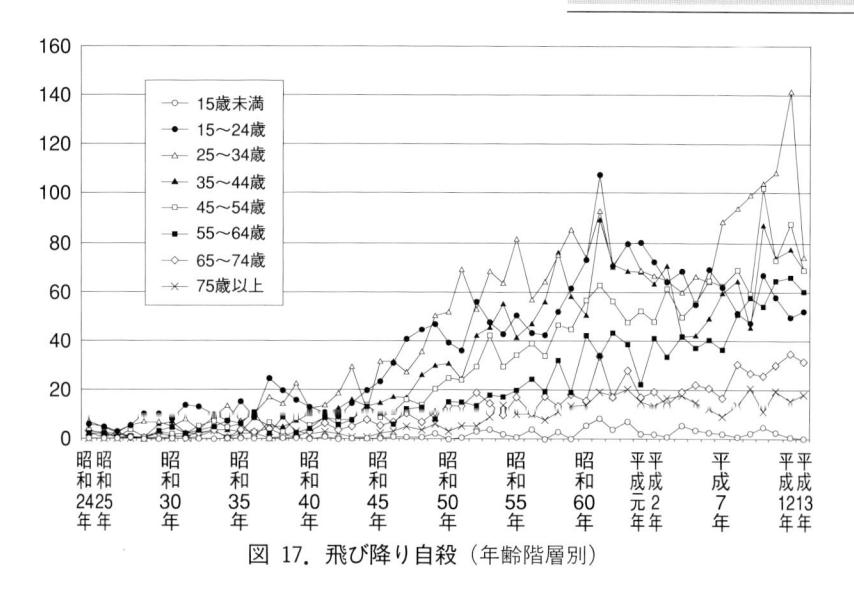

後半までに多く認められる。青酸化合物、睡眠剤・向精神薬は以前は管理が不十分で入手が容易であったこと、一酸化炭素中毒に関してはかつては都市ガスに一酸化炭素が含有されていたこと、黄燐に関しては殺鼠剤として使用されていたため使用がいずれも比較的容易であったため使用頻度が高かったものと思われる。図 13 に睡眠剤・向精神薬中毒死の、図 14 に一酸化炭素中毒死の、図 15 に青酸化合物中毒死の年齢階層別の変遷を示すが、いずれにおいても死亡者の主体をなすのは 15～44 歳までの年齢階層で、特に図示はしないが男女別に検討しても同様の結果が得られた。

■青酸化合物中毒は昭和 30 年代後半
■15～44 歳までの年齢階層

ii．縊死（いわゆる首つり自殺）

現在では自殺手段の第 1 位を占めている。図 16 に縊死の年齢階層別経年変化を示す。中毒自殺よりやや年齢階層が高く、45～64 歳までの自殺手段として多用されている。今回図示をしないが男女別にみると男性は中高年の症例が多く、女性は年齢による差があまり認められなかった。

■45～64 歳
■男性は中高年の症例が多い

iii．高所からの飛び降り

自殺手段の第 2 位を現在占めており、23 区内の高層建築物の増加に平行しているように思われる。図 17 に年齢階層別の変遷を示すが、青・壮年期から初老期の症例が多い。以前は特定の地域群で多く認められ、その報道の度に新たな事例を招いたり、タレントの死亡に対する後追いがみられたようであるが、最近は報道の機会が減少したこと、地域での飛び降り防止柵の設置などにより他の地域や進入容易な高層建築物の選択などにより分散化が進行している。男女別に検討したが同様の結果であった。

■青・壮年期から初老期

iv．交通機関への飛び込み

図 18 に年齢階層別の変遷を示すが、以前は青年期に多く認めていたが最近は中年から初老期の割合が高くなってきている。特に図示はしないが男女別に検討し

■中年から初老期

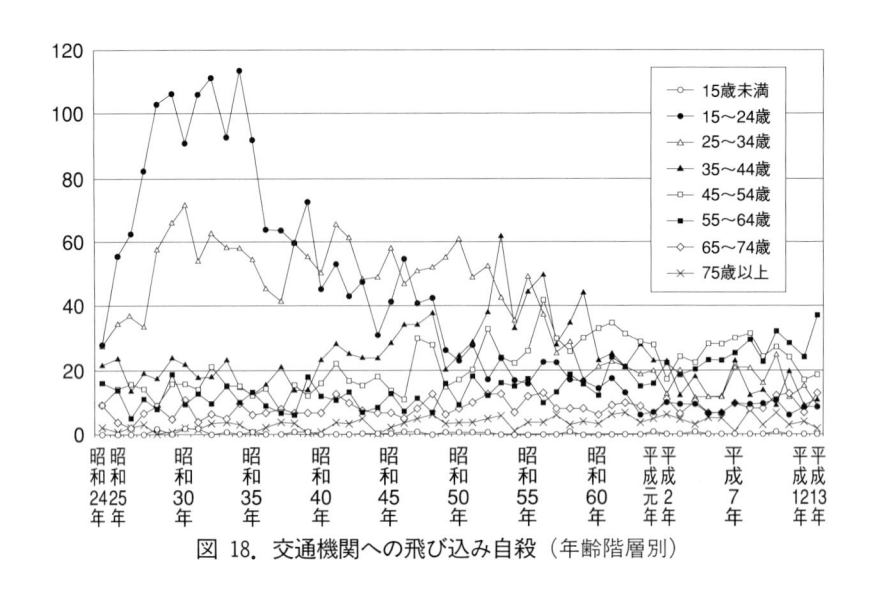

図 18．交通機関への飛び込み自殺（年齢階層別）

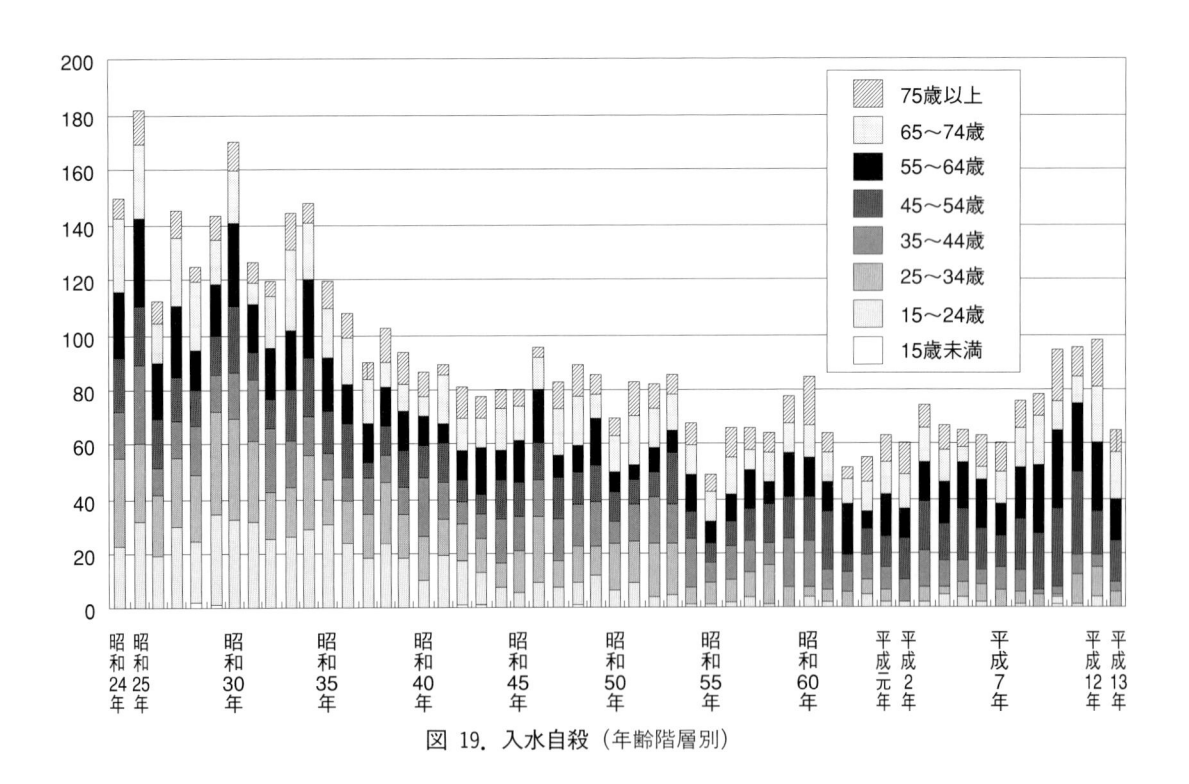

図 19．入水自殺（年齢階層別）

ても同様であった。

 v．溺死

 図 19 に年齢階層別に変化をみたものであるが、最近やや増加傾向にあった。また以前は青年期の例が多かったが、最近は中高年が主となっている。特に図示はしないが男女別では昭和 35 年頃までは女性にやや多くみられたが、以後は男女ほぼ同

■中高年が主

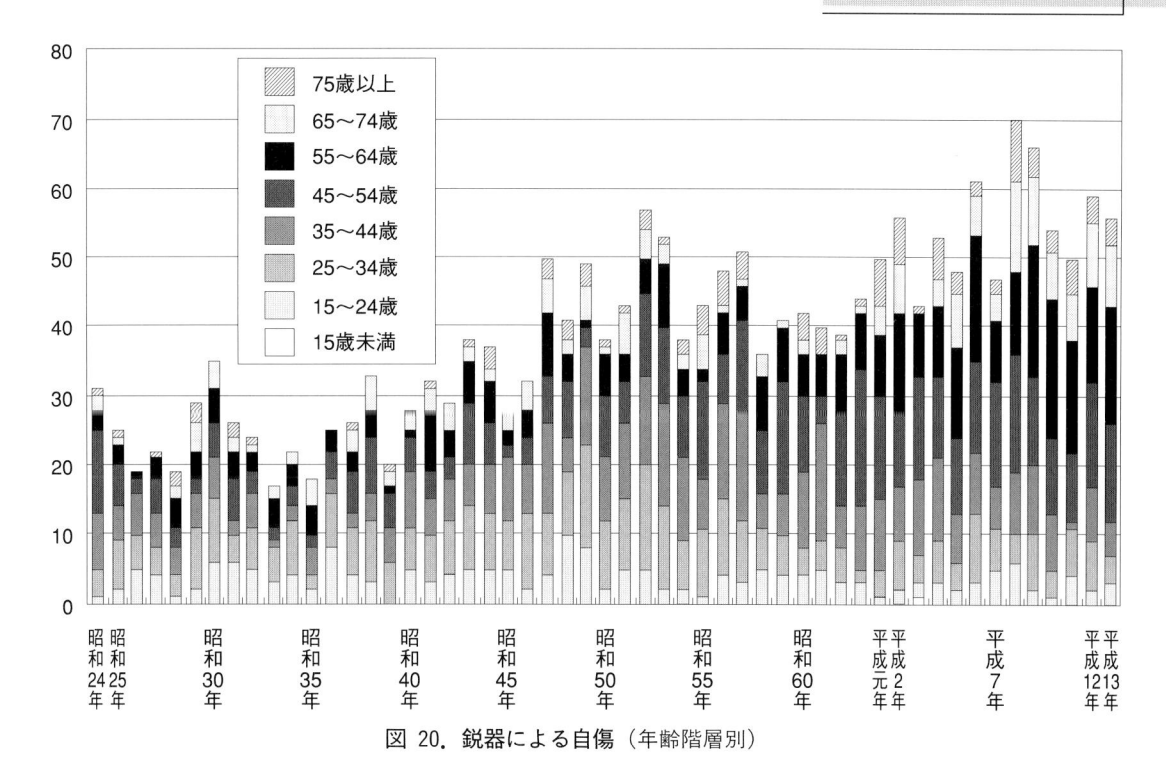

図 20．鋭器による自傷（年齢階層別）

数となっている。しかし自他殺、事故の判別のつかない身元不詳の水中死体も年間50〜100例程度みられるため、実際は、入水による自殺はもっと多い可能性がある。

vi．鋭器による自傷

増加傾向

図20に年齢階層別の変化を示す。全体的に増加傾向を認め、中高年の占める割合が増加してきている。今回は図示はしないが男女別検討すると、男性は全体に増加傾向を示し、中高年の割合が増加してきているのに対し、女性では年間発生件数の変動が大きく、年齢階層の変動も大きかった。

vii．その他の手段

感電自殺
焼身自殺
感電自殺の特徴は男性例

その他の手段として感電自殺、焼身自殺などさまざまな手段がある。感電自殺の特徴は男性例が圧倒的に多いことである。平成13年までに658例認められているが、うち男性は619例（94％）を占める。特に図示はしないが、最近は年間10例前後で青壮年がほとんどを占める。焼身および高温の湯をかぶるなどの熱傷による自殺は現在までに723例（男性429例、女性294例）認められ、今回特に図示しないが全体には増加傾向にあり、中高年が大半を占める。

f 自殺動機に関しての検討

自殺動機の推定は実際のところ動機の書かれた遺書のある場合を除き非常に困難である。われわれ東京都監察医は自宅、病院などの死亡現場、警察署に出向き、その時点で警察の検視担当者から死亡前後の状況、既往歴などを聴取し、死体検案を行い死因を決定するのであるが、自他殺、事故などは警察の捜査によって判明する

図 21. 動機別自殺者数

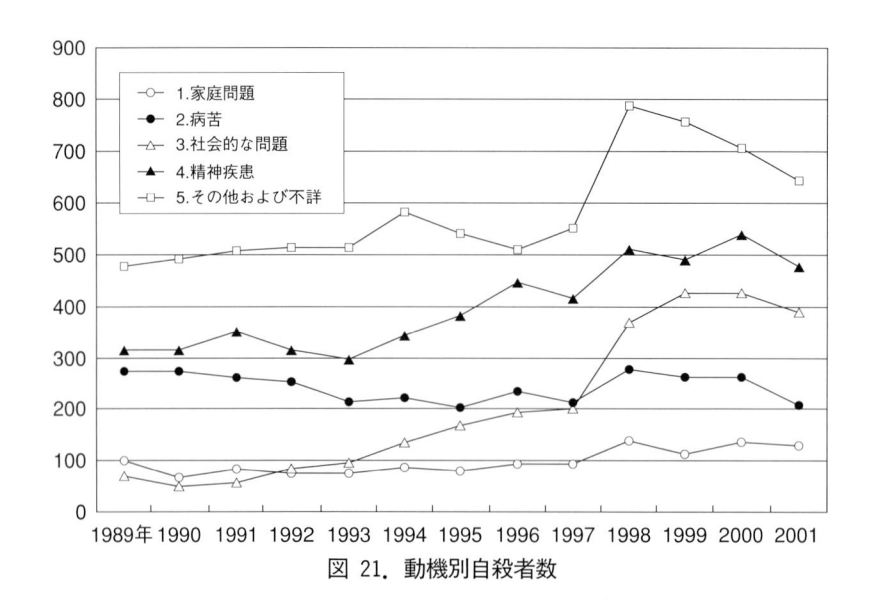

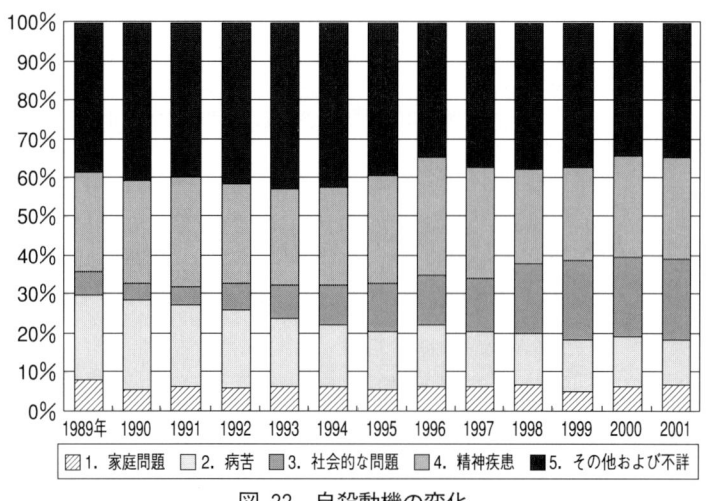

図 22. 自殺動機の変化

事柄であるので警察の捜査を待たざるを得ない。それゆえ担当係官の捜査により自殺動機が決定されることが多いのが実際であるし、また捜査されても実際動機が明らかとならないことも多々あるが、今回検案現場で担当官の捜査結果および各監察医の現場での判断による自殺動機の振り分けの結果を今回の自殺動機として扱う。
当院では自殺動機は、①家庭問題、②病苦、③社会的問題、④精神疾患、⑤その他および不詳、の5群に大別して扱っている。家庭不和、家族内での疎外、家族の病気や死亡が誘因の場合は①の家庭問題に、精神疾患を除く疾病が誘因の場合は②の病苦に、家庭内問題、借金、事業不振などが明らかでなく、誘因がはっきりしないが精神疾患を有する場合、言い換えれば精神疾患を有する以外動機が明らかでない場合は③の精神疾患に、借金、事業不振、生活苦、いわゆるリストラによる解雇や職務の加重負担による場合は④の社会的問題に分類される。いろいろ異論はあるで

監察医の目から見た自殺の実態

図 23. 動機別自殺者数（男性）

図 24. 動機別自殺者数（女性）

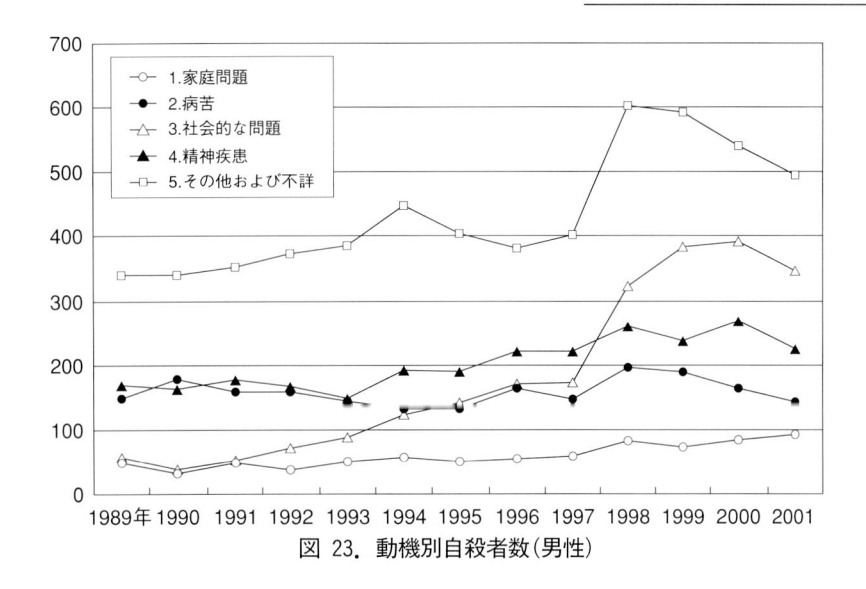

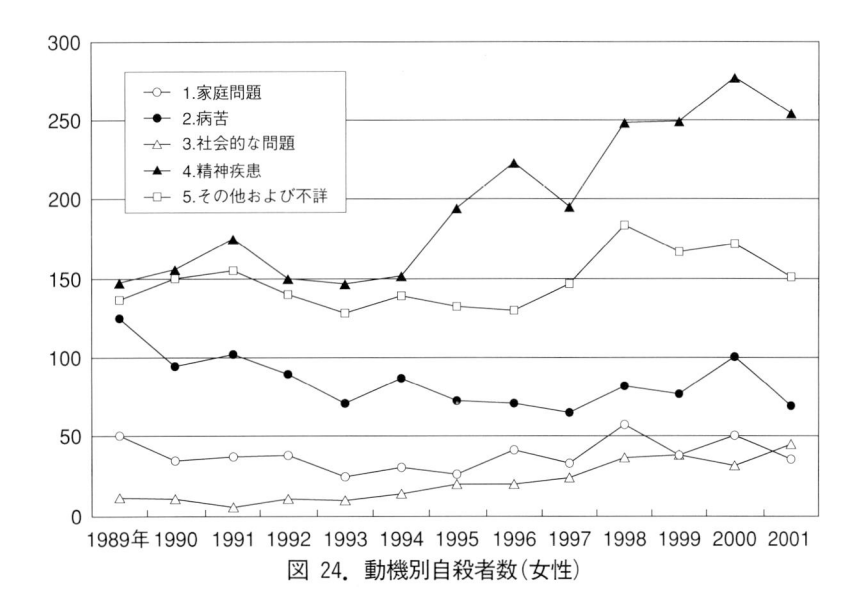

あろうが、われわれの施設では精神疾患とは統合失調症、躁うつ病、神経症、非定型精神病などすべての精神疾患を総合して精神疾患としている。この検討には平成元年から平成13年までのデータベース化されたデータを使用している。

　図21に自殺動機別の変遷を示す。家庭問題、病苦例にこの期間に目立った変化はみられないが、社会的な問題、精神疾患の増加、殊に社会的な問題の急激な増加が目立つ。図22は各年ごとの自殺動機の割合の変化を示すがやはり社会的問題の占める割合も増加してきている。図23、図24に男女別に検討したものを示すが男性では社会的な問題の急増、女性では精神疾患増加が目立った。また社会的問題に関し

253

図 25．自殺動機：社会的問題（年齢階層別）

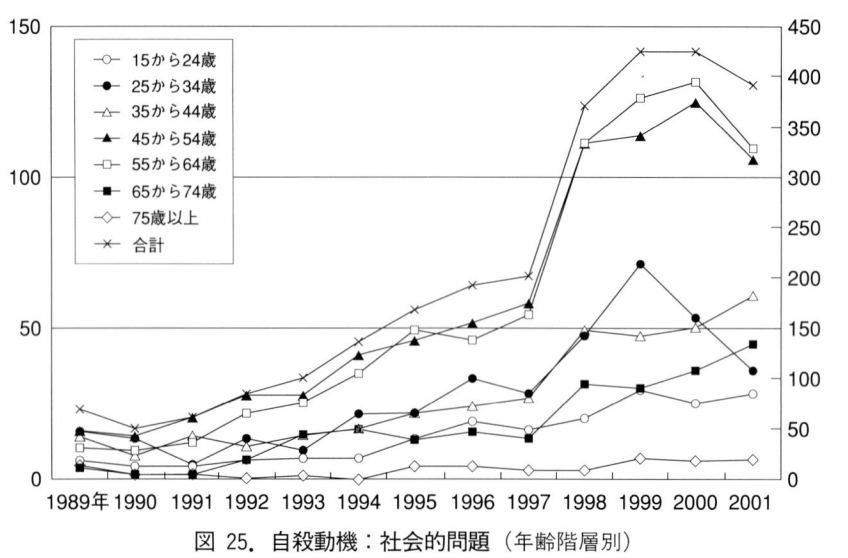

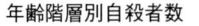

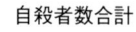

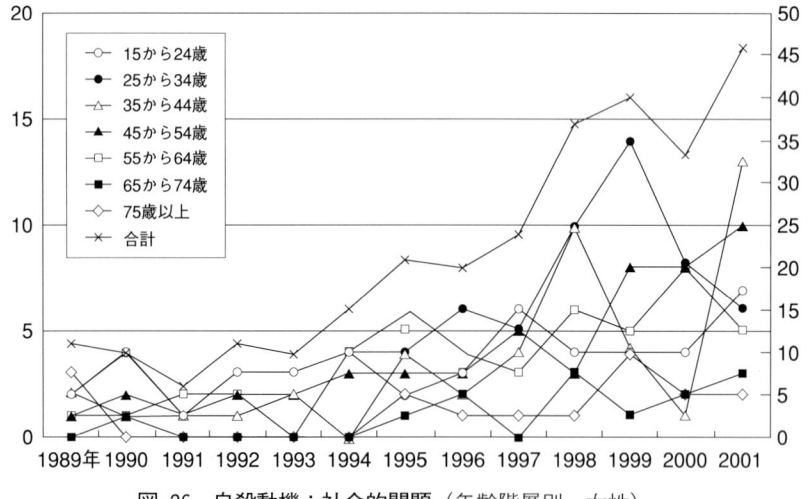

図 26．自殺動機：社会的問題（年齢階層別、女性）

て年齢階層別、男女別に検討した。図 25 に男女合計の年齢階層別変化を示すが、1997 年を境に急増し中年から初老期にかけては減少傾向を示し始めたが依然としてバブル経済崩壊頃の状態に復しているわけではない。図示はしないが男性は全体と同様の傾向で、女性は図 26 のごとく全体として増加傾向が続いている。

●●●おわりに

　警視庁発表の自殺者数はここ 4 年は年間 3 万人を超え、近年増加が目立つことが最近よく取り沙汰されているが、東京 23 区内における自殺者数も増加の一途をたどってきていた。昨年は自殺者数がやや減少に転じてきたが、この減少は単年度の

ものかそうでないかは今後の時間経過を待たねばならないが、減少傾向が進むことを願ってやまない。最近の自殺者の増加はやはり働き盛りの男性の増加が目立っているが、23区内ではその全体数は減少に転じてきてはいる。しかしまだ正確な把握と解析はできてはいないが、日頃の監察医活動の中で体験することの1つにいわゆる過労自殺と呼ばれる一群がある。職場でのいわゆるリストラによる人員減少が招く業務の過剰負担、リストラをする側、またリストラを受けずに職場に残った罪悪感、人員減少による個人の精神的距離の過剰な接近などといった精神的ストレスの増加が招く過労自殺に遭遇する機会は増加してきている印象がある。

■過労自殺

また老人の自殺者の増加はまだ止まっているわけではない。老人の自殺に関して当院元院長の上野[2]は昭和56年にその数の多さ、動機に家庭環境が大きく関与していると報告しているが、現在は当時に比しさらに老年人口の伸びに伴った老人の自殺者数が増加している。私の行った調査結果を平成14年の第44回老年医学会で報告したが[3]、男性老人の自殺者の増加、単位人口あたりの老人の自殺率の上昇、独居老人および夫婦のみでの生活の老人の自殺者の増加が認められた。さらに老人の自殺動機においても借金や経済的問題といった社会的な問題の増加が認められた。上野らの報告[2]は当時社会的に重大な警告として取りあげられたが、現在においても重大な問題であろう。

■独居老人
■夫婦
■社会的な問題の増加

青壮年の自殺は社会的、経済的に重大な損失があり、医学的対処ばかりではなく職場、企業、自治体、さらには国家も含めた集学的で速やかな対策が必要と思われる。老人に関しては現在の社会的、経済的閉塞状態の持続、また現在行われている老人医療の見直しなどを考慮すると、今後その自殺者数の低下、自殺率の改善につながってゆく状況の好転はこのままでは望み難くやはり早急な対策が必要と思われる。

(濱松晶彦)

■ 文　献 ■

1) 異状死ガイドライン．日法医誌 48(5)：357-358, 1994.
2) 上野正彦, ほか：老人の自殺．日大医誌 40(10)：1109-1119, 1981.
3) 濱松晶彦, ほか：23区内における老年者の急死に関して．日老医誌 39(臨時増刊)：97, 2002.

いのちの電話と自殺予防活動
— 危機介入マニュアルの試み —

■電話相談

●●●● **はじめに**

　英国で自殺予防の電話相談が始まったのが、1953年のことであったから、この運動も半世紀を経ようとしている。わが国でも東京で「いのちの電話」が開始されてから30年が経過した。はたして電話で自殺が防げるのかという疑問をよそに、この運動は全国的に拡大され、50センターに8,000人の相談員を擁する組織に成長した。

　もっともこうした取り組みにもかかわらず、1998年から2000年にかけての3年間、自殺者数は毎年3万件の大台を超えている。こうした実態を看過できず、厚生労働省は平成13年度に初めて自殺予防関連事業を予算化し、関係機関への研究委託、有識者懇話会の招集と並んで、全国のいのちの電話を一週間だけオンラインでつなぐ「自殺予防いのちの電話」を設置、同年12月に実施した。全国50センターのうち48センターがこれに参加、動員された電話相談員は3,208人に達した。アクセスした総件数は9万3,000件あまり、相談に至った件数は1万2,487件に達した。「自殺予防」と銘打ったこともあり、普段の東京いのちの電話で占めている自殺問題比率が7.5%であるのに対して、今回は実に33%に達した。折からリストラがらみの自殺問題などが多数訴えられるなど、現代日本における自殺問題の深刻さを痛感させられたのである。自殺問題比率の高さもさることながら、今回予想外であったのは、中高年齢層からの訴えが多かったという実態である（**表1**）[1]。このことは四半世紀前の1977年、いのちの電話の初期の頃に分析した相談全体に占める自殺数と世代別分布をみれば明らかである（**図1**）[2]。この変遷の理由として高齢化と少子化を挙げることができるが、中高年世代にとっても電話利用意識が変化し、電話が情緒的コミュニケーションのメディアとして徐々に受け入れられてきたのであろう。殊にこの傾向は女性において顕著である。

■自殺予防いのちの電話

　もっともアンビバレントな若い世代に比べると、中高年世代にとって人に悩みを打ち明けることは抵抗があるようだ。相談とは弱音を吐くことだと思い込み、男は黙って耐えるべきであるとする倫理観が強いためであろうか、あるいは男の見栄というべきか、たとえ面と向かう関係でも、自らの内面を語ろうとはしない。電話であれ面接であれなかなかアクセスできない世代であって、人間関係をつくるためにさまざまな方法が構築される必要があろう。

表 1. フリーダイヤル「自殺予防いのちの電話」・自殺志向分布
(2001年12月1日～7日)

問題	男	女	計
人生	690	665	1355
家族	55	247	302
夫婦	30	147	177
男女	13	42	55
対人	33	64	97
精神・保健	294	501	795
教育	10	28	38
性	7	7	14
法律経済	87	59	146
情報提供	17	12	29
その他	22	7	29
総計	1258	1779	3037

年代	男	女	計
小学生	1	2	3
中学生	21	10	31
高校生	16	29	45
以外	11	43	54
20代	181	354	535
30代	340	394	734
40代	273	297	570
50代	202	318	520
60代	78	139	217
70代以上	37	53	90
不明	98	140	238
総計	1258	1779	3037

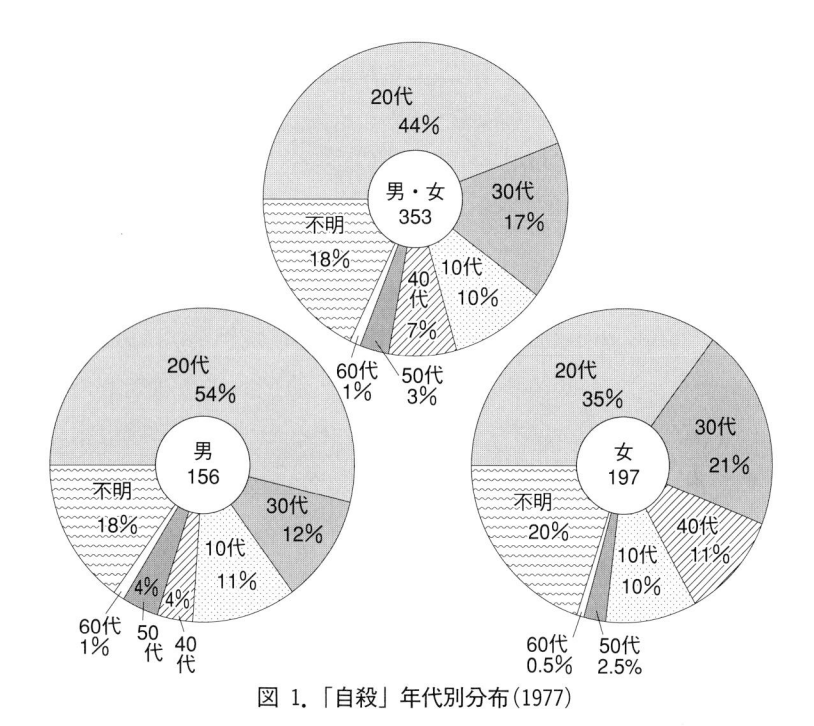

図 1.「自殺」年代別分布(1977)

■■■ 1. 電話と面接による相乗的な効果

　匿名で面と向かう必要のない電話相談は、不安の強いかけ手に相性がいいのかなんらかの精神疾患をもつ者が多いのが特徴である。このため東京いのちの電話では初期の頃から電話相談に併設して、精神科・心理クリニックを設置、治療的な対応をしている。電話と面接治療があいまって相乗的な治療効果があるという認識に立っている。東京いのちの電話は面接部門のうち精神科だけでも年間300件近い治療的な面接を実施している。まずボランティアである電話相談員が相談を受け、必

■電話と面接治療

表 2. 2001年度(1～12月)精神科面接　診断名別分布・診断名別延人数

(下段%)

診断名	実数 男	実数 女	実数 計	延人数 男	延人数 女	延人数 計
統合失調症（精神分裂病）	8 34.8	4 16.7	12 25.5	44 38.6	16 12.8	60 25.1
うつ病	2 8.7	5 20.8	7 14.9	5 4.4	29 23.2	34 14.2
神経症	10 43.5	13 54.1	23 48.9	37 32.4	78 62.4	115 48.1
登校拒否・家庭内暴力	1 4.3	1 4.2	2 4.3	13 11.4	1 0.8	14 5.9
その他	2 8.7	1 4.2	3 6.4	15 13.2	1 0.8	16 6.7
合計	23 100.0	24 100.0	47 100.0	114 100.0	125 100.0	239 100.0

　要に応じて専門家による面接相談に回すというシステムが、危機にある人たちのこころに訴えるのであろうか、圧倒的な社会的ニーズに応えている。

　因みに2001年度に精神科面接室を訪れた患者の診断名別分布は別表のようになっている（表2）。この面接室に来訪した患者はこの30年近くの間、既に2万件に達しようとしている。一般の精神科外来に比べると、いのちの電話の面接は長時間を要し、まずかなり根深い医療不信が見受けられ、また既に精神科クリニックなど他の治療機関を受診していることが多いのが特徴である。こうした患者についていえば、いわゆる人格障害と思われるケースが顕著である。もともと電話相談には、人格障害ないしは境界例的な性格をもつ利用者が多く占めることは海外でも報告されており、電話相談は彼らにとって親和性が高いという指摘もある[3]。

■境界例的な事例

　自殺問題についても、いのちの電話をはじめ電話で訴えられるケースはまだ、あれかこれかと迷っているアンビバレントな状況にあるのであって、その手段は致命的なものではない。睡眠薬や手首切りで自殺を図ろうとして、不安になり電話相談で訴えてくるケースは極めて境界例的な事例ともいえようか。しかもこのような訴えはしばしば攻撃的ないしは常習化する傾向にある。このような事例はできるだけ面接相談に回すように心がけているが、面接には抵抗があり、やはり電話の方が相性がよいのである。

■■2. いのちの電話は救急医療ではない

　いのちの電話における自殺の訴えは、上記のようにアンビバレントでアピール性の強い性格をもっているが、いわゆる救急医療的な対応にはふさわしくない。訴えは深刻に受け止めなければならないが、すぐ救急車の出動を要請するという性質のものではない。死にたいと言語的に訴えている限りにおいて、直ちに警察消防が介入することは好ましいことではなく、実際問題としてなんらの解決にもならないの

である。

　いのちの電話での自殺予防は地味で目立たない出会いの中にある。死ぬことをこころに決めながらも、それを人に訴えてくるのは自殺者特有なアンビバレントな心理であり、そこには救済願望や再生願望がある。いやもっと平たくいえば、自分の苦しい気持ちが理解されていない、それをわかってほしいという訴えなのである。この場合に望ましい対応は、救急的な措置や保護ないしは治療ではない。何かをしてあげなければいけないという発想ではなく、今、ここで、訴えられた叫びに共感することである。言い換えれば相手のネガティブな気持ちを否定せずに共有することである。

■救済願望
■再生願望

3. 電話相談での自殺危機への介入

　それでは電話相談では自殺危機にどう対応しているのか。上述した厚生労働省支援「自殺予防　いのちの電話」実施に際して作成された相談員のためのマニュアルの概略を紹介しよう。なおこのマニュアルは各地方いのちの電話センターで従来から実際に使われてきたいくつかの手引きを筆者がまとめたものである。

1 危機介入の基本線

　いのちの電話の目的は、自殺をはじめとするこころの危機を未然に防ぐことです。しかしいのちの電話は自殺予防の救急センターや救急医療病院ではありません。自殺危機の現場に出向いて一命を救うといったエピソードがないわけではありませんが、それは本来いのちの電話がすべきことでもなく、またできることでもありません。本人の所在を探って救急車で本人を入院させたというケースはなくはありません。しかしそれが本当に必要であったかについては疑問のあるところです。確かに、いのちの電話には、手首を切った、ガス栓を開いた、薬をたくさん飲んだという類の自殺のそぶりといわれる訴えは少なくありません。これは決して無視してはなりませんが、かといってすぐ救急・警察といった認識をもつべきではなく、自殺のそぶりは「救いを求める叫び」であり、自殺したいほどの気持ちをわかってほしいという訴えなのです。ですからやはり基本はその「叫び」をまず言葉として受け止めることであって、救急処置といったことに振り回されないことが肝要です。以上のような認識に立ってこのマニュアルを作成しました。

　大切な相談員の心構えは：
- 怖がりすぎないこと（怖がると堅くなったり、刺々しくなって聴けなくなってしまいます）、
- 相談員の気持を素直にぶつけること、
- "精いっぱいやろう"と腹をくくること、

でしょう。

対応Ⅰ：自殺の話またはサインがあった場合—危機的ではない場合

■自殺念慮

1. **自殺念慮を確認**「あなたは死のうと思っていますか？」、「私が間違っているかもしれませんが、あなたが死のうと思っているように思えるのですが」などと尋ねる。「はい」と答えたら、自殺の電話として対応する。

2. **助けになりたいとはっきり伝える**（以下を参考に）

   「あなたの助けになりたいのです。どうなっているのか話して頂けませんか？」

   「よくここに電話をしてくれましたね。あなたの助けになりたいと思うし、そのためにここにいるのです」「そのことを聴いてとても心配です。どうしたんですか？」

   「あなたはとても困って、死のうと思ったんですね。辛く、苦しい思いでしょうね」

   「何かたいへんなことが起こったようですね。何なのか話してくれませんか？」

   「あなたは捨て鉢になっているようですね。そのことを話して頂けませんか？」

3. **自殺の危険性を判断する**

■自殺危機評価表

   自殺の動機が話されるとき、喪失、孤独、絶望という３つの要素があり、＜普通ではない＞ことを手がかりに判断します。必要があれば「自殺危機評価表」を作成します。かけ手が見えないので、低い危険度を過剰に評価し、それに基づいて警察消防などに連絡してしまうことには責任が伴います。かけ手自身の自立心を損なうこともあります。

4. **自殺の危険性が低いと感じたら、通常の電話のように対応する**

   死のうと思う理由を話してもらい、かけ手の気持に焦点を合わせて聴く。

5. **自殺の危険性が高いと感じたら、かけ手を１人きりにしないでやや指示的に尋ねる**（「少し質問していいですか」と先に断ってから）。

   「あなたのお名前と住所、電話番号を聞かせて下さい」、「自殺を具体的に計画しているのですか？」「あなたの支えになれる人はいますか？」、「今、お酒や薬を飲んでいますか？」

対応Ⅱ：自殺企図・進行中

これは例えば「薬を飲んだ」「手首を切った」「ビルの屋上にいる」「ロープを掛けた」という言葉で訴えてくる場合であるが、これは前述したように助けを求めるアピール性の強い訴えであって、言葉に振り回されずに冷静に対応することが基本であり、ほとんど対応Ⅰで十分である。したがってこれは省略する。

むしろ「助けてくれなければ自殺する」とか「死ぬ権利がある」などと攻撃的にからんでくるケースにどう対応するかの方がより困難である。これについて手引きは次のように記している。

対決してくるかけ手への対応（一見自殺願望が強いが、時に攻撃的）

　かけ手：「もしあなたが私を助けてくれなければ自殺する。それはあなたのせいだ」

応　答：「いいえそれは違います。あなたが決めることで私のせいではありません」

（このような脅しは恐喝の一種ですから、決して屈してはいけません）

自殺の電話を受ける中で、自殺をしたいと思うのは一時的な心理状態に過ぎないと伝えて下さい。但しあまり議論や論争に引っ張り込まれないようにして下さい。

かけ手：「私には自殺する権利があるのだ。それをするのは私の勝手なんだ」

応　答：「自殺をするのは確かにあなたの選択です。でもあなたは今こうして電話を掛けてくれて、私はあなたを身近に感じるし、動揺しています。私にはあなたを見捨てるのも、自分の気持ちを無視するのもできないのです」

かけ手：「私が生きようが死のうがどうってことはないんだ」

応　答：「おそらくそれは、あなたが周りの人たちから少し孤立しているために、今は寂しくなって誰にも顧みられないと感じているからです。あなたは自分で考えている以上に、みんなにとって大切かもしれません」

かけ手：「死ぬときに痛くは感じないさ」

応　答：「そう思うかもしれませんが、誰にも本当のことはわかりません」

かけ手：「私には生きる目的がない」

応　答：「今はそう思えるのですね。でも、あなたの周りの人たちはおそらくそうは思わないでしょう。それに、状況は変化しますから、あなたの人生もずっと今のままということはありません」

4. 問題解決への取り組みと約束

最終的には、かけ手に自分でできそうな選択肢を考え出せるように仕向けることであろう。つまり社会資源や本人の持つあてなど、できるだけ多くの選択肢を集め、どれが一番よいかをかけ手に決めてもらう。自殺念慮が強い場合は、面接などの予約をするか、必ずまた電話を掛けてくるようにと約束させる。自殺傾向をもつ性格は完全主義的で律儀であり、約束を果たそうとする。また約束は明日への希望を与えるといえようか、その約束をつなぎつつ適切な治療や対応がなされていれば、本人の対処能力が機能するであろう。この辺はカプランの危機理論に添っているが、本人が以前危機に直面したときにどのように対処したかを思い起こさせることが基本である。「自殺予防いのちの電話」に際して作られた手引きは次のように展開している。

■カプランの危機理論

「あなたは以前にも困難な状況に陥ったことがありますか？　そのときは何があったんですか、そしてどう対処したんですか？」、「私がどうしたらあなたを助けられるのか言って下さい」、「もし、私たちの立場が逆だったら、あなたは私になんと言いますか、あなたは私にどんなアドバイスをしてくれますか？」

「何も答えがなかったのですが、もう一度考えてみて下さい。何かあるはずです」

　いのちの電話での自殺予防活動は、治療とか措置といった役割ではなく、対等な目線で、市民として人間として、こころの危機にかかわる問題を共有することである。これによって自殺問題が顕在化するのであって、地域への気づきをもたらす。従来、こうした「気づき」は、むしろ否定的に「寝た子を起こす」と認識されてきた。確かに多少の危険を伴うものの、むしろ危機とは顕在化すべきものである。その意味で相談とは予防的な意味で最上の危機管理といえよう。またいのちの電話として自殺遺族のためにグリーフ・ワークのセミナーを実施するなど、当事者組織の形成も必要となろう。これこそ治療的コミュニティーの目標であろう。

（斎藤友紀雄）

■グリーフ・ワーク

■参考文献■

1) 日本いのちの電話連盟（編）：「フリーダイヤル」―自殺予防いのちの電話―実施報告．2002．
2) 社会福祉法人いのちの電話（編）：いのちの共振れ．いのちの電話20年史，1991．
3) 平山正実：いのちの電話について．臨床精神医学12 (5)，1983．
4) 秋山聡平・斎藤友紀雄：自殺問題Q&A；自殺予防のために．現代のエスプリ別冊，至文堂，東京，2002．

働く者の自殺を予防するために
―過労死110番の相談活動から―

1.「自殺大国」ニッポン

■自殺率

　周知のとおり、日本の自殺者数は1998年から4年連続で3万人を突破した。人口10万人あたりの自殺数を自殺率と呼ぶが、この間の日本の自殺率は25ないし26で、かつての2倍近くとなった。

　98～99年頃の欧州連合（EU）各国平均自殺率は約12、米国で約13であり、日本より多いのは、東欧のハンガリーなどごく一部の国々に過ぎない。すなわち、日本は、今や「経済大国」というよりも、世界有数の「自殺大国」となってしまった。

1　過労死110番の相談活動から

■過労死110番

　私は、全国の弁護士、医師、職業病専門家たちとともに、1988年以来「過労死110番」の活動に参加している。この相談窓口では、合計6000件を超える相談を受けてきたが（表1参照）、そのうち600件を超える自殺（既遂）相談がきている。その大多数が、最近5年間に受けた自殺相談であり、このところ、自殺事例の相談が急速に増えている。

　電話相談を受けた自殺事例のほとんどは、仕事上の過労やストレスが主たる原因と思われるものである。警察庁では自殺の原因・動機別に一定の分類を行っており、自殺の原因・動機が「勤務問題」とされているものは、1980年には919人で、自殺に占める割合は4.4%だったが、2001年には1,756人となり、自殺総数に対する割合が5.7%に増加している。

　2001年度の統計では、「勤務問題」のほかには「健康問題」（48.7%）、「経済生活問題」（22.1%）、「家庭問題」（8.6%）、「男女問題」（2.4%）、「学校問題」（0.7%）などがある。

　このうち、「健康問題」の中には、仕事上の過労やストレスで精神障害に罹患し、精神科治療を受けていた者が含まれている。また、「経済生活問題」には、労働者がリストラ解雇によって職を失って絶望的になったケースが含まれている。

　これらを考慮すると、業務上の過労やストレスが原因（原因が競合している場合を含む）の自殺は、2001年の自殺者総数のうち少なくとも数千人に達すると私は推定する。

表 1. 全国集計結果

過労死110番全国ネット
過労死弁護団全国連絡会議

```
集計対象期間    1988年6月18日から2002年6月15日(集計途中)
集計内容       全国累計合計(件数およびパーセンテージ)結果　抜粋
```

1．合計相談件数

労災補償相談	4,225件	(62.8%)
うち　死亡事案	2,829件	
働きすぎ・予防相談	1,914件	(28.4%)
その他の相談(不明含む)	590件	(8.8%)
合　　計	6,729件	(100.0%)

2．項目別累積合計結果

〈労災補償および予防相談の合計件数6,139件の内訳〉

(1) 相談者

本人	1,139件	(18.6%)
妻	2,691件	(43.8%)
その他親族(夫を含む)	1,431件	(23.3%)
労組	72件	(1.2%)
その他・不詳	806件	(13.1%)
合　　計	6,139件	(100.0%)

(2) 年齢(当該労働者)

30歳未満	605件	(9.8%)
30〜39歳	981件	(16.0%)
40〜49歳	1,423件	(22.4%)
60歳以上	293件	(4.8%)
不　　詳	1,461件	(23.8%)
合　　計	6,139件	(100.0%)

〈労災補償の合計件数4,225件の内訳〉

(1) 被災者の性別

男　性	3,767件	(89.2%)
女　性	221件	(5.2%)
不　詳	237件	(5.6%)
合　　計	4,225件	(100.0%)

(2) 病名(相談者の述べた病名に基づく)

脳	脳出血	521件	(12.3%)
	くも膜下出血	549件	(13.0%)
	脳血栓・脳梗塞	241件	(5.7%)
心臓	心筋梗塞	415件	(9.8%)
	急性心不全	579件	(13.7%)
自殺		607件	(14.4%)
上記以外・不詳		1,313件	(31.1%)
合　　計		4,225件	(100.0%)

(3) 被災者の職種や地位などにおける発生件数
全相談内容のうち、特徴的なものを挙げた。
％は対象の合計4,030件における割合を示す。

・会社経営者、役員	162件	(4.0%)
・管理職	1,032件	(25.6%)
・現業労働者	831件	(20.6%)
・営業、事務職	954件	(23.7%)
・運転手	338件	(8.4%)
・技術者	378件	(9.4%)
・公務員	335件	(8.3%)

2．普通の労働者が自殺する時代

　表2は、ここ数年の相談例の一部を一覧表にしたものである。これらの事例につ

表2.「過労死110番」によせられた過労自殺の事例
最近約5年の期間(1997年1月1日から2001年12月31日まで)に寄せられた相談事例の一部

相談年	年齢	業種 職種	特徴
97	10代	不詳 一般職	入社後新入社員へのはだか踊りの強要を苦に自殺。
	20代	製造 技術者	トラブル処理を1人で負ったうえ、これ以上の仕事増には耐えられないと申し出たが聞き入れられず業務命令と言われ悩んだ末、自殺。
	30代	建築 経理	地方店に赴任中、赤字経営を建て直すが深夜まで仕事の連続。人間関係の対応上層部の無理解に疲れる遺書あり。
	40代	製造 総務	会社の大変な不祥事の内部調査を担当、その中で心労が重なっていた。遺書あり。
	30代	電気 技術者	長時間労働・休日出勤。辞表出したが、受理されず。遺書あり。
	30代	金融 一般事務	配置転換直後に事故で入院・悩んでいた。自宅で自殺。
	40代	飲食業	長時間労働・15年間調理師をしていたが、営業への異動話が出てから不眠。食欲減退。
	不詳	医師	勤務が非常に忙しいといっていた。
	不詳	製造	上司、同僚が辞め、1人だけに責任がかかり休日も出勤していた。出勤途中に自殺。
	不詳	運輸 技師	非常に忙しい時期を過ぎ、多少落ちついた段階でうつ病発症。その後自殺。
98	30代	製造 プログラマー	長時間労働と仕事上のトラブルから出社拒否症。胃潰瘍患い、半年前に自殺未遂。
	20代	製造 技術者	1人でトラブル処理を負わされ、出張先ホテルで自殺。出張過多・長時間労働で自宅に帰れず、会社所有のアパートに宿泊していた。
	20代	製造 技術者	連日11時頃まで残業、土日出勤も大変多かった。遺書あり。
	20代	公務員	残業が続き、深夜の帰宅も多かった。また、上司のいじめに悩んでいた。
	20代	公務員	残業が続き、深夜の帰宅も多かった。また、上司のいじめに悩んでいた。
	40代	通信 中間管理職	単身赴任中、休日出勤が続く。パソコンの導入により、仕事が増加した。遺書有。同僚で他にもノイローゼの人がいた。
	40代	通信 中間管理職	会社のトイレで自殺。うつ病気味で妻が上司に相談したが受診を反対された。
	50代	製造 技術者	会社製品へのクレーム対応に苦しみ自殺。
	50代	製造 営業	工場から不向きな営業店に出向となり、ノイローゼ気味になった。勤務中本社への報告の帰りに自殺。本人の休暇申請を認めなかった。
	50代	サービス 中間管理職	人員整理の会社方針と人員整理対象者との間に立ち、悩み自殺。
99	20代	施設職員	大卒として1人で行事企画などの責任を負う。献血ルームで3時間寝るのが唯一の睡眠場所であった。
	20代	公務員	正月も出勤せざるを得ないほど多忙な中で自殺。
	20代	製造 一般職	人事部勤務。リストラがらみのトラブル有。
	30代	御業 中間管理職	会社倒産に際してのトラブル。遺書を残して自殺。
	40代	製造 中間管理職	1カ月前トラブル発生し、対応のため残業と休日出勤を重ねた。食事も喉を通らなくなっていた。
	40代	マスコミ 中間管理職	自宅にも仕事の電話が入り、心休まる暇がなかった。

表 2. 続き

相談年	年齢	業種職種	特　徴
2000	20代	電機	担当者1人でなんとか納期に間に合わせていた。人員増員受け入れられず出張先で自殺。
	30代	サービス　中間管理職	責任が重く、残業多く休みが取れなかった。通院先の医師が休暇を取るよう言ったが、休みを取らせてもらえなかった。
	40代	マスコミ　中間管理職	慢性的に多忙。深夜0時、1時の帰宅。仕事の持ち帰りもあり、仕事の重圧を訴えていた。
	50代	流通　現業	事務職から倉庫勤務に。多忙時の人員の応援が人員不足のためなく、激務が続いていた後に自殺。
	30代	公務員　一般職	配転が何度かあった。皆から仕事を押しつけられ1人で残業の毎日。自宅でのパソコン作業もあり。「仕事に疲れた」との遺書あり。
	30代	建築	着手していた工事が未経験工法だったため事故につながるのではないかといつも心配していた。
	50代	運輸　運転手	不規則時間勤務のうえ、過重労働であったため会社に訴えていたが受け入れられず。
2001	30代	建設　主任	現場仕事の後も日報・図面作成など残業が多かった。休日も自宅でパソコン作業。単身赴任先のアパートで自殺。
	40代	高校教師	業務多忙のため長時間労働、残業過多、休日出勤、持ち帰り仕事が続き、自殺。
	50代	流通　上級管理職	長時間労働、残業過多、自殺前は眠れなかった。
	20代	飲食店　製造	長時間労働、残業が多く、うつ病を発症して自殺。
	20代	公務員	2000年問題や介護保険問題で多忙。職場の机に仕事段取りのメモ残し、家出、自殺。
	50代	製造	系列会社への異動・出向が多いうえ、会社分割による人間関係に悩む。電車に飛び込み、自殺。
	40代	医薬品　営業	合併により人員が減り、取引先の整理など、長時間過重責任の仕事が増える。自殺未遂で復帰後、再度自殺。
	30代	技術職	精神科に通院していたが自殺。残業が続き休日出勤、持ち帰り仕事も多かった。
	40代	営業職	転職後、深夜までの労働や休日出勤が続き、仕事上のトラブルも抱え、疲れていた。
	30代	技術職	出張先で自殺。仕事のミスがあったと思い悩んでいた。タイムカードなくサービス残業が続いていた。
	30代	飲食業	自宅で自殺。一カ月の残業時間が90時間。精神科に通院していた。
	30代	金融	不況で会社が合併して、慣れない仕事で疲れていた。
	30代	公務員	仕事が変わった後「自信がなくなった、眠れない」と言っていた。
	30代	製造	大きなプロジェクトで疲れていた。
	40代	製造	営業で、労働時間が不規則であった。
	20代	金融保険　一般職	勤務時間は自己申告制。休日出勤も有。仕事のトラブル有。
	40代	サービス　技術者	派遣社会として働いていた。帰宅はいつも深夜。休むと自宅まで仕事の電話が入る。亡くなる前は段々話をしなくなった。
	20代	金融保険　総合職	早朝から深夜帰宅の長時間労働の毎日。仕事のトラブル有。

いて、過労・ストレスの具体的内容を整理すると、

　①徹夜・深夜労働・休日労働などの長時間で過重な労働が原因
　②仕事の目標（販売目標や技術開発など）が達成できないために精神的ストレスが蓄積
　③リストラ人員削減が進行する職場で、リストラを遂行する人事部中間管理職が、会社の政策と現場の労働者の板挟みになる
　④リストラ人員削減の対象とされ、解雇通告や退職勧奨を受けて絶望
　⑤上司などからのいじめ、心理的虐待

などとなる。これらの背景には、バブル崩壊後の長い不況・リストラがある。

　バブル崩壊後の長い不況の中で、日本の職場では人員削減が図られたが、全体の業務量が減らないので、一人ひとりの業務量が増加し、長時間労働や深夜にまで至る残業、休日労働を余儀なくされる労働者が多い。あまりにも過重な労働が続いた結果、疲弊性のうつ病に罹患して、自殺に至ると考えられる。

■疲弊性のうつ病

　第二に、仕事上の責任が重過ぎることによる精神的な負担がある。

　人員削減の影響で個人にのしかかる精神的負担が増加している。例えば、ある製薬会社の例では、品質管理部門の前任課長が急に倒れたため、経験のないまま後任者になった労働者が、たいへん精神的なプレッシャーを受けながら仕事を続けたものの、心労の末精神障害に罹患して自殺している。また、別の会社では、同じく品質管理部門で、さまざまなユーザーからのクレームが集中して精神的に追い詰められた結果亡くなった労働者がいる。

　また、目標達成に向けて努力をしたけれどもうまくいかず、その結果生ずる落胆がある。不況でなかなか物が売れないときにでも、日本の企業は労働者に過度の営業努力を求めて、業績が伸びるように指揮命令する。働けど働けど物が売れない、成果が出ないという状況が、長時間・深夜労働を招き、働く者の精神的な負担を増大させている。

　第三に、会社の人員削減政策を遂行するため、労働者の退職を勧告していく過程で、中間管理職が、整理の対象労働者から反発を受け、悩み自殺した例などがある。会社のリストラ政策と現場労働者との板挟みとなり苦悩した結果の死である。

　第四に、不本意な退職勧告、解雇通告、いじめなどの人権侵害が生じていることが指摘できる。

　長年勤務して会社に貢献してきたと思っていた労働者が、ある日突然、会社から人員整理のために退職を勧奨されたり、解雇を通告され、絶望的な気分に陥る。また、中高年労働者が「自発的に」退職届けを出すように仕向けるために、日本の会社は、しばしば、対象労働者に対するいやがらせ、いじめを行う。例えば、地下室に机1つだけおいて仕事を与えずにいる、といった非人間的な労務政策が横行している。

　ある労働者が自殺をした場合、一般にその人の個人的な性格や家庭的環境が注目

されがちだが、「過労死110番」への相談例からみると、業務上の過労・ストレスとの関連を抜きにしてその人の自殺は、考えられない事例がほとんどである。

敢えて、個人的な性格について言及すれば、特異な性格、非常に珍しい性格の人というよりも、今日の社会の中でごく一般的な、普通のまじめな性格の方が多いと思う。その意味で、今の日本は、「普通のサラリーマン・労働者が自殺をする時代」と表現できる。

3. 失業と自殺

前述したように、労働者の自殺が急増している背景には、深刻な不況・厳しいリストラ・失業者の増大がある。

■完全失業率
■失業率

図1は、戦後日本の完全失業率と自殺率の推移を重ね合わせてグラフ化したものである。これによると、失業率の変化と自殺率の変化の傾向がほぼ一致していることがわかる。高度成長下で失業率が低かった1960年代から1970年代初頭にかけては、自殺率が低い状態が続いたが、その後失業率が上昇に転じたのに符合して、自殺率も上昇した。バブル経済期の1988年頃から失業率が低下するにしたがって自殺率も低下したが、1994年頃から再度失業率が上昇するのにつれて自殺率も上昇傾向を示してきた。そして、1999年には、失業率、自殺率とも戦後最高になったのである。

失業率が高くなると自殺率が高くなるのは、失業による経済的困窮を苦にして自殺するというだけではない。失業による精神的なバランスの喪失が生まれ、さらには失業するかもしれないという不安感が、人々の間に広がることが関係している。また、経済不況の中で失業率の高い状態が続くと、労働者の企業に対する従属性が強まり、業務による心身の疲れが増加していく。このほか、失業率が高い時期というのは、一般的に景気の悪い時期なので、倒産などによる経営者の自殺が増えることも影響している。

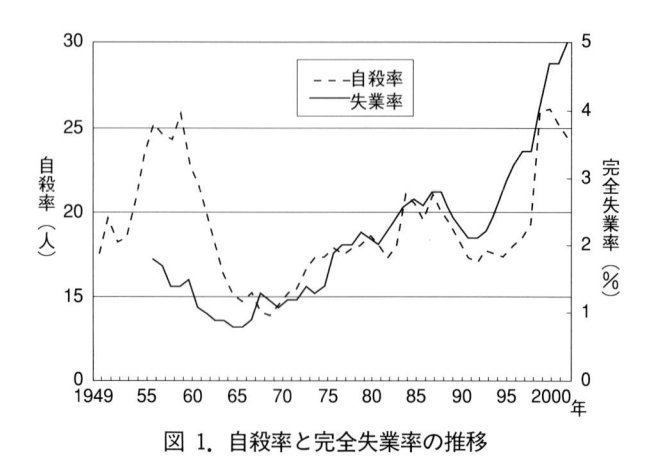

図 1. 自殺率と完全失業率の推移

4. 自殺を予防するために

自殺の激増に対する政府、行政官庁の対応は遅れていたが、昨年12月にようやく厚生労働省が『職場における自殺の予防と対応』をまとめ、冊子として発刊した。そこに触れられていることと重複する部分もあるが、日本での自殺を少なくし、労働者の自殺予防を進めていくために、私は特に次の4点を強調したい。

第一に、自殺が発生した場合には、個人や家族のプライバシーを配慮しながらも、その原因を調査分析していく努力が重要である。

第二に、精神障害や自殺に対する社会的な偏見を取り除き、「心の病」に対する医療を抜本的に充実させることである。

第三に、過剰な残業・深夜労働を減らすこと、リストラに関連した悪質な退職強要やいじめをやめるなど、働く者の人権を守り、いのちと健康を尊重した労務管理を行う。

第四に、失業保険、職業訓練体制などの雇用政策上の社会的セイフティー・ネットを抜本的に強化することが必要である。これは立法行政の任務である。

続発している労働者の自殺について、個人や家族のプライバシーに配慮しながらも、その原因を調査分析していく努力が重要である。労災認定の手続きは、残された遺族の生活救済のためであると同時に、調査を通じて原因を究明するという意味で、予防のためにも貴重な場となる。

1999年7月に、旧労働省の『精神障害等の労災認定に係る専門検討会』(精神科医師や法律家など9名で構成)が労災認定基準に関する報告を発表し、この報告に基づいて、99年9月に旧労働省が『心理的負荷による精神障害等に関する業務上の判断指針』を策定し、全国に通達を出した。この新しい『判断指針』では、国際疾病分類第10回（ICD-10）により労災補償の対象となる疾病を定めており、業務による心理的負荷の評価を、長時間労働や仕事の質の変化、仕事の量の変化、職場の物的・人的環境の変化、支援・協力などの有無を考慮して行うことを明示している。

表 3. 業務上災害認定数（自殺）
精神障害等の労災補償状況　　　　　　　　　　　　　　　　　　　　　　（件）

区分	年度	昭和58〜平成8年度（14年間）	平成9年度	平成10年度	平成11年度	平成12年度	平成13年度
精神障害	請求件数	93	41	42	155	212	265
	認定件数	9	2	4	14	36	70
うち自殺（未遂を含む）	請求件数	49	30	29	93	100	92
	認定件数	4	2	3	11	19	31

注）認定件数は当該年度に請求されたものに限るものではない。

表3は自殺事例の労災補償の状況で、最近になって申請件数が増え、労災認定件数も急増している。

5. 適切な医学的援助と治療を進める

■自殺企図

労働者の自殺に関する調査結果によれば、自殺事例の多くは、程度の差こそあれ、自殺当時にうつ病などの精神障害に罹患しており、自殺企図はその病が発現したものと推察できる。したがって、もし適切な治療を受けていれば命が助かったケースが相当あるはずだが、「過労死110番」への相談例では、自殺者のうち精神科に通院していたのは、全体の2割にも満たない。日本では、精神科治療に対する社会的偏見が根強く、精神障害に対する知識も不足しているためにこのような結果が生じている。

そこで、会社の上司・同僚、家族などが医学的な知識を高め、「心の病」に対する理解を深めていくことが大切である。特に会社では、これまで成人病の予防を中心になされていた健康管理について、もっとメンタルヘルスの部門を重視していくことが必要だと思う。

■メンタルヘルス

■心理カウンセラー

最近は、各企業とも（特に大企業では）メンタルヘルスを重視すると宣言し、精神科医師や心理カウンセラーの援助・協力を得て、質問表の交付などで従業員の心のチェックを行うようになった。

しかしながら、現実に心の病に陥っている人が、各企業のメンタルヘルス対策によって本当に助かっているのかというと疑問が多い。

まず働く側が昇進などで不利益になることを恐れて自らの病をできれば社内では隠したいと考え、企業内の施設ではなく、企業外のクリニックを利用することが多い。

また、現実に従業員が発症したときに、上司や人事部は、その人の勤務条件を改善する方向に向かわずに、もっぱら個人的性格のみに目を奪われがちである。特に自殺が発生した場合に、ほとんどの企業ではその原因を調査分析することに消極的であり、痛苦な死が職場環境の改善に生かされていない。確かに遺族のプライバシーは配慮しなければならないが、企業が隠ぺい工作に動くことは、メンタルヘルスとはまったく逆方向の姿勢といわざるを得ない。

6. 長時間労働・過重労働の改善を

日本は、戦後、欧米各国に類をみない長時間労働のシステムを確立し、「経済大国」となった。そして、「経済大国」になった日本では、1980年代の終わり頃から、過労死を生み出すような長時間労働に対する反省が始まり、労働時間短縮への努力が強調されるようになった。

しかし、1990年代に入り長い不況が続く中で、労働時間短縮に対する関心が薄れ、逆に、不況を脱し、世界的な経済競争に打ち勝つために、以前にも増して長時間労働・過重労働が強まる傾向となっている。

景気回復はそれ自体大切なことではあるが、労働者のいのちや健康を犠牲にしてまで企業が経済活動を行うことは誤りである。

■自殺予防対策

長時間労働、深夜労働、休日労働を改善する努力が、自殺予防対策に不可欠である。また、いやがらせ・いじめなど、労働者の人権を侵害するような労務政策を断じて排するべきである。

■電通社員過労自殺最高裁判決

この点では、2000年3月24日の電通社員過労自殺最高裁判決が、労務管理の在り方を明確に示している。

■労働基準法
■労働安全衛生法

「労働者が労働日に長時間にわたり業務に従事する状況が継続するなどして、疲労や心理的負荷などが過度に蓄積すると、労働者の心身の健康を損なう危険のあることは、周知のところである。労働基準法は、労働時間に関する制限を定め、労働安全衛生法65条の3は、作業の内容などを特に限定することなく、同法所定の事業者は労働者の健康に配慮して労働者の従事する作業を適切に管理するように努めるべき旨を定めているが、それは、右のような危険が発生するのを防止することをも目的をするものと解される。これらのことからすれば、使用者は、その雇用する労働者に従事させる業務を定めてこれを管理するに際し、業務の遂行に伴う疲労や心理的負荷等が過度に蓄積して労働者の心身の健康を損なうことがないよう注意する義務を負うと解するのが相当であり、使用者に代わって労働者に対し業務上の指揮監督を行う権限を有する者は、使用者の右注意義務の内容にしたがって、その権限を行使すべきである」。

■■7. 雇用におけるセイフティー・ネットの充実を図る

図1の通り、日本では、失業率と自殺率が連動する傾向にある。失業して前途に絶望して自殺をする事例のほかに、失業を恐れて無理を重ねて仕事をすることが自殺数の増大をもたらしている。

失業率を低下させ、雇用を増やす努力が必要なことはいうまでもないが、現実の問題として、短期間に日本の失業率を大幅に減らすのは極めて困難である。自殺防止の観点からいえば、失業率が高くとも自殺率は下がるような社会政策が緊急に求められている。

この点、図2の「スウェーデンにおける自殺率・失業率の推移」は、自殺率と失業率の関係について、反町吉秀医師（法医学専攻）が日本とスウェーデンを比較分析して行った研究報告に基づいている。

この分析図によると、スウェーデンでは過去、自殺率が20を超えていたが、社会的な取り組みの結果、最近では15を切っていることがみて取れる。注目すべきは、

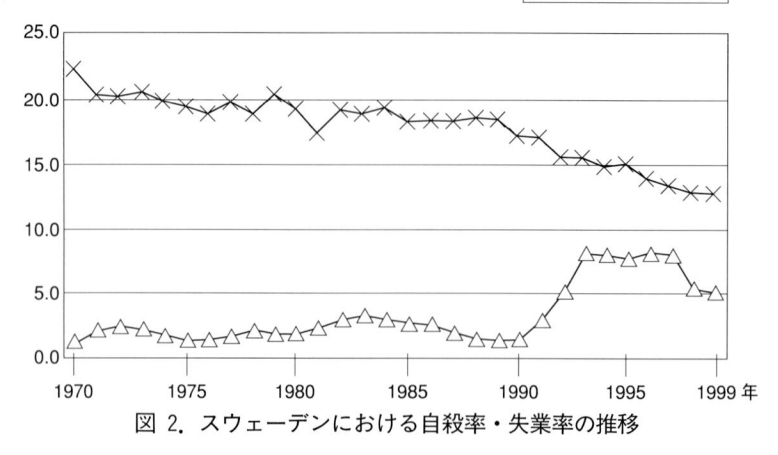

図 2. スウェーデンにおける自殺率・失業率の推移

　スウェーデンでは、1990年代に失業率が増加しているにもかかわらず、自殺率は減少していることである。スウェーデンで自殺率と失業率が連動しないのは、雇用や社会保障のセイフティー・ネットが充実していることが大きく関係していると思われる。

　他方、日本で失業問題が自殺に結びつきやすいのは、その経済力に比して、雇用上のセイフティー・ネットが弱いからである。ここ数年雇用環境の悪化、失業率の増大、特に非自発的失業者の増大が予測され、かつ現実化してきたにもかかわらず、失業保険制度、職業訓練制度に関し、ほとんど改善策を実施してこなかった。金融機関に次から次へと公的資金を導入し、公共事業に膨大なお金を費やしながら、失業者に対する公的サポートは貧弱だったのである。

■失業保険制度
■職業訓練制度

　現代日本の失業のほとんどは、個人の「自己責任」に委ねられるべき性格のものではなく、日本の経済構造全体の困難さから生じているものなので、憲法25条の「生存権」、同27条の「勤労権」の理念に基づき、日本政府や地方自治体は、失業者の生活保障、転職のための援助を行うべき義務がある。問題は、政治・行政の怠慢にある。

■生存権
■勤労権

　具体的には、失業保険制度が貧弱であり、日本の現状では、数十年間勤務を続けていた労働者がリストラ解雇にあった場合に、最高でもわずか1年未満しか(約300日分)失業保険金を取得できない。中高年労働者が新しい仕事に就くには、これはあまりにも短い期間である。転職のために新しい職業訓練を受けようとしても、その訓練期間中に、失業保険金がストップになってしまうのである。例えばフランスでは、最高5年間の給付が可能である。

　また、職業訓練制度についていえば、転職のための職業訓練制度が不備である。公立（授業料が無償）の職業訓練学校が圧倒的に不足している。学校の定員に比して、入学を希望している失業した中高年労働者があまりにも多いからで、東京では、入学競争率が10倍を超えるような学校もある。

■雇用のミスマッチ
■IT(情報技術)

　雇用のミスマッチということがよくいわれ、中高年がIT(情報技術)などの技術をもっていないから転職できないと指摘される。しかし、その技術を習得するには期間と費用が必要であり、今日のような構造的な失業、つまり個人的事情によらない失業に対しては、社会が個人をサポートして、転職のための技術取得を援助すべきである。

　中高年労働者の多くは、失業してから、あるいは在職中から、高い受講料を支払って資格講座に通っているのが多いのが現状である。資格取得を支援するために労働者に給付される奨励金についても、カルチャースクールに対する資金援助の一環になっているという声もあり、中高年労働者の支援に結びついてない面がある。

　朝日新聞社の分析によれば、失業者1人あたりの国家予算を過去と比較すると、2001年度予算は、1980年度予算の半分以下に過ぎない。

　自殺していく中高年労働者の深層心理には、単に自分を見放した企業に対してだけでなく、日本社会全体に対する深い絶望感が横たわっているように思えてならない。今の日本社会全体に「中高年いじめ」ともいうべき雰囲気が漂っていないだろうか。さまざまな論調をみても、中高年労働者が能力もないのに給料が高いとか、転職できるだけの能力がないとか、会社の地位にしがみついているとか、終身雇用や年功序列制に甘えているというような意見が見受けられる。企業活動の行き詰まりや、日本経済の行き詰まりという問題をもっぱら中高年労働者の犠牲によって乗り切ろうとしている風潮だ。このように労働者個人に責任を転嫁するのは本末転倒である。働く者のいのちと健康を守るためにも、雇用確保の努力と合わせて、失業保険、職業訓練体制などの社会のセイフティー・ネットを抜本的に強化することが必要なのである。

　日本社会全体が失業者に対するサポートを充実させていくことが、自殺予防という観点からも極めて大切である。

(川人　博)

■参考文献■

1)「過労死110番」全国ネットワーク」のホームページ(http：//www.bekkoame.ne.jp/i/karoshi/)記載の統計と文献

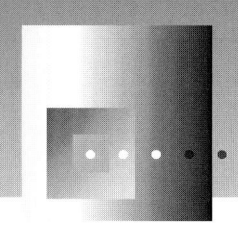

精神障害の労災認定判断指針

1. 判断指針策定に至る経緯

労災の分野において、精神障害あるいは自殺（以下「精神障害等」という）を補償の対象として検討されるようになったのは比較的新しく、昭和59年2月、うつ病を発症した設計技術者の自殺未遂事案に係る労災保険給付の可否についての疑義照会に対し、労働省（現「厚生労働省」。以下同じ）労働基準局長が労災認定の考え方について回答したのがこの問題に言及された初めてのケースであった。その後しばらくの間、精神障害等の労災補償問題が大きく社会的注目を浴びることはなかったが、平成8年に入って状況は一変した。すなわち、平成8年3月の東京地裁判決（「広告代理店入社2年目の社員が常軌を逸した長時間労働により精神障害に陥り、縊死を遂げたのは、会社の安全配慮義務違反があった」とし、被告会社に損害賠償を命じた判決）および同年4月の神戸地裁判決（「海外出張を命じられた製鉄会社社員が、慣れない外国での生活と業務のストレスが加わって精神障害が発病した」とし、加古川労働基準監督署長の行った労災保険不支給処分を取り消した判決）を契機に、それまで年間数件程度しかなかった精神障害等に係る労災請求が急増する兆しをみせ、いわゆる「過労自殺」という造語も作られるなど、マスコミもこの問題に関する報道に力を注ぎ始めた。

同時に、年間2万数千人で推移してきていたわが国の自殺者数は、平成10年に初めて3万人を超えるなど深刻な社会問題ともなってきた。

労働省においては、今後とも相当数の精神障害等に係る労災請求が増加すると予想されたことから、これらの請求に迅速・適正に対処するためには、仕事と精神障害等の関係、すなわち業務起因性を判断する一定の基準を作成する必要があると判断し、平成10年2月から「精神障害等の労災認定に係る専門検討会」（以下「専門検討会」という）を設置し、検討を開始した。検討は、精神医学、心理学、法律学の専門家らによって多方面から行われ、平成11年7月、報告書が取りまとめられた。これを受けて労働省は、同年9月、「心理的負荷による精神障害の業務上外の判断指針」（以下「判断指針」という。）を公表した。

以下に、判断指針の概要を説明する。

2. 労災保険と自殺

　判断指針の説明に入る前に、労災保険における自殺の位置づけについて説明する必要がある。

　労災保険法第12条の2の2第1項は、「労働者が、故意に負傷、疾病、障害若しくは死亡またはその直接の原因となった事故を生じさせたときは、政府は、保険給付を行わない」と規定している。

　従来、労災保険の実務においては、自ら死を選ぶ行為はそれ自体に故意の存在が認められるのであるから、自殺はそもそも労災補償の対象とはなり得ない。自殺が労災補償の対象となり得る場合があるとすれば、それは故意のない自殺、すなわち、強度の混乱、錯乱などにより心神喪失状態に陥り自殺したと認められる場合に限られるとする見解をとってきた。

　この点に関して専門検討会は、「法第12条の2の2第1項は、労働者の『故意』による負傷、疾病、障害、死亡については保険給付を行わないと定めており、その具体的運用に関しては、業務に起因するうつ病などにより『心神喪失』の状態に陥って自殺した場合に限り、故意がなかったとみるのが従来の考え方であった。しかし、精神障害による自殺については、『精神障害によって正常な認識、行為選択能力が著しく阻害され、あるいは、自殺行為を思いとどまる精神的な抑制力が著しく阻害されている状態』で行われた場合には、同条にいう故意によるものではないと解するのが妥当である」と結論した。

　このような考え方の整理から、自殺の業務上外の判断にあたっては、従前の心神喪失要件を見直し、精神障害によって正常の認識、行為選択能力が阻害されていれば故意の死亡にはあたらず、特に、うつ病などの気分（感情）障害や重度ストレス反応などの精神障害では、精神障害の病態として自殺念慮が出現する蓋然性が高いとされていることから、業務による心理的負荷によってこれらの精神障害が発病したと認められる者が自殺を図った場合には、その自殺について故意がなかったものと推定し業務起因性を認めるとする大きな転換が図られた。

3. 判断指針の基本的考え方

　労災請求される事案は、精神障害を発病しあるいは自殺したという結果が生じているものであるが、その際問題となるのが当該精神障害の発病に業務がどの程度関与したかということである。この点について最高裁は、労働者に発病した疾病（本件の場合は頸肩腕症候群）の業務起因性の判断にあたって、「およそ労働者に生ずる疾病については、一般に多数の原因または条件が競合しており、このような広義の条件の1つとして労働あるいは業務が介在することを完全に否定し得るものは極

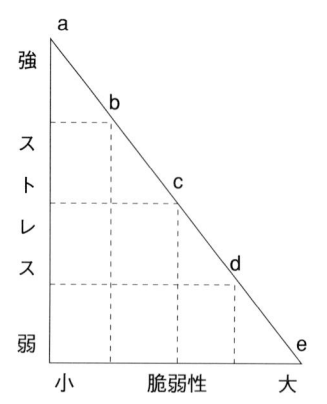

図 1. 精神障害の発病と成因の模式図

めて稀であると考えられる。しかしながら、単にこのような条件関係があることをもって直ちに業務と疾病の間に因果関係を認めるべきではなく、業務と疾病との間にいわゆる相当因果関係がある場合にはじめて業務上の疾病として取り扱われるべきである（最高裁昭和51年11月12日小法廷判決）」と判示している。すなわち、当該精神障害発病に業務が相当程度関与したと判断される場合には業務起因性が認められ補償されるし、業務が無関係ではないがむしろ業務以外の要因（業務以外のストレスあるいは個体側の要因）によるものと判断される場合には補償されないこととなる。いうまでもなく、労災保険は事業主の補償責任を填補する制度であるからである。

ところで、労働者に発病する精神障害は、職場や職場以外のさまざまなストレスと個体側の心理面の脆弱性が複雑に関連し合って発病すると理解される。しかし、個体側の心理面の脆弱性の評価は難しく、まして、自殺事案にあってはそのほとんどが治療歴のない事案であり、脆弱性の評価は困難を極める。

そこで、判断指針は、今日、精神医学、心理学の分野で広く受け入れられている「ストレス―脆弱性」理論に依拠し、個体側の心理面の脆弱性をストレスの強さとの関係で理解することとした（図1）。

「ストレス―脆弱性」理論とは、環境由来のストレスと個体側の心理面の脆弱性との関係で精神的破綻が生じるかどうかが決まるという考え方である。すなわち、ストレスが非常に大きければ個体側の心理面の脆弱性が小さくても精神障害が起こるし、逆に脆弱性が大きければストレスが小さくても破綻が生ずる。

図において、a、b、c、d、eをそれぞれ精神障害の発病ラインと仮定し、a、b、c、d、eの各々の発病の成因を考えると、a、bはストレスが、d、eは個体側の心理面の脆弱性が主因であると説明することができる。

個体側の心理面の脆弱性は一般的には計測することはできず、あるストレスが加えられたとき、その人がどのように反応したかによって推し量るしかない。その結果、あるストレスに不相応の反応を示したときその人の脆弱性が問題となる。

そこで、ストレスの強度を客観化することができれば、それとの関係で個体側の心理面の脆弱性を把握することができることとなる。

4. ストレス評価表の作成

ストレスをどう客観化するかである。

ストレス要因を時間軸でみた場合、急性ストレス要因（事故や災害の体験、転勤、昇進などさまざまの出来事）と慢性ストレス要因（長く続く多忙、単調な孤独な繰り返し作業などの持続的な環境）に区別でき、また、生活軸でみた場合、職場におけるストレス要因と職場以外のストレス要因に区別できる。

ストレス研究の中でいくつかのライフイベント研究が実施されている。ライフイベント研究では、「多くの人が経験し、客観的に意味があると認められるストレス要因（出来事）」について整理し、その出来事自体の強度を客観化する作業が試みられ、成果を得ている。専門検討会はこれらの研究を基礎に、労働者の受けたストレスを出来事（急性ストレス要因）と当該出来事に伴って生じる問題への対処、変化への対応など（慢性ストレス要因）に要する心労を各々検討し、それらを総体として評価する手法を開発した。これが職場における心理的負荷を評価する**表1**、職場以外の心理的負荷を評価する**表**2である。

表1は、業務による心理的負荷を「出来事」および「出来事に伴う変化など」によって把握するようデザインされている。

「出来事」とは、事故や災害の体験という出来事であったり、仕事の内容が変わった、昇進したという出来事だったりする。「出来事」とはその瞬間だけではなく、問題の発生からその対処方法について思いを巡らすまでの間、すなわちその出来事に直面してから後数時間から数日の単位としてとらえる。「出来事に伴う変化等」とは、その出来事が起きたことによって引き続き起こる仕事量の増大や責任の増加あるいは職場の人的、物的環境の変化というものであり、それらの問題や変化が持続、拡大、解決するまでの間の一連の状態、あるいは、出来事に伴う変化が解決しないまでも、自己の中で納得、整理されるまでの間の一連の状態としてとらえる。

表2は**表**1と異なり、出来事自体の心理的負荷強度を評価するものとなっており、「出来事に伴う変化等」を評価する欄がない。これは、職場以外の出来事は職場における出来事以上に多様であり、出来事に伴う変化などについて**表**1のようにパターン化することが困難であったからであるが、個々のケースごとに**表**1と同様出来事に伴う変化などに係る心理的負荷についても評価するものである。

5. 業務上外判断の手順

労災請求された精神障害等に対する労災保険給付の可否、すなわち、業務災害と

表1．職場における心理的負荷評価表

出来事の類型	(1)平均的な心理的負荷の強度				(2)心理的負荷の強度を修正する視点	(3)出来事に伴う変化などを検討する視点
	具体的出来事	心理的負荷の強度 I	II	III	修正する際の着眼事項	出来事に伴う問題、変化への対処など
①事故や災害の体験	大きな病気やケガをした			☆	被災の程度、後遺障害の有無・程度、社会復帰の困難性など	○仕事の量(労働時間等)の変化 ・所定外労働、休日労働の増加の程度 ・仕事密度の増加の程度 ○仕事の質・責任の変化 ・仕事の内容・責任の変化の程度、経験、適応能力との関係など ○仕事の裁量性の欠如 ・他律的な労働、強制性など ○職場の物的・人的環境の変化 ・騒音、暑熱、多湿、寒冷などの変化の程度 ・職場の人間関係の変化 ○会社の講じた支援の具体的内容・実施時期など ・訴えに対する対処、配慮の状況など ○その他(1)の出来事に派生する変化
	悲惨な事故や災害の体験(目撃)をした		☆		事故や被害の大きさ、恐怖感、異常性の程度など	
②仕事の失敗、過重な責任の発生など	交通事故(重大な人身事故、重大事故)を起こした			☆	事故の大きさ、加害の程度、処罰の有無など	
	労働災害(重大な人身事故、重大事故)の発生に直接関与した			☆	事故の大きさ、加害の程度、処罰の有無など	
	会社にとっての重大な仕事上のミスをした			☆	失敗の大きさ・重大性、損害等の程度、ペナルティの有無など	
	会社で起きた事故(事件)について、責任を問われた		☆		事故の内容、関与・責任の程度、社会的反響の大きさ、ペナルティの有無など	
	ノルマが達成できなかった		☆		ノルマの内容、困難性・強制性、達成率の程度、ペナルティの有無、納期の変更可能性など	
	新規事業の担当になった、会社の建て直しの担当になった		☆		プロジェクト内での立場、困難性の程度、能力と仕事内容のギャップの程度など	
	顧客とのトラブルがあった	☆			顧客の位置付け、会社に与えた損害の内容、程度など	
③仕事の量・質の変化	仕事内容・仕事量の大きな変化があった		☆		業務の困難度、能力・経験と仕事内容のギャップの程度など	
	勤務・拘束時間が長時間化した		☆		変化の程度など	
	勤務形態に変化があった	☆			交替制勤務、深夜勤務等変化の程度	
	仕事のペース、活動の変化があった	☆			変化の程度、強制性など	
	職場のOA化が進んだ	☆			研修の有無、強制性など	
④身分の変化など	退職を要要された			☆	解雇または退職強要の経過、強要の程度、代償措置の内容など	
	出向した		☆		在籍・転籍の別、出向の理由・経過、不利益の程度など	
	左遷された		☆		左遷の理由、身分・職種・職制の変化の程度など	
	仕事上の差別、不利益取扱いを受けた		☆		差別、不利益の程度など	
⑤役割・地位などの変化	転勤をした		☆		職種、職務の変化の程度、転居の有無、単身赴任の有無など	
	配置転換があった		☆		職種、職務の変化の程度、合理性の有無など	
	身分の昇格・昇進があった	☆			職務・責任の変化の程度など	
	部下が減った	☆			業務の変化の程度など	
	部下が増えた	☆			教育・指導・管理の負担の程度など	
⑥対人関係のトラブル	セクシュアルハラスメントを受けた		☆		セクシュアルハラスメントの内容、程度など	
	上司とのトラブルがあった		☆		トラブルの程度、いじめの内容、程度など	
	同僚とのトラブルがあった	☆			トラブルの程度、いじめの内容、程度など	
	部下とのトラブルがあった	☆				
⑦対人関係の変化	理解してくれていた人の異動があった	☆				
	上司が変わった	☆				
	昇進で先を越された	☆				
	同僚の昇進・昇格があった	☆				

総合評価

弱	中	強

(注)
- (1)の具体的出来事の平均的な心理的負荷の強度は☆で表現しているが、この強度は平均値である。また、心理的負荷の強度Ⅰは日常的に経験する心理的負荷で一般的に問題とならない程度の心理的負荷、心理的負荷の強度Ⅲは人生の中で稀に経験することもある強い心理的負荷、心理的負荷の強度Ⅱはその中間に位置する心理的負荷である。
- (2)の「心理的負荷の強度を修正する視点」は、出来事の具体的様相、生じた経緯などを把握した上で、「修正する際の着眼事項」に従って平均的な心理的負荷の強度をより強くあるいはより弱く評価するための視点である。
- (3)「出来事に伴う変化などを検討する視点」は、出来事に伴う変化などがその後どの程度持続、拡大あるいは改善したのかについて具体的に検討する視点である。各項目は(1)の具体的出来事ごとに各々評価される。
- 「総合評価」は、(2)および(3)の検討を踏まえた心理的負荷の総体が客観的にみて精神障害を発病させるおそれのある程度の心理的負荷であるか否かについて評価される。

表 2．職場以外の心理的負荷評価表

出来事の類型	具体的出来事	心理的負荷の強度 I	II	III
①自分の出来事	離婚または夫婦が別居した			☆
	自分が重い病気やケガをしたまたは流産した			☆
	自分が病気やケガをした		☆	
	夫婦のトラブル、不和があった	☆		
	自分が妊娠した	☆		
	定年退職した	☆		
②自分以外の家族・親族の出来事	配偶者や子ども、親または兄弟が死亡した			☆
	配偶者や子どもが重い病気やケガをした			☆
	親類の誰かで世間的にはずかしいことをした人が出た			☆
	親族とのつきあいで困ったり、辛い思いをしたことがあった		☆	
	家族が婚約したまたはその話が具体化した	☆		
	子どもの入試・進学があったまたは子どもが受験勉強を始めた	☆		
	親子の不和、子どもの問題行動、非行があった	☆		
	家族が増えた(子どもが産まれた)または減った(子どもが独立して家を離れた)	☆		
	配偶者が仕事を始めたまたは辞めた	☆		
③金銭関係	多額の財産を損失したまたは突然大きな支出があった			☆
	収入が減少した		☆	
	借金返済の遅れ、困難があった		☆	
	住宅ローンまたは消費者ローンを借りた	☆		
④事件、事故、災害の体験	天災や火災などにあった、または犯罪に巻き込まれた			☆
	自宅に泥棒が入った		☆	
	交通事故を起こした		☆	
	軽度の法律違反をした	☆		
⑤住環境の変化	騒音など、家の周囲の環境(人間環境を含む)が悪化した		☆	
	引越した		☆	
	家屋や土地を売買したまたはその具体的な計画が持ち上がった	☆		
	家族以外の人(知人、下宿人など)が一緒に住むようになった	☆		
⑥他人との人間関係	友人、先輩に裏切られショックを受けた		☆	
	親しい友人、先輩が死亡した		☆	
	失恋、異性関係のもつれがあった		☆	
	隣近所とのトラブルがあった		☆	

(注)心理的負荷の強度IからIIIは、別表1と同程度である。

して補償するか、業務起因性がないとして補償しないかの判断（業務上外の判断）は図2の手順により行われる。

　すなわち、精神障害等の業務上外の判断は、精神障害の発病の有無、発病時期および疾患名を明らかにしたうえで、当該精神障害の発病に関与したであろう、①業務による心理的負荷、②業務以外の心理的負荷、③個体側要因、について各々評価し、これらと発病した精神障害との関連性について総合的に検討して行われることとなる。

　なお、業務上外の判断は、客観、公平に行われる必要があることから、都道府県労働局ごとに精神医学の専門家3名による合議組織を設置し、個々の労災請求事案毎に上記検討が行われる。

| 判断要件 | 次の要件のいずれをも満たす精神障害は、業務上の疾病として取り扱う。
(1) 対象疾病に該当する精神障害を発病していること。
(2) 対象疾病の発病前おおむね6カ月の間に、客観的に当該精神障害を発病させるおそれのある業務による強い心理的負荷が認められること。
(3) 業務以外の心理的負荷及び個体側要因により当該精神障害を発病したとは認められないこと。 |

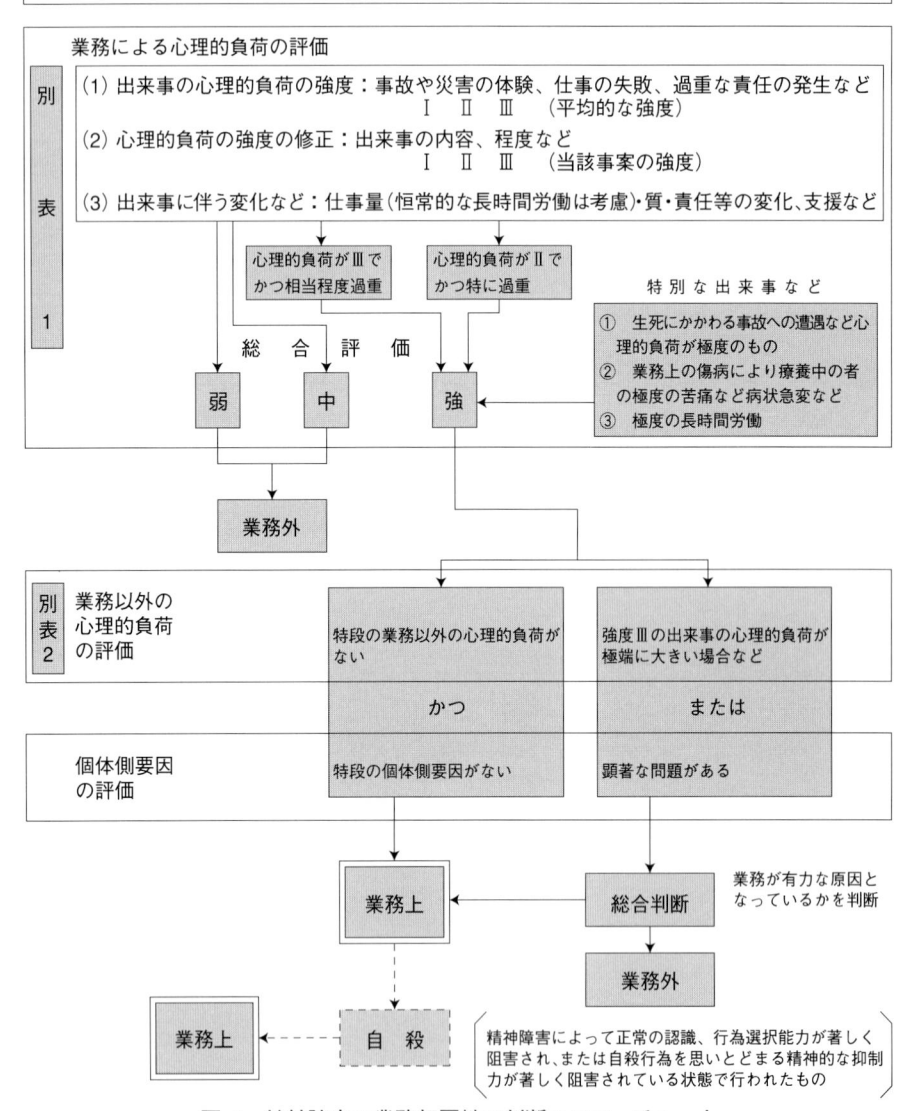

図2. 精神障害の業務起因性の判断のフローチャート

1 発病時期、疾患名の特定

　精神障害の発病の有無、発病時期および疾患名の判断は、当該精神障害の成因を考えるにあたって最も基本的な事項である。特に、治療歴のない自殺事案にあっては、労災補償の前提として精神障害の発病により故意に死亡したものとはしないと

推定されることから、精神障害の発病の有無、疾患名は重要である。さらに、当該精神障害の業務起因性を検討するにあたって精神障害の発病時期は、業務上あるいは業務外の心理的負荷を客観的に評価する作業を行うにあたっての起点となるものであることから、これらを特定したうえで、当該精神障害発病に関係した業務上のあるいは業務外の心理的負荷がどのようなものであったかについて具体的に検討されることとなる。

2 業務による心理的負荷の評価

業務による心理的負荷を如何にして評価するかという点が、判断指針の最も中心となる事項である。業務による心理的負荷は表1を用いて、「出来事」、「出来事に伴う変化など」について各々検討し、それらの心理的負荷が総体として客観的に精神障害を発病させるおそれのある程度の心理的負荷であったかどうかを検討することとなる（客観的に精神障害を発病させるおそれのある程度の心理的負荷であった場合には、業務以外の心理的負荷および個体側要因の評価を待たなければならないが、業務上と判断される可能性が相当大きくなる）。具体的には次の通りである。

なお、判断指針において出来事は、精神障害発病前おおむね6カ月の出来事を評価することとしている。これは、精神障害を発病する前1カ月以内に主要なライフイベントのピークが認められるとする各種研究や、ICD-10のPTSDに係る診断ガイドラインが「心的外傷後、数週から数カ月にわたる潜伏期間（しかし6カ月を超えることは稀）」としていることなどを参考にしたものである。

a 出来事自体の心理的負荷の評価

精神障害発病前おおむね6カ月の間に、当該精神障害の発病に関与したと考えられるどのような出来事があったか、その出来事の心理的負荷強度はどの程度であったか評価する。出来事自体の心理的負荷の強度は「Ⅰ」「Ⅱ」「Ⅲ」のいずれかに決定されるが、ここで心理的負荷の強度「Ⅰ」は日常的に経験する心理的負荷で一般的に問題とならない程度の心理的負荷、心理的負荷の強度「Ⅲ」は人生の中で希に経験することもある強い心理的負荷、心理的負荷の強度「Ⅱ」はその中間に位置する心理的負荷とする。

b 出来事に伴う変化などに係る心理的負荷の評価

出来事が起きてもすぐ解決すれば問題はないが、出来事に伴って問題への対処、変化への対応などが必要となった場合、当該出来事に伴う変化などはどの程度のものであったかを評価する。

なお、出来事に伴う変化などを評価するにあたっては、仕事の量、質、責任、職場の人的・物的環境、支援・協力体制などについて検討されることになるが、特に、長時間労働は、精神障害発病の準備状態を形成する要因となる可能性が高いとされていることから、恒常的な長時間労働（例えば所定労働時間が午前8時から午後5時までの労働者が、深夜時間帯（午後10時以降）に及ぶような長時間の時間外労働

をたびたび行っているような状態）が行われている場合には、業務による心理的負荷の評価にあたっては十分考慮することとした。

C 業務による心理的負荷の総合判断

業務による心理的負荷が、精神障害を発病させる恐れがある程度の心理的負荷と評価される場合とは、**表1**の総合評価が「強」となる場合であり、具体的には、

①出来事自体の心理的負荷が強度「Ⅲ」で、出来事に伴う変化が相当程度過重な場合

②出来事自体の心理的負荷が強度「Ⅱ」で、出来事に伴う変化が特に過重な場合

である。

「相当程度過重な場合」とは、同種の労働者と比較して業務内容が困難で、業務量も過大であるなどが認められる状態をいう。また、「特に過重な場合」とは、同種の労働者と比較して業務内容が困難であり、恒常的な長時間労働が認められ、かつ、過大な責任の発生、支援・協力の欠如など特に困難な状況が認められる状態をいう。

なお、業務による心理的負荷の評価は、基本的には**表1**によりなされるが、次の状況が認められる場合には、**表1**によらず総合評価を「強」とする。

①生死にかかわる事故への遭遇等心理的負荷が極度のもの

②業務上の傷病により療養中の者の極度の苦痛等病状急変など

③生理的に必要な最小限度の睡眠時間を確保できないほどの極度の長時間労働

3 業務以外の心理的負荷の評価方法

表2において、出来事の心理的負荷が強度「Ⅲ」に該当する出来事が認められる場合には、その出来事の内容を調査し、その出来事による心理的負荷が精神障害を発病させる恐れのある程度のものと認められるかどうかを検討する。

4 個体側要因の評価方法

個体側の心理面の反応性、脆弱性を評価するため、①精神障害等の既往歴、②生活史（社会適応状況）、③アルコールなど依存状況、④性格傾向、について評価し、それらが精神障害を発病させる恐れがある程度のものと認められるかどうかを検討する。

5 業務上外の判断

次の①および②に該当する場合は、業務起因性があると判断し、補償する。

①業務による心理的負荷以外には特段の心理的負荷、個体側要因が認められない場合で、業務による心理的負荷の総合評価が**表1**で「強」と認められるとき

②業務による心理的負荷以外に業務以外の心理的負荷、個体側要因が認められる場合には、業務による心理的負荷の総合評価が**表1**で「強」と認められる場合であって、次のａおよびｂの場合

表 3. 精神障害等の労災請求と認定件数

区分	年度	58～	9年度	10年度	11年度	12年度	13年度
精神障害等	請求件数	93	41	42	155	212	265
	認定件数	9	2	4	14	36	70
(うち自殺)	請求件数	43	30	29	93	100	92
	認定件数	4	2	3	11	19	31

　　a．強度「Ⅲ」に該当する業務以外の心理的負荷が極端に大きかったり、強度「Ⅲ」に該当する出来事が複数認められるなどの状況にはないとき
　　b．個体側要因に顕著な問題がないとき

6. 精神障害等の労災請求と認定の状況 (表3)

　平成11年9月、判断指針が示されたことから、精神障害等に係る労災請求件数は急増し、労災認定される件数も増えてきている。

　平成13年度において業務上と認定された70件についてみると、職種別では専門技術職16人、管理職15人、事務職11人の順で多く、年齢別では29歳以下24人、30～39歳20人の順に多い。疾病別ではICD-10分類F3の気分(感情)障害41人、F4の神経症性障害、ストレス関連障害および身体表現性障害29人となっている。この傾向は平成11年度以降変わっていない。

　なお、精神障害等の業務上外の判断は前記5の事項について詳細な調査が必要とされることから、請求が行われてから業務上外の決定が行われるまで一定期間要しており、したがって認定件数は当該年度の請求件数とは対応してない。

おわりに

　警察庁作成の「自殺の概要資料」によれば、自殺者が平成10年に3万2,000と過去最悪になってから4年連続で3万人台で推移している。自殺者の増加は男性の平均寿命を低下させるほど深刻化している。

　カラシェックらは、職業性のストレス要因を「仕事の要求」、「仕事の裁量性」、「仕事の支援」に分け、仕事の要求が大きいほど、仕事の裁量性が小さいほど、仕事の支援が小さいほどストレスは大きくなると説明する。

　現実に起こる職場におけるさまざまな出来事を防ぐことはできない。問題はその出来事にどう対処するかということである。仕事量の増加、責任の増加、作業困難度や強制性の増加などは明白なストレス要因になる。当該出来事に対処するため生じる長時間労働、休日労働なども心身の疲労を増加させる意味で重要である。出来事に伴う仕事上の問題や個人的問題を解決するうえでの手助けについては、一般に配偶者、家族が大きな役割を果たすが、職場の上司、同僚の支援も重要である。特

にある出来事が起こった後、仕事のやり方の見直し改善、応援態勢の確立、責任の分散等必要な支援、協力が適切になされれば、精神障害の発病という事態は起こりにくいといえる。

　本文は、業務による心理的負荷によって引き起こされたとする精神障害等の労災請求の業務上外を判断するために策定した判断指針を解説するものではあるが、企業において実施されるべきストレス対策にも十分応用できるものと考える。

（只野　祐）

文学にみる自殺

1. 序論

■若きウェルテルの悩み

　古来、文学には数多くの自殺や自殺企図が描かれてきた。『若きウェルテルの悩み』や『オセロー』、『ボヴァリー夫人』、『アンナ・カレーニナ』、『悪霊』、『車輪の下』など、世界文学史上の傑作には、主人公の自殺で終わる作品が少なくない。また、わが国でも、『万葉集』における真間手児奈の説話をはじめ、『源氏物語』や近松の心中物、『地獄変』や『斜陽』、『金閣寺』など、自殺や自殺企図を描いた作品は枚挙に暇がない[1]。それは、文学作品が自殺という衝撃的な事件に触発されて書かれたという場合もあろうし、物語の劇的な効果を高めるために自殺という結末にした場合もあるであろう。さらに、文学とは本来、現実に対する批判的な視点を含むものであるだけに、理不尽な社会への抗議や現実適応を拒否する手段として自殺という方法がとられる場合もありうるであろう。

　したがって、文学に描かれる自殺には恋愛絡みや哲学的な理由によるものが多く、日常臨床上遭遇する自殺とは必ずしも一致しないという印象は否めないが、文学作品の中にも、精神障害者と自殺の問題を考えるうえで示唆的と思われる作品がある。筆者はかつて、ウェルテルの悩みが実はうつ病的な苦悩であり、彼が12月21日という冬至の日に自殺することにもゲーテの冬季うつ病的な特徴の反映がみられると指摘したことがあるが[2]、本論では、これまで筆者が発表してきた論文[3]-[7]を一部援用しながら、エウリピデスの『ヒッポリュトス』[8]、ヴァージニア・ウルフの『ダロウェイ夫人』[9]、ガルシア・マルケスの『落葉』[10]、夏目漱石の『こころ』[11]という4つの作品を中心に、文学にみられる精神障害と自殺の関係を考えてみたい。

2. 本論

1　エウリピデスの『ヒッポリュトス』―うつ病と自殺

■エウリピデス
■ヒッポリュトス
■うつ病

　古代ギリシアの悲劇『ヒッポリュトス』は、筆者の知る限りでは、臨床的にも正確なうつ病の病像が描かれた最も早期の文献の1つである。紀元前428年にエウリピデスが発表した『ヒッポリュトス』には、義理の息子に道ならぬ恋心を抱いたアテナイの王妃パイドラーのうつ病を思わせる病状と自殺が描かれているのである。

義理の息子ヒッポリュトスへの恋に陥ったパイドラーは、「憂いの雲」に閉じ込められて悶々とした日々を送っている。パイドラーは、周囲の人々からも「人知れぬ御悩みにわれからと死出の途を急がれて」「なにも召し上らなくなってから今日でもう三日になる」「お妃様のあの美しいお姿が、まあなんとひどい変りよう」などと噂されるように、傍目にもわかるほどやつれてしまったのである。そんなパイドラーには、うつ病特有の焦燥感も描かれていて、「そとへ出たいとそればかり、たってのお言葉にここへお連れしましたのに、今度はまた早く家へとおせきなさる」「絶えず気が変って、満足なさるということがありませぬ」と、乳母はパイドラーの落ち着きのない苛立った態度を訝るのである。

　パイドラー自身も自分の心身の変調には気がついている。彼女は、「涙が出てきて仕方がない」「からだの力がすっかり抜けてしまいました」「手がだるいから、お前たち、もっていておくれでないか」など、涙もろさや全身倦怠、脱力感などを訴える。また彼女は、「心に穢れがある」と自責的にもなっていて、「不仕合せなわたし、なんということをしてしまったのだろう。落着きを失って、どこまで迷い込んでしまったのかしら。どの神様かの祟りで、私は気が狂ってしまったのだったわ」と、常ならぬ自分の状態を神の祟りによる狂気と認識しているのである。

　このようにパイドラーには、抑うつ気分・涙もろさ・全身倦怠・不安焦燥・閉居・食欲低下・自責感・自殺念慮など、うつ病を思わせる数多くの症状が認められるが、こうしたパイドラーに対して、乳母を中心にさまざまな対応がなされる。パイドラーに対する乳母の主な対応を列挙すると、下記の通りである。

1．「そんなにいらいらとからだをお動かしになってはいけませぬ」と、うつ病の症状である焦燥感をたしなめることで落ち着かせようとする。
2．「病気はじっと辛抱強くしていれば、耐え易いもの」と、じっと耐えることで切り抜けよと忠告する。
3．「もし他人に打明けられぬお悩みでありますならば、この女たち（合唱隊をさし）が御相談相手ともなってくれましょう、また男の方にでもお話になってよいことでしたら、おっしゃってくだされば、お医者を呼んで参りましょう」と、同性の聞き手や医師による精神療法を提案する。
4．「あなたが恋をなさったとてそれは世の人並のこと、なんの不思議がありましょう」と、恋は世間によくあることだから気にすることはないと慰める。
5．「妻の不義を知りながら、見ぬふりをする分別のよい男の方は、そう珍しくはございません」と、夫や世間の反応に楽観的な見通しを述べて、物事をもっと気楽に考えるよう勧める。
6．「わるいことがありましても、良いことがそれ以上にあるのならば、人間の御身でございますもの、まあまあ仕合せのよいこととお考えなさいませ」と、人生には良いことも悪いこともあるのが当然と助言する。
7．「悩みのあるときは、なんとでもしてその悩みをはらう工夫をするほかはありま

せぬ。まじないとか呪文とかいう手もございます。なんとかお心をいやす良薬も見つかりましょう」と、医薬や魔術的な対応によって悩みを軽減することを勧める。

乳母は今日の介護者もしばしばそうであるように、うつ病者に対して親身かつ常識的な対応をしているのである。しかし、うつ病という病いによって悲観的になり自責的になっているパイドラーには、こうした常識的な助言は無効だった。そのため乳母は、思い切ってパイドラーの思いをヒッポリュトスに打ち明けることで局面の打開を図ろうとする。だが、せっかくの告白も、潔癖なヒッポリュトスの拒否に会ってパイドラーは、「私たちの悪い噂が国じゅうにひろがってしまう」と、自らの不名誉な行為を恥じて自殺するのである。

このように、『ヒッポリュトス』には、パイドラーのうつ病的な苦悩と自殺が描かれている。しかも、『ヒッポリュトス』では、うつ病に対する乳母のさまざまな対応がいずれも無効であることもきちんと描かれており、結局、パイドラーが周囲の善意の対応によって追いつめられるような形で自殺に至るという点でも、うつ病的なのである。ヒポクラテスとほぼ同時代に生きたエウリピデスは、紀元前5世紀の段階で、うつ病という病気の症状のみならず、周囲の対応やそれに対する患者の反応といった特性にまで精通していたことになり、うつ病という病いの認識における先駆性という点では、エウリピデスにはヒポクラテスを凌ぐものがあったといっても過言ではない。

なお、パイドラーの自殺は、単に希死念慮や恥の感情によるものではなく、ヒッポリュトスの方が自分に懸想したという虚偽の書き置きを残す、いささか怨念のこもったものとして描かれており、それによってヒッポリュトスもまた死に追いやられるという結末になっている。

2 ヴァージニア・ウルフの『ダロウェイ夫人』―統合失調症と自殺（1）―

■ヴァージニア・ウルフ
■ダロウェイ夫人
■統合失調症

『ダロウェイ夫人』は、1925年、ヴァージニア・ウルフが43歳の年に発表した作品であるが、この作品には、セプティマスという統合失調症を思わせる男と、彼に対する医師の対応が描かれているため、自殺に至る精神障害者の心理や周囲の対応を考えるうえでも示唆的な作品である。

30歳の青年セプティマスは、第一次世界大戦から帰国後、さまざまな精神症状に襲われるようになる。セプティマスは、妻と街を歩いていても、「なにか怖ろしいことがいままさに表面にあらわれ、炎となって燃えあがろうとしている」「ぼくはみんなから注視され、非難の指をさされているのではないか」と、妄想気分や注察妄想、被害妄想を思わせる症状を訴える。またセプティマスには、「ぼくにはやつらの考えていることがわかる。ぼくにはすべてがわかる」と思考察知を思わせる症状のほか、寝室のうしろから人の話し声が聞こえたり、誰もいないのに声を出して誰かと話をしたり返事をする、ぶつぶつ独り言を言うなど、対話性幻聴や独語を思わせる症状

も出現している。だが、独り言を言うセプティマスのことを心配した妻が、「なにを話しているの？」と尋ねても、セプティマスは「また邪魔をされた！こいつはいつも邪魔ばかりする」と、被害的に受け止めるだけだった。

　思いあまった妻は、近所のホームズ医師に相談する。ホームズ医師は40年の経験を有するベテランの開業医である。しかし、セプティマスを診察したホームズ医師は、「ご主人にはなんら深刻な問題はありません。少し落ちこんでいるだけです」と言うだけだった。彼は、セプティマスのただならぬ恐怖や幻覚も神経症の症状に過ぎないと一蹴し、「外の世界に関心をもつようにしなさい。それからなにか趣味を持つことですな」「ミュージック・ホールに連れていきなさい。クリケットをさせなさい」「一日仕事を休んで、妻とゴルフをやるのもいいですね」と、軽い鎮静剤を処方しただけで、あとは気晴らしをすればよくなると繰り返すだけだった。

　そのうちセプティマスは、ホームズ医師の往診を拒否するようになった。するとホームズ医師は、「ベッドで横になっているかわりに、なにかしたほうがいいんじゃないですか」「あなたにはなにも問題がないのです。ですからつぎの往診のときには、ベッドから出て、あの魅力的な奥さんに心配をかけないようになっていてください」と、しきりにその無為を責めて活動を促した。しかし、そんなホームズ医師の態度に、セプティマスは「真っ赤な小鼻の、ぞっとする獣が、ぼくにのしかかってくる」と反発したため、彼の妻は専門医のブラドショーを受診するのである。

　名医の誉れ高いブラドショー医師は、セプティマスを見た瞬間、極めて重症であることを確信した。そしてこれまでのホームズ医師の対応については、「ああいう連中のへまを帳消しにするのにわたしの時間の半分が費やされてしまう」と嘆くのだった。

　診察後、ブラドショー医師は別室にセプティマスの妻を呼んで、「ご主人はたいへん深刻な病状です」と告げた。「ベッドで長時間安静にしていることです。田舎のほうに、ご主人が完璧な世話をうけられる快適な療養所があります」「ご主人は自殺するとおっしゃいましたね。とすればほかの選択肢はありません。これは法律の問題なのです。田舎にある美しい家でベッドに横たわり安静にするのです」。そのうえでブラドショー医師は、「すべてわたしにお任せください」と言ったのだが、その説明に納得できないセプティマスの妻は、「助けを求めにきたのに、見棄てられてしまった」と感じるのだった。

　ブラドショー医師は、「おのれの意見を刻印し押しつけることを愛し、大衆の顔に刻まれたおのれの容貌をみずからあがめる」ようなタイプの医師だった。ブラドショー医師には、自分と意見を異にする人々を手荒に打ちのめす一方で、自分を仰ぎ見る従順な者には祝福を与えるという傾向が認められるように、彼は「人間の意志を狡猾にむさぼり食う」支配欲と権力欲に満ちた医師だったのである。

　自宅に戻ったセプティマスは、ブラドショー医師の言葉を反芻していた。あの医師は「安静を学ばなければなりません」と言った。だが、彼はどんな権限をもって

いるというのか？　何の権利があって「しなければ」と言うのか？

そこへホームズ医師がやって来た。この時既に医師に対する不信を抱いていた妻は、夫を医師の手には委ねまいと決心し、診察を拒否した。だが、ホームズ医師は委細構わず、妻を脇へ押し退け、階段を登って勢いよくドアを開けると、「臆病者め」とセプティマスを詰った。しかしその直前、セプティマスは窓下の鉄柵めがけて身を投げたのである。

以上が、『ダロウェイ夫人』に描かれているセプティマスの病いと医師の対応である。セプティマスには、妄想気分や被害妄想、対話性幻聴、思考察知、独語など統合失調症を思わせる症状が認められるが、ホームズ医師もブラドショー医師もしもに適切な対応をしておらず、患者の自殺という最悪の結果を招いている。そこには診断上の問題ももちろんあるが、この作品で問われているのはむしろ患者にかかわる医師の姿勢そのものである。

患者の苦悩を軽くみてその無為を責めるばかりか、家族の拒否を無視して部屋に押し入って患者を臆病者呼ばわりするホームズ医師、本人のみならず家族の意思も聞かずに一方的に入院を決めて反論を許さないブラドショー医師、いずれも患者や家族の心情を考慮せず、自らの信念を押しつける医師である。それは、昨今問題になっている患者の主体性をないがしろにしたパターナリズム(家父長的温情主義)にほかならず、『ダロウェイ夫人』は、医師のパターナリズムを批判した先駆的な文学としても位置づけることができる。『ダロウェイ夫人』では、医師の義務や自己犠牲という美名の背後に隠された支配欲や自己満足が暴かれ、医師のパターナリスティックな態度が、患者のためというよりは、医師の傲慢で自己愛的な欲求に基づくものであることが指摘されており、セプティマスの自殺には、そうした医師の不適切な態度への反抗という要素が含まれている。

おそらくこうした先駆的な認識の背後には、自らも精神障害者として治療を受けていたヴァージニア・ウルフ自身の体験が潜んでいると思われるが、この作品を書いて16年後の1941年、ウルフはセプティマスのあとを追うかのように自殺する。精神障害者の苦悩と自殺に思いを馳せ、その医師嫌悪に強い共感を示した『ダロウェイ夫人』は、作者の未来を先取りした予言的な作品だったのである。

3　ガルシア・マルケスの『落葉』―統合失調症と自殺(Ⅱ)

■ガルシア・マルケス
■落葉
■統合失調症

1955年に発表された『落葉』は、現代ラテン・アメリカ文学を代表する作家ガルシア・マルケスの処女作であるが、この作品には統合失調症を思わせる医師の自殺が描かれている。この作品は、マコンドという中南米の架空の町を舞台にした物語だが、あるときマコンドに1人の医師がやって来る。彼は寡黙で、それまでの経歴や家族のことはもとより、自分の名前さえ名乗らなかったが、それでも当初は、ほかに医師がいないこともあって、彼の診療所は繁盛した。もっとも、この町にバナナ会社が進出して労働者用の医療施設を整備してからは、ぱったりと患者が途絶

たが、この医師はそうした新しい時代の波を見せつけられても何もせず、相変わらず通りに面したドアを開けて、革張りの椅子に腰を下ろしていたのである。

　何日たっても患者は戻らなかった。彼は以後、ドアに閂を掛け、終日ハンモックに身をゆだねて、部屋中がゴミ捨て場と化しても意に介さなくなった。そんな医師のことを、マコンドの人々は、「得体の知れない無気力な奴」として、「陰鬱な動物でも眺める」ような好奇の眼を向けたが、そんなマコンドで大規模な暴動が起き、大勢の死者が共同墓地に埋められるような事態になった。そしてこの時、その後の医師とマコンドの人々の関係を決定づける事件が起きたのである。

　マコンドが武装する暴徒の蹂躙する恐怖の町と化した夜、人々は怪我人を医師の家の戸口まで運んで来て大声で叫んだ。「博士、この怪我人たちを診てやっておくんなせえ、ほかの医者はもう手がいっぺえなんだから」。

　しかし、ドアは遂に開かれず、中からは「よそへ運んで下さい。わしはこういうことについては何も知らないんだから」という声が聞こえてくるのみであった。町の人々は、「わしらのお医者様は、もう博士だけだ。仁術を施して下さってもいいじゃねえですか」と頼んだが、医師は「昔は知っていたことも、今ではきれいさっぱり忘れてしまった。どこぞよそへ運んで下さらんか」と言うだけだった。

　以後、ドアは一度も開かれることがなかった。マコンドの人々の間には、医師に対する怨念がつのり、人々は、閉じこもったままの医師に対して、「この壁の後ろで腐り果てろ」と言い渡した。こうして、町を挙げた残忍性の中で「集団の憎悪と頑迷にとり囲まれ、閉じこめられ」た医師は、「毒が入っているのではないかという恐怖に駆られて町の水は飲まず、インディオの情婦と裏庭で作った野菜を食って生きていた」。彼は「ハンモックのなかに見捨てられた生ける屍」のように、部屋のすべてを覆う埃に埋もれたまま、遂に部屋から一歩も出ることのないまま、マコンドに来て25年目に首を吊ったのである。

　以上が、『落葉』に描かれている医師の自殺である。ここに描かれる医師には、無為自閉や情意鈍麻、被毒妄想など、慢性・重度の統合失調症を思わせる症状が認められるが、周囲の人々は、それを病気の症状と理解できないため、感情的な反発や侮蔑を向けている。特に、暴動事件は周囲の反感を決定的なものにし、この医師が縊死したときにも、医師のことを恨んでいた町の人々は彼を埋葬しないまま放置した。「いつかは町に漂う彼のおいしそうな腐臭の臭いをかげるのだという悦びさえも、先まわりして感じて」いたマコンドの人々は、「10年前に彼が拒絶した慈悲を、今度は自分たちが彼に拒絶してやる時が来た」と感じていたのである。

　すなわち、『落葉』には、統合失調症に対する社会の理解が乏しく、病気による症状を怠惰や非人間的な心情によるものと誤解したために生じた悲劇が描かれているのであって、この医師には彼が周囲の人々に対して抱いていたであろう被害妄想と同じような事態が実際に出現し、彼は文字通り集団的な迫害の中で自らの命を絶っている。その意味では、統合失調症の患者が抱く被害妄想は、その後展開される本

人と周囲の不幸な関係を予言しているようでもあって、この医師の自殺も周囲の無理解や拒否によってもたらされている。この医師は、ソクラテスやジャンヌ・ダルクの死がそうであったように[12)13)]、精神障害に対する社会の無理解や不適切な対応の犠牲者という趣を呈しており、『落葉』という作品は、精神障害者が、自らの障害のみならず、周囲の対応によっても二重に苦悩し孤立させられる存在であることを教えているようにも思われるのである。

4 夏目漱石の『こころ』－PTSDと自殺

■夏目漱石
■こころ
■PTSD

　『こころ』は1914年（大正3年）、森鷗外の『阿部一族』同様、乃木将軍の殉死事件に触発されて書かれた作品であって、そこに描かれる先生の自殺にはこれまでもさまざまな議論がなされてきた。しかし、多くの論者が不自然かつ不可解と指摘してきた先生の自殺は、精神医学的には親友Kの衝撃的な自殺を目撃することによってもたらされたPTSD（外傷後ストレス障害）的な障害によるものと考えると、理解しやすくなるように思われる。

　『こころ』においては、下宿のお嬢さんをめぐる親友Kとの三角関係に悩んだ先生が、Kを出し抜くような形でお嬢さんに結婚を申し込む。するとKは、先生とお嬢さんの結婚を知らされた直後、頸動脈を切って自殺してしまうのである。先生は、Kの自殺場面を目撃したときの衝撃を次のように伝えている。

　私の眼は彼の室の中を一目見るや否や、あたかも硝子で作った義眼のように、動く能力を失いました。私は棒立ちに立ち竦みました。（中略）もう取り返しがつかないという黒い光が、私の未来を貫いて、一瞬間に私の前に横たわる全生涯を物凄く照らしました。そうして私はがたがた震え出したのです。（『こころ』下・48）[11)]

　これはPTSDを引き起こす要因の1つとして挙げられる「他人の変死の目撃」に相当する体験で、まして先生の場合、Kの自殺の直接的な原因が自分の裏切りにあることを自覚していたのである。この体験が、倫理的に潔癖だった先生に大きな衝撃を与えたことは疑いなく、先生がこのとき直観したように、正にこの体験が彼の未来を貫いて生涯に渡る影響を及ぼすことになるのである。

　先生のその後の変化からPTSDを思わせる症状を列挙すると、以下のようになる。

1．「その夜の記憶を毎晩繰り返すのが苦痛だった」ため、家を引越した。
2．「先生の態度はむしろ非社交的であった」「周囲がいくらにぎやかでも、それにはほとんど注意を払う様子が見えなかった」「先生はいつでも一人であった」とあるように、孤独で周囲に関心のない生き方をするようになった。
3．「人間を愛しうる人、愛せずにはいられない人、それでいて自分の懐に入ろうとするものを、手をひろげて抱き締めることのできない人」と評されるように、人

を愛する能力を発揮できなくなって、愛すべき妻や「私」との間にも心理的な距離が生じた。

4．「私のようなものが世の中へ出て、口をきいてはすまない」「私は世間に向かって働きかける資格のない男だからしかたがありません」とか、「子供はいつまで経ったってできっこないよ」と、過去の事件との関係で、自分の人生の可能性を限定的に捉えるようになった。

5．「若い時はあんな人じゃなかったんですよ。若い時はまるで違っていました。それがまったく変わってしまったんです」と言われるように、事件後、永続的な性格変化をきたした。

6．「私の心は常に不安でした。私はこの不安を駆逐するために書物におぼれようとつとめました」「書物の中に自分を生き埋めにすることのできなかった私は、酒に魂を浸して、己を忘れようと試みた時期もあります」など、不安から逃れるために、書物や酒で誤魔化そうとした。

7．「私は妻と顔を合わせているうちに、卒然Kに脅かされるのです」「私の胸にはその時分から時々恐ろしい影が閃きました」「死んだつもりで生きていこうと決心した私の心は、ときどき外界の刺激でおどり上がりました」など、浸入的な回想や驚愕反応を思わせる症状が出現した。

8．「その牢屋をどうしても突き破ることができなくなった時、畢竟私にとって一番楽な努力で遂行できるものは自殺よりほかにない」と、自分なりの対応ではどうしようもない苦悩から逃れるために、自殺しようと思いつめるまでになった。

これらの症状が、ICD-10[14]でPTSDの症状として指摘されている「他人からの離脱」「持続的人格変化」「外傷を想起させる活動や状況の回避が持続し、そのような背景があるにもかかわらず生ずる侵入的回想」「不安と抑うつ」「自殺念慮」などの症状や、DSM-IV[15]で列挙されている「重要な活動への関心または参加の著しい減退」「感情の範囲の縮小(例：愛の感情を持つことができない)」「未来が短縮した感覚(例：仕事、結婚、子ども、または正常な一生を期待しない)」などの症状に当てはまることは、いうまでもないであろう。先生の奥さんは、「先生の性質がだんだん変わってきた」のがKの変死後と感じながらも、「しかし人間は親友を一人亡くしただけで、そんなに変化できるものでしょうか」と訝っているが、それこそがPTSDの特徴なのである。そしてさらにいうならば、事件後先生が抱き続けた罪悪感も、生き残った者が亡くなった者に対して抱きがちな罪償感として理解できるのかもしれない。

このように先生の状態を捉えると、これまでさまざまな説が唱えられてきた先生の自殺も、一連のPTSD的な症状の帰結として捉えることができるが、ここで注目されるのは、先生が自殺の直前、「私」という青年に膨大な遺書を残していることである。先生は、「半ば以上は自分自身の要求に動かされた結果」、「過去を善悪ともに他の参考に供する積もり」で、自らの過去を遺書という形で「私」に告白している。

これは、PTSDの患者が、過去を繰り返し語ることで感情を発散させたり気持

の整理をつけることを思わせるもので、先生もまた、「私」という信頼に足る聞き役に自らの過去を語ることで、自己治療的な行為を行っているようである。

とすれば、ここに1つの疑問が残る。漱石は元来、告白という行為を極めて重くみていた作家である。『こころ』を執筆する直前の大正2年に一高で行われた講演でも、漱石は、「罪を犯した人間が、自分の心の経路をありのままに現わすことができたならば、そうしてそのままをインプレスすることができたならば、総ての罪悪というものはないと思う」「その人の罪は、その人の描いた物で十分清められるものだと思う」と語っている。

> ありのままをありのままに書き得る人があれば、その人は如何なる意味から見ても悪いということを行ったにせよ、ありのままをありのままに隠しもせず漏らしもせずに描き得たならば、その人は描いた功徳によって正に成仏することができる。
> （大正2年12月12日『模倣と独立』)[11]

かくも告白という行為を重視し、そこに自己救済的な意味さえ見い出していた漱石の立場からすれば、自らの罪を深く自覚しそれを告白した先生は、当然免責されてもよいのではないか？ しかるに、漱石は先生を自殺させているのである。

おそらく、この際考慮しなければならないのは、当時の漱石が抱いていた死に対する親しみの感情である。漱石は、『こころ』を完成して間もない大正3年11月14日、弟子の林原耕三に宛てた手紙の中で、「死を人間の帰着する最も幸福な状態だと合点している」「本来の自分には死んで始めて還れるのだと考えている」と言い、翌大正4年2月15日畔柳都太郎宛ての書簡でも「私は死んで始めて絶対の境地に入ると申したいのです。そうしてその絶対は相対の世界に比べると尊い気がするのです」[11]と語っている。

このような『こころ』執筆直後の漱石の死に対する肯定的な態度をみるならば、漱石が先生を死なせたことにも贖罪や自己処罰以上の意味があったと考えられるのではあるまいか？ おそらく漱石は、長年自責感に苦しみ最後には自らの罪を告白した先生の誠実をよしとして、死による安らぎを与えたのである。そういえば、『吾輩は猫である』や『行人』の最後はそれぞれ、「吾輩は死んでこの太平を得る。太平は死ななければ得られぬ」、「兄さんがこの眠りから永久に覚めなかったらさぞ幸福だろうという気が何処かでします」とあるごとく、漱石は折にふれて死による救済ということを言明してきた作家である。おそらく、漱石は先生に死を賜ることによって、彼のあまりに倫理的なるがゆえの苦悩に報いたものと思われるが、それは同時に、胃潰瘍と神経衰弱に悩まされた漱石自身の希求するところでもあったのである。

3. 結論

　『ヒッポリュトス』、『ダロウェイ夫人』、『落葉』、『こころ』という4つの作品を中心に、精神障害と自殺について検討を加えた。これら4つの作品には、それぞれ、うつ病や統合失調症、PTSDを思わせる人物が自殺に至る経緯が描かれているため、自殺者の心理や周囲の対応を考えるうえでも示唆的な作品である。その詳細は本論中で述べたのでここでは繰り返さないが、ここで付け加えておきたいのは、これらの作品では、最後には自殺に至るものの、精神障害者に共感的な理解者が描かれているという事実である。

　例えば、『ヒッポリュトス』では、結果的には不適切な対応によってパイドラーを自殺に追い詰めることになるものの、乳母の献身的な対応がみられるし、『ダロウェイ夫人』でも、セプティマスの自殺の報を受けたダロウェイ夫人が、次のように彼の心理を想像している。「詩人や思想家といった類の人間がいるものだ。この青年がその種の情熱をもっていて、サー・ウィリアム・ブラドショーのところへ行ったとしよう。偉い医者だが、わたしにはどこか邪悪に見えるあの男。(中略)もしもこの青年があの男を訪れ、サー・ウィリアムがいつものように力で威圧したとするならば、青年はそのときこう言ったのではないだろうか(実際いまはそう感じる)？　人生は耐えがたい。やつらが人生を耐えがたいものにする。ああいった人間が」。

　ダロウェイ夫人は、この世に適応している無神経で図々しい現実主義者たちに言い知れぬ嫌悪を感じ、そうした現実の中で生きていけないセプティマスに満腔の同情を注いでいるのである。

　さらに、『落葉』では、マコンド中から拒否された医師に対して、「ある種の親しみを感じていたただ一人の人間」として、大佐が登場する。この大佐は、何もしなくなった医師に食事を与え続けることを妻から咎められたとき、「力になってやらなきゃいかん。この世の中で、あの男には頼れる人が一人もいないんだ。それに、彼には理解してもらえる人が必要なんだ」と諭す。また大佐は、寡黙な医師が感じていたであろう孤独や心の動揺を思いやって、「蒸し暑くて暗い彼の部屋のなかの苦痛がびりびりと感じられた」と語り、放置された医師の遺体を手厚く葬ったのである。

　　以前、わしは複雑で、時どき矛盾する、彼の性格と同様に不安定な感情によって彼と結ばれているような気がしていた。しかし、当時、紛れもなくわしは彼にたいして心底からの愛情を持ちはじめていたのだ。(『落葉』8)

　この大佐は、医師との間に精神的な同族性を感じている天性の介護者とでも呼ぶべき人物なのであり、こうした自殺していく障害者への共感に満ちた人物は、障害者に対する社会の理不尽な対応やこの世に適応して生きていくということの意味

を、改めて問い正している存在のようにも思われる。

　また『こころ』では、「私」という青年が自己治療的な告白を促しているが、彼は「先生を研究する気でその宅へ出入りするのではなかった」と語っているように、「冷たい眼で研究されるのを絶えず恐れていた」先生に対して、非侵襲的な態度で接している。そしてその結果、「私」は、人間に対する警戒心が強くなっていた先生から唯一ともいえるほどの信頼を得て、それまで誰にも明かさなかった過去を告白されているのである。

　今考えるとその時の私の態度は、私の生活のうちで寧ろ尊むべきものの一つであった。私は全くそのために先生と人間らしい温かい交際が出来たのだと思う。もし私の好奇心が幾分でも先生の心に向かって、研究的に働き掛けたなら、二人の間を繋ぐ同情の糸は、何の容赦もなくその時ふつりと切れてしまったろう。(『こころ』上・7)

　心の傷を負った人々に接する際に、研究者が心しておくべき態度であろう。
　このように、文学では自殺者に対する共感的な人物が描かれることが多く、それは作家の自殺者への共感の現われでもあるのだが、1つ気になるのは、これら精神障害者の予後が悲観的に考えられていることである。うつ病はもちろん、統合失調症にせよPTSDにせよ、その予後は必ずしも悲観的なものではないが、これまでの文学では精神障害者の予後は概して悲観的に考えられてきたというのが偽らざる印象であり、そうした暗黙の前提にうえに、精神障害者の自殺も描かれているようにみえる。近い将来、より精神障害者の実態に即した形で、精神障害者の治癒や社会復帰をテーマにした文学がポピュラーになることを、精神障害者に対する誤解や偏見の改善のためにも期待するものである。

■阿部一族

　付記）森鴎外の『阿部一族』[16]には、自殺にも等しい死が数多く描かれているが、『阿部一族』の登場人物が死を決意する背景には、他者からの評価という要素が潜んでいる。「もし自分が殉死せずにいたら、恐ろしい屈辱を受けるに違いないと心配していた」内藤長十郎、「この弥一右衛門を縦から見ても横から見ても、命の惜しい男とは、どうして見えようぞ。げに言われれば言われたものかな」と言って殉死の許しのないまま腹を切る阿部弥一右衛門、「殉死する筈であったのに、殉死しなかったから、命懸けの場所に遣る」と言われて「只一刻も早く死にたい。死んで雪がれる汚れではないが、死にたい。犬死にでも好いから、死にたい」と死地に急ぐ竹内数馬など、『阿部一族』に描かれる人物は、自分が他者からどのように評価されるかを基準に、自ら死を選んでいる。鴎外文学における他者指向性を強調する所以であるが[17]、同じ乃木将軍の殉死に触発されて書かれた『こころ』と『阿部一族』に描かれた人物の自死に至る心理的な過程を比較するとき、改めて漱石と鴎外の作家的資質

の違いを思わざるを得ない。

（髙橋正雄）

■ 文　献 ■

1) 平山城児：日本文学における自殺の諸相．作家と自殺，p 194-245，至文堂，東京，1972．
2) 髙橋正雄：病跡学の意義．臨床精神医学講座 S 8，p 55-84，2000．
3) 髙橋正雄：精神医学的にみたギリシャ悲劇(三)．日本医事新報 4097：44-48，2002．
4) 髙橋正雄：ヴァージニア・ウルフの『ダロウェイ夫人』．日本医事新報 4047：55-59，2001．
5) 髙橋正雄：ガルシア・マルケスの『落葉』．病跡誌 55：64-67，1998．
6) 髙橋正雄：漱石文学における自己相対化．病跡誌 34：47-56，1987．
7) 髙橋正雄：『こころ』の先生と PTSD．心と社会 85：112-118，1996．
8) エウリピデス：ヒッポリュトス．松平千秋(訳)，岩波書店，東京，1959．
9) ヴァージニア・ウルフ：ダロウェイ夫人．丹治　愛(訳)，集英社，東京，1998．
10) G・ガルシア・マルケス：落葉．高見英一(訳)，新潮社，東京，1980．
11) 漱石全集．岩波書店，東京，1956-1957．
12) 髙橋正雄：ソクラテスの死について．病跡誌 43：53-60，1992．
13) 髙橋正雄：ジャンヌ・ダルクの啓示．病跡誌 49：2-11，1995．
14) 融　道男・中根允文・小見山実(監訳)：ICD-10 精神および行動の障害；臨床記述と診断ガイドライン．医学書院，東京，1993．
15) 髙橋三郎・大野　裕・染矢俊幸(訳)：DSM-Ⅳ精神疾患の分類と診断の手引．医学書院，東京，1995．
16) 鴎外選集・第四巻．岩波書店，東京，1979．
17) 髙橋正雄：鴎外の「他者指向性」．病跡誌 37：21-28，1989．

和文索引

あ
アイデンティティー ………187
アウトソーシングによるメンタルヘルスサービス ………131
アスペルガー症候群………13
アピール ………………152
アルコール依存症…………52
アルコール依存症者 ………125
　　──の自殺率 ………125
　　──の自助グループ ……128
アルコール依存症の治療 …128
　　──3本柱 ………128
　　──抗酒剤 ………128
　　──診察 ………128
　　──ミーティング(集団精神療法)………128
アルコール症 ………138
　　──を含めた精神障害 …127
アルコール・薬物依存症 …124
アルコール・薬物乱用歴との相関 ………141
アルコホリックス・アノミマス ………128
アンケート調査 ………105
阿部一族 ………295
悪性腫瘍 ………210
遊び心 ………193
安心できる関係 ………101
安楽死 ………108

い
イメージ療法 ………103
「生きがい」をともに探す作業 ………27
生きる力 ………27
　　──を最大限引き出してやること ………30
　　──を蘇生 ………27
生きる目標 ………100
医師法第21条 ………241
依存 ………110
依存・敵対的 ………180
異状死体 ………207, 241
遺伝子多型 ………234
一般家庭医の役割 ………214
一般病棟 ………84
院生の自殺 ………23

う
うつ状態 ………106, 114, 211

うつ病
　6, 13, 24, 62, 82, 88, 110, 137, 149, 151, 197, 267, 285
　──エピソード ………174
　──尺度 ………70
　──性の希死念慮 ………38
　──と自殺 ………37, 63
　──の合併率 ………82
　──の診断 ………85
ヴァージニア・ウルフ ……287

え
エウリピデス ………285
疫学 ………1

お
「お母さんのサラダ」………28
落葉 ………289

か
カタルシス ………86
カプランの危機理論 ………261
ガルシア・マルケス ………289
がん ………108
がん患者 ………83
　　──の自殺の危険因子 …111
　　──の自殺率 ………109
　　──の大うつ病のスクリーニング ………118
仮面うつ病 ………40
仮面的生活 ………27
家族・医療関係者間の相互協力 ………216
家族カウンセリング ………104
過重労働 ………271
過剰適応 ………27
過量服薬 ………75
過労死 ………263
過労自殺 ………274
外部EAP ………131
学内サービス機関 ………24
完全失業率 ………268
患者の生命力の回復 ………27
間接的な自傷行為 ………194
感情障害 ………11, 12
簡易スクリーニング尺度 …201

き
危機介入 ………26, 87
危険因子 ………58, 178
気分の障害 ………194
気力 ………26

希死念慮
　…6, 11, 25, 82, 84, 87, 88, 106
基礎的精神障害の治療 ………31
基本的信頼感 ………191
絆の回復 ………185
逆転移 ………116
虐待 ………12
客観的理解 ………101
救急医療施設 ………146
救済願望 ………259
共感関係 ………102
共感的理解 ………101
共感と受容 ………104
教官とは共感 ………32
境界型人格障害 ………25
境界性人格障害 ………74, 181
境界例的な事例 ………258
行政解剖 ………241
業務加重性 ………173
業務上外の判断 ………279
禁酒法 ………129
緊急避難 ………78

く
グリーン・ワーク ………262
「空虚な自己」の時代 ………32
群発自殺 ………4, 181

け
警察白書 ………9
激越うつ病 ………64
健康管理体制 ………222
検視 ………207
幻覚妄想 ………66
言動の変化 ………211

こ
こころ ………291
コレステロール ………234
コンサルテーション・リエゾン精神医学 ………147
孤独 ………188
孤独感 ………99
孤立感 ………182
雇用上のセイフティー・ネット ………272
向精神薬 ………237
行為障害 ………11
行動の障害 ………194
抗うつ薬 ………119
攻撃性 ………11
厚生労働省補償課 ………171

高齢自殺者 ……………………213
高齢者 …………………………208
国際比較 …………………………5
心の危機 ………………………106

さ

サポートの不足 ………………179
再自殺 …………………………152
──企図 …………152,155,157
再生願望 ………………………259
罪悪感 …………………………87
三環系抗うつ薬…………………18
産後 ……………………………141

し

支援体制…………………………25
支持的環境………………………31
支持的精神療法 ………………118
死因別死亡率……………………21
死後脳研究 ……………………232
死体解剖保存法第8条 ………241
死への恐怖………………………99
視床下部-下垂体-副腎系 …233
次回の診療約束…………………31
自己愛性人格障害………………79
自己意識 ………………………188
自己肯定感情……………………27
自己受容 ………………………190
自己探求 ………………………189
自己破壊行動 …………………124
自己破壊的衝動を緩和…………27
自己評価 ………………………189
自己不全感………………………77
自己複雑性緩衝仮説 …………192
自殺 …………………21,178,274
──と精神障害 ………………35
──の家族歴 …………………181
──の危険因子 …90,92,106
──の危険性 …………………55
──の危険の高い人に共通の
  心理 ………………………182
──の激増 ……………………34
──の原因動機 ………………23
──のサイン …………………166
──の前兆 ……………………23
──の動機 ……………………150
──のほのめかし ……………11
──の予測 ……………………113
自殺願望 ………………………25
自殺企図…………………82,270
──手段 …………147,151
──の反復 ……………………213
自殺危機評価表 ………………260
自殺既遂 …………………14,147
自殺失敗者 ……………………61

自殺者 …………………………207
──の実態調査 ………………208
──の増加 ……………………207
──の入院・通院 ……………210
──の背景 ……………………209
自殺手段…………………………2,91
自殺親和性………………………20
自殺前症候群……………………29
自殺認定 ………………………175
自殺念慮 ………78,91,104,260
──のみられる患者の対応
   ……………………………105
自殺背景は病苦 ………………208
自殺幇助 ………………………108
自殺防止 ………………………271
──対策 ……………………22,209
自殺未遂 …………11,147,179
──歴 …………………………178
自殺予防…69,157,199,237,269
──いのちの電話 ……………256
──ガイドライン ……………56
──介入プログラム …………202
──活動 ………………………198
──診断基準 ………211,214
自殺率…1,48,197,209,263,268
自傷行為 ……………………72,179
自閉傾向 ………………………194
自立 ……………………………110
自立をめぐる葛藤 ……………187
自律 ……………………………110
事故………………………………21
事故傾性 ………………………181
質問票 …………………………211
実存的苦痛 ……………………111
社会的死 ………………………124
社会的な問題の急激な増加
   ……………………………253
社会病理現象……………………20
若年アルコール依存症者の自殺
   ……………………………127
終末期患者………………83,99
従業員援助プログラム ………131
昇進・昇格 ……………………221
消化性潰瘍 ……………………138
消耗性うつ病 …………………176
症例検討会 ……………………113
衝動行為…………………………76
情動 ……………………………231
職業訓練制度 …………………272
職務パフォーマンス …………130
心因反応 ………………………150
心神喪失 ………………………175
心理学的剖検…………49,110
──法 …………………………61
心理機制…………………………87

心理的危機 ……………………103
心理的視野狭窄 ………………183
心理的負荷 ……………………271
──による精神障害に係る
  業務上外の判断指針 …170
身体症状 ………………………165
身体的疾患………………………51
神経症圏 ………………………149
人格障害 ……………………27,50
人口動態統計……………………1
腎移植 …………………………139

す

スティグマ ……………………130
ストレス ………………………213
──因子 ………………………230
──耐性 ……………231,233
──のサイン …………………220
──評価表 ……………………174
「ストレス─脆弱性」理論…276
睡眠障害 ………………………194

せ

せん妄 ……………………83,114
セロトニン受容体1Ａ ……236
セロトニン受容体1Ｂ ……236
セロトニン受容体2Ａ ……235
セロトニン神経系 ……………232
セロトニントランスポーター
   ……………………………235
生活上の出来事…………………92
青年期の自殺率…………………19
精神科救急………………………68
精神科継続治療 ………155,156
精神科コンサルテーション・リ
  エゾン活動 …………………146
精神科的疾患 …………………208
精神疾患…………………………6
──の専門部会 ………………171
精神障害 ………………179,274
精神的孤立感 …………………214
精神的視野狭窄…………………29
精神療法 ………………54,184,185
脊髄損傷 ………………………139
絶望感 ……………………38,114
選択的セロトニン再取込み阻害
薬 ………………………………51
全死亡率…………………………21
全身性エリテマトーデス …140
全能の幻想 ……………………183

そ

素因 ……………………………230
壮年期の自殺……………………34
相談相手…………………………29

相談や援助の強化……………29
喪失体験………………51, 180
　　──の癒し………………29
総合病院………………………86
　　──精神科…………………157
　　──入院患者の自殺……142
卒後教育……………………215

た
ターミナル期……………83, 99
ターミナル・ケア……………98
ダロウェイ夫人……………287
立ち会い遺族………………213
多発学年………………………23
多発性硬化症………………137
体力……………………………26
大うつ病………………12, 114
　　──の診断基準…………117
大学保健管理センター………22
単科精神病院…………………90
短絡反応……………………150
断酒会………………………128

ち
地域精神保健活動…………198
治療可能……………………129
治療環境の変化………………94
治療構造の基本の骨格………31
治療者の心的外傷……………26
中高年労働者………………272
注意欠陥/多動性障害………11
長時間労働
　…………220, 222, 267, 270, 281

て
てんかん……………………141
デイケア……………………128
デュルケーム…………………60
手首自傷…………………68, 72
　　──症候群…………………69
手首の引っ掻き………………75
適応障害……………………114
転勤…………………………221
伝統的多世代同居家族………50
電気痙攣療法…………………53
電話相談……………………256
電話と面接治療……………257

と
トリプトファン水酸化酵素 235
東京都監察医務院…………240
透析…………………………138
統合失調症
　…15, 36, 90, 149, 151, 287, 289
　　──と自殺…………………66

頭部外傷……………………140
同一性の障害…………………77

な
内因性うつ病………………176
内部 EAP……………………131
夏目漱石……………………291

に
日本 EAP 協会………………132
日本型…………………………19
日本法医学会が平成6年5月に
　行った提言………………241
人間が人間として向き合う…31
人間関係……………………224
　　──が希薄…………………32
　　──の早期教育…………191
人間存在の個別性…………190
妊娠…………………………141
認知・行動療法………………54

ね
年齢調整死亡率………………2
年齢別死因順位別死亡率……9

の
ノルアドレナリン神経系…233
ノンバーバル(非言語的コミュ
　ニケーション)な関係……102

は
ハンチントン病……………136
バーンアウト症候群………164
パニック障害…………………65
パニック発作…………………11
パラ自殺………………………72
働き盛り……………………208
　　──の男性の増加………255
反抗挑戦性障害………………11
反社会性人格障害……………80
判断指針……………………274

ひ
ヒッポリュトス……………285
否認…………………………129
標準化死亡比…………………2
病苦自殺………………………4
病死…………………………21
病的異常体験…………………66

ふ
プライバシー………………206
　　──保護…………………226
プライマリ・ケア……………70
不安障害…………………11, 12

　　──と自殺…………………65
不可逆的変化………………125
不登校…………………………10
不眠…………………………194
二人組うつ病…………………43
物質依存………………………12
物質使用………………………11
分離不安………………………11

ほ
包括的ケア…………………111
法医と自殺者………………207
報道……………………………4

ま
末期がん患者の苦痛…………98
慢性疾患……………………210

む
無価値感……………………182
無断離院………………………94
無用な孤立感からの解放……32
無理心中………………………44

め
メランコリー親和型…………64
メンタルヘルス……………270
　　──支援…………………22
　　──相談…………………24

や
薬物依存症……………………52
薬物療法……………………184

ゆ
行方不明(家出)………………12

よ
予防可能……………………129
陽性陰性症状評価尺度………92

ら
ライフイベンツ……………203
ライフレビュー……………118

り
リストカット…………………68
リチウム………………………18
理想自己……………………187
理想主義的傾向……………188
離脱症状……………………124
力動的精神療法……………118

れ
霊的(魂)な痛み……………102

連続飲酒終了期 ……………126
労災認定基準 ………………269
的対策推進事業実施要綱 132
労働生産性の阻害要因 ……129

ろ

労災 …………………………274
労災申請および裁判の経過 163
労災申請の動向 ……………171
労災認定事案 ………………171
労災補償 ………………269,275
　──の動向 ………………170
労働安全衛生法 ……………271
労働者の自殺予防に関する総合

わ

若きウェルテルの悩み ……285

欧文索引

A
AA ……………………128,130
A型モノアミン酸化酵素 …236

C
CISD …………………………132
comorbidity …………………179

D
DSM ……………………………86

E
EAP協会日本支部…………132
ECT ……………………………53
Eメール相談…………………24

H
help-seeking behavior ……39
HIV/AIDS …………………135

I
ICD-10 ………………………146
inclusive criteria …………117

M
MA'S SALAD ………………28
Medical Examiner's system
　……………………………240

O
OAP …………………………130

P
PANSS ………………………92
parasuicide ……………72,152
psycological autopsy ………49
PTSD ………………………291
　──の予防 ………………132

Q
QOL ……………………………85

S
SDS……………………………70
spiritual care …………98,105
spiritual pain ………………98
SSRI ……………………18,53
suicidal communication …39

T
The Hughes Act …………130

自殺企図 その病理と予防・管理

ISBN4-8159-1659-4　C3047

平成15年4月1日　第1版発　行

編　　集	樋　口　輝　彦
発 行 者	松　浦　三　男
印 刷 所	三　報　社　印　刷 株式会社
発 行 所	株式会社 永　井　書　店

〒553-0003 大阪市福島区福島8丁目21番15号
　　　　電話(06)6452-1881(代表)/Fax(06)6452-1882
東京店
〒101-0062 東京都千代田区神田駿河台2-4
　　　　電話(03)3291-9717(代表)/Fax(03)3291-9710

Printed in Japan　　　　　　　　　　　　© HIGUCHI Teruhiko, 2003

・本書の複製権・翻訳権・上映権・譲渡権・公衆送信権（送信可能化権を含む）は株式会社永井書店が保有します．
　JCLS <㈱日本著作出版権管理システム委託出版物>
　本書の無断複写は著作権法上での例外を除き禁じられています．複写される場合には，その都度事前に㈱日本著作出版権管理システム(電話03-3817-5670, FAX 03-3815-8199)の許諾を得て下さい．